개정증보판

약이 되는 산야초 108가지 ③

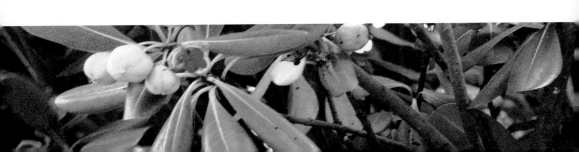

개정증보판
약이 되는 산야초 108가지 ③

지은이   최 양 수
펴낸이   배 기 순
펴낸곳   하남출판사

초판1쇄 발행   2020년 7월 31일

등록번호   제10-0221호

주소   서울시 마포구 도화동 173(삼창프라자) 1521호
전화번호   (02)720-3211(代) / 팩스 (02)720-0312
e-mail   hanamp@chol.com

ⓒ 최양수, 2020

ISBN   978-89-7534-244-8 (13510)

개정증보판

한·중 의서에서 전하는
350여 식물의 생생지식 추가!

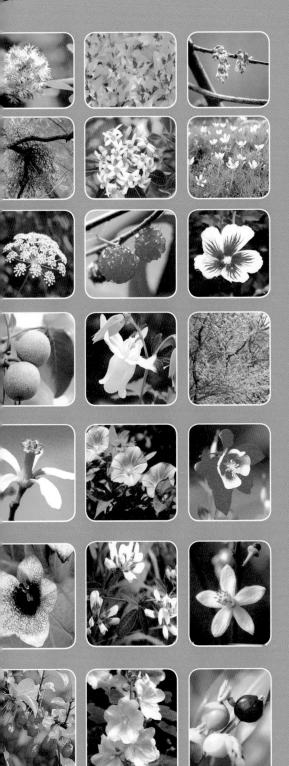

약이 되는
산야초 108가지

3 최양수 지음

하남출판사

개정 증보판 서문

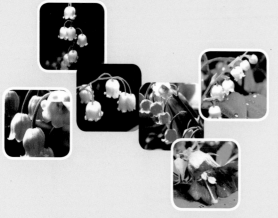

오랫동안 사랑을 받아온 약이 되는 산야초 108가지 시리즈를 다시 손본다는 것은 저자로선 매우 행복하지만 한편으로 매우 힘든 일이었다. 그동안 산야초에 대한 일반인들의 관심과 사랑이 매우 증가하였을 뿐만 아니라 일반 야생화 전문 사진들의 품격도 향상되어 왔다. 더욱 바람직한 것은 산야초의 약초로서의 구분보다도 다양한 유사종에 대한 식물분류학적인 지식이 증가되고 본초학으로서의 자생식물 이용에 대한 물음이 끊임없이 확장되어 온 것이다.

산야초의 응용을 위한 여러 방법론을 모색한 결과 산야초에 관심 있는 많은 독자들의 사랑을 받아 왔지만 저자로서의 의무와 책임감은 본초학과 더불어 식물분류학 생태학의 통합된 개념을 구축하여 보다 향상된 산야초학의 디딤돌을 완성시키고자 하는데 매달려 있었다. 그 과정 중에도 마음 속은 늘 산야초로 순수한 도를 추구하며 인간의 생명을 따지고 물어왔다.

생명의 고귀함과 진실함은 어디에서 시작된 것일까? 우리 인간들은 우리의 방식대로 자연과 생명을 해석한다. 생명의 아름다움은 고귀함과 진실함과도 연관이 있겠지만 인간만의 선택이 아닌 것은 확실하다. 특히 식물의 진화는 그들의 생존방식에 따라 움직이기에 당연히 우리가 이해 못하는 이해할 수 없는 것도 있으리라. 인간의 가치규범이 모든 동물에게 적용될 수 없는 것이고 더군다나 모든 식물에게 적용될 수 없는 것은 당연한 일이다.

몸에는 항생제를 투입하지 않는 것이 좋다고 한다. 하지만 땅에는 항생제보다 더 독한 제초제를 넣는다. 몸속에 세균이나 바이러스가 난리를 치면 급한 것이 다양한 항생제로 구성된 약물이다. 땅은 아프지도 않은데 잡초가 많다고 약을 뿌리는데 이것이 농약이고 화학제이다.

조그마한 분자를 찾아 원소의 본질을 규명한다 해도 그것이 정답이 될 수 있을까? 꽃이 피어 나는 걸 바라 보듯이 인간은 오로지 자신의 시각과 감정과 그 주위의 환경속에서 바라보는 것이다. 그러나 생명의 본질 속엔 이보다 우선적인 것이 생명 그 자체다. 진정으로 생명을 다스리는 자는 누구일까? 남의 생명이 아닌 자신의 생명을 다스리는 자, 주재하는 것은 무엇일까?

이 책을 만들어 내기까진 많은 분들의 수고와 격려가 있어 가능한 것이었다. 먼저 가족을 위해 헌신을 다한 아내와 인용, 수진에게 '고맙다'라는 속마음을 전한다. 그리고 산야에서의 많은 동지들이 벗하여 주었기에 감사를 드린다. 그리고 지난 20여 년 동안 15권의 책을 발간해 주신 하남출판사의 배 사장님을 비롯한 편집진의 적극적인 도움이 있었기에 가능한 일이었다.

특별히 감사를 드려야 할 분은 『한국본초도감』, 『본초임상도감』, 『법제도감』의 저자이며 한의학박사이신 존경하는 안덕균 교수님으로, 이 책이 햇빛을 보기에는 산야에서나 연구실에서 항상 따뜻한 지도 편달이 있어 가능하였기에 이에 대해 마음 속으로 다시 한번 깊이 감사드린다.

최 양 수

서문

산야초는 무엇인가? 인간의 몸과 마음을 둘러싸는 병(病)은 과연 왜 생기는가.

병이 발생하는 원인은 동서양을 막론하고 인간의 역사 이래로 수많은 추측과 설명들이 있다. 더욱이 질병의 종류도 점점 다양해져 인간의 몸을 위주로 분석해 보면 그야말로 병이 안 생기는 것이 이상할 정도이다. 게다가 요즘은 생태와 환경의 불균형한 문제로 생기는 원인 모를 질병까지도 생겨나고 있다.

20세기 초, 서구에서는 수많은 질병의 원인은 '미생물' 때문이라 생각하고 미생물을 발견해서 모조리 죽이는 방법이야말로 인류의 미래를 지켜나갈 수 있다는 '과학의 미신'을 섬기고 있었다. 그 당시는 '세균학'을 최고의 학문으로 생각하고 미생물을 죽이기만 하면 모든 인간의 질병은 박멸되리라는 오렌지빛 환상을 가지고 있었다. 급기야는 항생제의 시대를 개막한 페니실린의 발견으로 과학의 시대는 한층 더 빨리 다가올 것으로 모두들 믿고 있었다. 항생제의 등장과 함께 의사들은 환자 개개인의 감염뿐만 아니라 집단적인 전염병을 억제할 수 있게 되었다. 오늘날의 제약산업이 지금과 같은 모습을 갖추게 된 것은 항생제 덕분이며 제약산업은 이 시대를 거치면서 의학의 치유력과 더욱 긴밀하게 결합되었다.

이제 과학은 더욱 발전하여 만성 미감염성 질환에도 적용되었다. 과학적인 의학에 의해 내분비선들은 극소량으로도 인체의 말단 부위에까지 작용하여 각 기관의 기능이나 발육을 제어하는 호르몬을 생산한다는 사실과 각 분비선 중의 어느 하나의 기능이 이상해지면 인체 말단의 특정 질병을 일으킬 수 있다는 사실이 밝혀졌다. 이렇게 해서 생기는 병이 '당뇨병'인데 인슐린의 발견을 통해 당뇨병을 정복한 것이다. 이 또한 의학을 과학에 적용한 중요한 성공사례가 되었다.

어쨌든 병은 살아있기 때문에 생긴다고 볼 수 밖에 없다. 식물이든 동물이든 살아있는 모든 것은 자라면서 병이 생기고 번식을 하면서 병들어 죽어간다. 죽을 수밖에 없으니까 유성이든 무성이든 번식을 하게되고 유전자를 지켜나간다. 어떻게 보면 병이란 유전자가 활동하는 한계를 지켜나가기 위해 생겨난 것인지도 모른다. 요즘은 의학의 차원에서보다도 생물학적 차원에서 병을 더욱 깊이 연구한다. 질병을 치료하는 차원이 이제 의학의 차원이 아니다. 그야말로 생물학적 차원에서 더욱 타당한 설명을 할 수 있다는 것이다. 그러므로 그 변수적 유전자 연구가 필수적이다.

유전의 법칙은 1900년 이전부터 알려졌음에도 불구하고 1900년에야 재발견되어 유전적 형질의 전달을 담당하는 미지의 물질에 '유전자'라는 이름이 붙여졌고 '유전학'이 탄생하였다. 그리하여

1941년에는 하나의 유전자가 갖는 기능은 하나의 단백질 생산을 조절하는 것이라는 사실이 밝혀졌다. 드디어 1990년대에는 생물학계 초유의 거대 과학법칙인 인간 유전체 프로젝트가 시작되었다. 이것의 목적은 인간 유전자 전체를 복제하고 배열을 밝히는 것이다.

과학적 의학으로 하여금 질병 치료를 위한 유전자 이식의 시대로 돌입하게 하는 주요 동력이 되었다. 의학계에서는 유전자 대체요법을 사용하여 결함 유전자를 정상적인 것으로 교체할 수 있으리라는 기대를 가지고 질병에 관계하는 유전자를 찾고 있다. 그러나 시간이 갈수록 과학자들 사이에는 우리가 현재 어디까지 와 있는지 그리고 과연 질병의 원인이나 치료에 대한 해결책을 유전자로부터 알아낼 수 있을지에 대한 이견의 폭이 커지고 있다. 그리고 사실 유전적 요인이 관여하는 질병들에는 대부분 여러개의 유전자가 관여하고 있어 어떤 유전자가 가장 중요하고 그것들이 서로 어떻게 상호작용을 하는지 인체 및 환경과 어떤 관련이 있는지를 밝히는데는 오히려 복잡성만 느끼게 될 것이다.

사람들은 기술과 의학에 대한 불안과 두려움이 날로 커가고 있으며 인근의 원자력 발전소가 가져올 수 있는 가공할 파괴력이나 도시 생활의 스트레스, 여기저기 묻어 있는 농약, 그리고 심지어는 과학적인 의학치료에 불안해한다. 이 가운데 1990년에는 미국인 세 명 중 한명이 기존 과학적 의학에 추가하여 동양의학, 영적치료, 자연요법 등의 대체의학을 이용하였다.

세계에는 대체의학의 바람이 거세게 불고 있다. 현대 의학에 밀려 빛을 못 봤던 대체의학, 자연의학이라는 이름으로 꽃을 피우고 있다. 독일에는 자연요법으로 치료하는 의사가 2만여 명이나 되며, 영국도 1999년에 5백만 명의 환자들이 23억 파운드를 자연요법에 쏟아 부었다. 미국의 국립보건원은 1992년도에 대체의학 연구원을 설립했으며 1998년도에 국립보완 대체의학센터(NCCAM)로 명칭을 바꾸고 조직을 확대 개편했다. 미국의 의대중 상당수인 2003년 97개 대학이 대체의학을 선택 또는 필수 과목으로 개설하고 있다.

이제 의학의 패러다임이 변하고 있다. 앞으로 계속 변화할 것이다. 이런 상태에서 우리에게 산야초란 어떤 의미를 지속적으로 가질 수 있을까 삶과 죽음에 대한 인식의 변화도 중요할 뿐 아니라 몸과 마음, 병과 약에 대한 생각도 변해야 한다. 병은 사람을 따라다니고 사람은 약을 따라다닌다. 그리고 약은 병을 따라 다닌다. 여기에서 약이란 과학적인 의학치료뿐만 아니라 각종 대체의학을 포함하며 구체적인 의미로서 산야초도 그 중의 하나이다.

2004년 봄
최 양 수

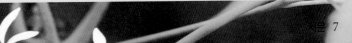

추천사

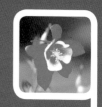

근래 우리 주변에 피어나는 들꽃을 즐기는 애호가들이 늘어나며 자연사랑 모임이 부쩍 많아졌다. 단순히 들꽃을 찾고 감상하며 사진을 촬영하는 수준을 넘은 관심있는 애호가들에게 들꽃에 대한 생김새, 식물의 어원, 유래, 종속을 분석 정리하여 애호가들의 호기심을 만족시키는 안내서가 있었으면 하고 생각해 왔다.

좀 더 나아가서는 이 들꽃 중 우리에게 유용한 산야초로 알려진 꽃을 모아 꽃의 부분이나 특정 성분이 우리 몸에 어떤 영향을 주고 이들을 활용하는 방법이 무엇인지를 체계적으로 정리한 지침서가 나오기를 은근히 기대하고 있던 것이 이 분야에 전문가로서의 마음이었다. 이러한 방대한 작업은 식견과 열정 그리고 많은 시간이 소요되기에 정작 식물을 전공하고 깊이 연구하는 이는 보기 드문 상황이었다.

그러나 최양수님은 배낭에 『식물도감』과 『신농본초경』, 『본초비요』, 『동의학 사전』 등의 전문서적을 넣고, 묵직한 카메라 2대를 메고 이른 아침부터 열정과 해 내겠다는 신념으로 똘똘 뭉쳐 오랜기간 산과 들판을 누비는 강인함은 자신도 모르게 끈길긴 산야초의 생태를 닮은 듯하다. 식물에 대한 탐구욕과 내재된 잠재력을 바탕으로 식물연구를 자력(自力)으로 공부한 지 30여 년이 흘렀다. 하루도 거르는 날이 없이 산야에서 생활하고 카메라 사진을 촬영하며 전문서적을 읽어 방대한 자료들을 수집 정리하는 모습을 옆에서 지켜보니 점점 더 연구가 성숙하고 학문적 깊이가 더 심화되어 가는 것을 같이 채집을 다니면서 느낄 수가 있었다.

최양수님은 그냥 꽃만 촬영하는 것이 아니라 식물 분류학적인 측면에서 꽃의 색깔과 모양, 암수를 가리고, 잎에 형태학적인 체계분석과 감촉(感觸), 그리고 냄새를 일일이 맡아가면서 식물의 기원(基源)을 상세하게 분류하고 기록하였다. 식물들은 변이(變異)가 심하여 소위 독학을 한다는 것이 매우 어렵고 힘든 작업이지만 열정은 식지 않았다. 기존 식물도감과 신농본초경 등의 수많은 전문서적들을 탐구하여 비교 분석하고 쉴 사이 없이 자연을 찾아 현장에서 확인하고 기록하는 작업은 식물학에 대한 애정이 없으면 알아 낼 수가 없는 것이다. 그 힘든 과정을 거쳐 최양수님은 식물의 어원(語源)부터 생태적인 자연환경과 종(種)의 분류를 면밀하게 조사하고 비교 분석하여 명칭에 옳고 그름을 분별하고 일목요연하게 정리하였다. 필자도 약용으로 만 50년을 보냈지만 최양수님은 분류학적인 체계에서 나보다 한 수 위이다. 그만큼 생생한 살아있는 연구와 현장에서 확인하는 생동감이 앞선다는 의미이다.

국내외의 문헌들을 상고하며 사진으로 연구하고 고증과 실증을 통하여 새로운 종 들을 밝혀내어 앞으로도 후학들의 연구에 계속 도움을 주고자하는 모습에 필자는 이 분야의 전문가로서 최양수님을 마음속으로 격려하며 한편으론 경의를 표한다.

지금까지 유사한 여러 책들이 나왔지만, 이 책을 읽는 독자들은 식물들의 생태에서부터 분류체계. 식용, 약용으로 활용되는 임상사례들의 종합적인 기록을 읽을수록 흥미를 더해가며 어느덧 스스로 산야초에 대한 충분한 전문적인 지식을 습득한 자신을 바라보게 되길 기대한다.

2018. 5. 13.
한의학박사 안 덕 균

차 례

개정 증보판 서문   004
서문   006
추천사   008

제1장 열을 물리치는 산야초

강활 Ostericum Koreanum Kitagawa   016
물푸레나무 Fraxinus rhynchophylla Hance. 수청목   019
번행초 Tetragonia tetragonoides O.Kuntze   022
비수리 Lespedeza cuneata G. Dom. 철소파, 야관문   025
산두근 Indigofera Kirilowi Max 땅비싸리   028
쑥방망이 Senecio argunensis Turcz, 천리광   031
씀바귀 Ixeris dentata Nakai   034
총백 Allium fistulosum L. 대파뿌리   037
매자나무 Berberis amurensis Rupn. 매발톱나무   040
띠 Koenigii Durand et schnz 백모근   044

제2장 통증을 완화시키는 산야초

계피 Cinnamomum cassia Presl 육계   048
구척 Cibotium barometz J.Smith. 금모구척   051
낙석등 Tracheloshermum asiaticum Nakai 마삭줄   054
만병초 Rhododendron brachy carpum D. Don 석남엽   057
멧대추나무 Zizyphus jujuba Mill 산조인   060
무환자나무 Sapindus mukorossi Gaertner 무환수   063
미치광이풀 Scopolia japonica Max. 탕근   066
사리풀 Hyoscyamus niger L. 천선자   069
석송 Lycopodium 신근초   072

제3장 자양, 강장에 쓰이는 산야초

겨우살이 Viscum album L. var. lutescens Makino 상기생   076
닥나무 Broussonetia Kazinoki Sieb. 곡실   079
마름 Trapa japonica Flerov. 능실   082
밤나무 Castonea crenata S. et Z. 율자   085
벽오동 Firmiana Simplex W.F. Wight 오동자, 청오동   088
뻐꾹채 Rhaponitica uniflora DC.   091
육종용 Boschniakia rossica F. et F 오리나무더부살이   094
쥐똥나무 Ligustrum obtusifolium S. et Z. 수랍과   097
파고지 Psoralea corylifolia L. 보골지   100

제4장 기침에 좋은 산야초

갈퀴나물 　Vicia amoena Fisher 산완두　　　　　　　　104
겨자 　Brassica alba (L). Boiss. 백개자, 개채　　　　　107
금창초 　Ajuga decumbens Thunb.　　　　　　　　　　110
담쟁이덩굴 　Parthenocissus icuspidata (S.et Z.) Planch.　113
벚나무 　Prunus sargentii Rehder 산벚나무　　　　　　116
비누풀 　Saponaria officinalis L.　　　　　　　　　　　119
앵도 　Prunus tomentosa Thunb　　　　　　　　　　　122
전호 　Anthriscus sylvestris Hoffmann 바디나물, 기름나물　125
쥐방울덩굴 　Aristolochia contorta Bge. 마두령, 청목향　128

제5장 지혈에 좋은 산야초

고비 　Osmunda japonica Thunb 자기　　　　　　　　　132
고추나물 　Hypericum erectum Thunb. 제절초　　　　　135
광대나물 　Lamium amplexicaule L. 보개초　　　　　　138
동백나무 　Camellia japonica L 산다화　　　　　　　　141
배롱나무 　Lagerstroemia indica L.　　　　　　　　　144
톱풀 　Achillea sibirica Ledeb. 시초　　　　　　　　　147
작살나무 　Callicarpa dichotoma Raeusch. 좀작살, 자주　150
보리수나무 　Elaeagnus umbellata Thunb 우내자　　　153

제6장 위 건강을 위한 산야초

배나무 　Pyrus pyrifolia Nakai var. culta Nakai　　　　　158
보리 　Hordeum vulgare L. 맥아, 동맥　　　　　　　　162
매발톱꽃 　Aquilegia buergeriana var. 누두채　　　　　165
무 　Raphanus sativus L. 내복자　　　　　　　　　　168
생강 　Zingiber officinale Rosc.　　　　　　　　　　　171
마늘 　Allium sativum L. 대산　　　　　　　　　　　174
방가지똥 　Sonchus oleraceus L. 고거채　　　　　　　177
쓴풀 　Swertia japonica Makino 당약　　　　　　　　180
후박 　Magnolia officinalis R.et W.　　　　　　　　　183
감나무 　Diospyros kari Thunberg　　　　　　　　　　186

제7장 통변에 좋은 산야초

개비름 Amaranthus lividus L. 비름, 야현 190

개오동나무 Catalpa ovata G. Don 193

메꽃 Calystegia japonica Chois. 선화 196

적소두 Phaseolus calcaratus Roxb. 팥 199

산토끼꽃 Dispacus japonicus Miq 천속단 202

줄 Zizania latifolia Turcz. 고초 205

함초 Salicornia europaea L. 퉁퉁마디 208

제8장 기혈소통을 위한 산야초

능소화 Campsis grandiflora (Thunb.) K. Schum. 212

단삼 Salvia miltiorrhiza Bunge. 215

돈나무 Pittosporum tobira Ait. 칠리향 218

메밀 Fagopyrum esculentum Moench 교맥 221

오수유 Evodia officinalis Dode 224

은방울꽃 Convallaria Keiskei Miq. 초롱꽃, 향수화 228

물쑥 Artemisia selengemsis Turcz 유기노초 231

녹나무 Cinnamomum camphera Sieb.. 234

제9장 암을 이기는 산야초

가죽나무 Ailanthus altissima Swingle 지근백피, 춘백피 238

개구리발톱 Semiaquilegia adoxoides (DC.) Makino 천규자 241

등나무 Wistaria floribunda A. P. DC. 244

바위솔 Orostachys japonicus A. Berger 와송 247

배풍등 Solanum lyratum Thunberg 백영 250

수염가래꽃 Lobelia chinensis Lour. 반변련ㅣ 253

예덕나무 Mallotus japonicus Muell. Arg 야동피 256

느릅나무 Ulmus davidiana planch. 당느릅나무 259

율무 Coix lachryma – jobi L. 의이인 262

제10장 독을 푸는 산야초

감초 Glycyrrhiza uralensis Fisch 266

박태기나무 Cercis chinensis Bunge 자형피, 구슬꽃나무 269

백운풀 Hedyotis diffusa Willd. 백화사설초 272

부처꽃 Lythrum anceps Makino 천굴채 275

여로 Veratum nugrum L. 278

유자 Parthenocissus icuspidata (S.et Z.) Planch. 281

자작나무 Betula platyphylla var. japonica Hara. 백화, 백단목 284

오리나무 Alnus japonica(Thunberg) Steudel 유리목, 적양 287

헛개나무 Hovenia dulcis Thunb. 지구자   290
주목 Taxus cuspidata S. et Z.   293
녹두 Phaseolus radiatus L.   296

제11장 염증을 없애는 산야초

달맞이꽃 Oenothera ododrata jacq 월견초   300
등대풀 Euphorbia heliscopia L. 택칠, 오풍초   303
떡쑥 Gnaphalium affine D.Don 서국초   306
봉의꼬리 Pteris multifida Poir 봉미초   309
산포도 Ampelopsis brevipeduneulata Trautv. 개머루   312
향나무 Juniperus chinensis L. 회백엽   315
개나리 Forsythia koreana Nakai. 연교   318
노루발풀 Pyrola japonica Klenze ex 녹제초   321
멀구슬나무 Melia azedarach L. 고련자, 금영자   324

제12장 기타 질병에 먹는 산야초

가래나무 Juglans mandshurica Max. 추자, 추목   328
곡아 Oryza sativa L   331
광대수영 Lamium album var. barbatum f.et.s 야지마   334
귀룽나무 Prunus padus L. Bird cherry 구룡목   336
대나무 phyllostachys bambusoides s.et Z. 왕대, 죽순대   339
명아주 Chenopodium album var. centrorubrum Makino.   342
무궁화 Hibicus syriacus L.   345
산달래 Allium macrostemon 돌달래, 염부추, 염교   348
울금 Curcuma longa C.   351
자귀나무 Albizzia julibrissim Durazz. 합환수   354
접시꽃 OrostacAlthaea resea Cav 촉규화   357

참고문헌   360

색인

ㄱ

가래나무 328
가죽나무 238
갈퀴나물 104
감나무 186
감초 266
강활 016
개구리발톱 241
개나리 318
개비름 190
개오동나무 193
겨우살이 076
겨자 107
계피 048
고비 132
고추나물 135
곡아 331
광대나물 138
광대수염 334
구척 051
귀룽나무 336
금창초 110

ㄴ

낙석등 054
노루발풀 321
녹나무 234
녹두 296
느릅나무 259
능소화 212

ㄷ

닥나무 079
단삼 215
달맞이꽃 300
담쟁이덩굴 113
대나무 339
돈나무 218
동백나무 141
등나무 244
등대풀 303
떡쑥 306
띠 044

ㅁ

마늘 174
마름 082
만병초 057
매발톱꽃 165
매자나무 040
멀구슬나무 324
메꽃 196
메밀 221
멧대추나무 060
명아주 342
무 168
무궁화 345
무환자나무 063
물쑥 231
물푸레나무 019
미치광이풀 066

ㅂ

바위솔 247
박태기나무 269
밤나무 085
방가지똥 177
배나무 158
배롱나무 144
배풍등 250
백운풀 272
번행초 022
벚나무 116
벽오동 088
보리 162
보리수나무 153
봉의꼬리 309
부처꽃 275
비누풀 119
비수리 025
뻐꾹채 091

ㅅ

사리풀 069
산달래 348
산두근 028
산토끼꽃 202
산포도 312
생강 171

석송 072
수염가래꽃 253
쑥방망이 031
쓴풀 180
씀바귀 034

ㅇ

앵도 122
여로 278
예덕나무 256
오리나무 287
오수유 224
울금 351
유자 281
육종용 094
율무 262
은방울꽃 228

ㅈ

자귀나무 354
자작나무 284
작살나무 150
적소두 199
전호 125
접시꽃 357
주목 293
줄 205
쥐똥나무 097
쥐방울덩굴 128

ㅊ

총백 037

ㅌ

톱풀 147

ㅍ

파고지 100

ㅎ

함초 208
향나무 315
헛개나무 290
후박 183

제1장
열을 물리치는 산야초

● ○ ○ ■ ■ □

물푸레나무는 '물을 푸르게 하는 나무' 라는 뜻으로 붙여진 이름이다.
이 나무의 껍질을 벗겨 물에 담그면 물이 파랗게 된다.
재는 물에 우려서 염료로 이용하며,
주로 수도승들의 옷에 먹물을 들인다.

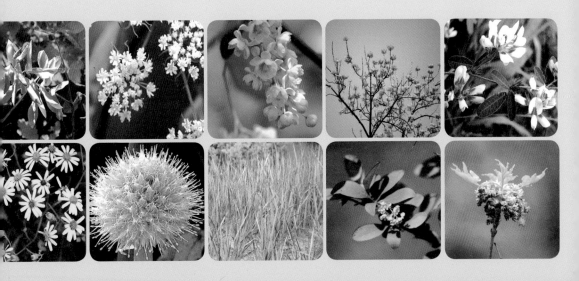

강 활

Ostericum Koreanum Kitagawa 한국 강활 |羌活|
Notopterygium incisum Ting 중국

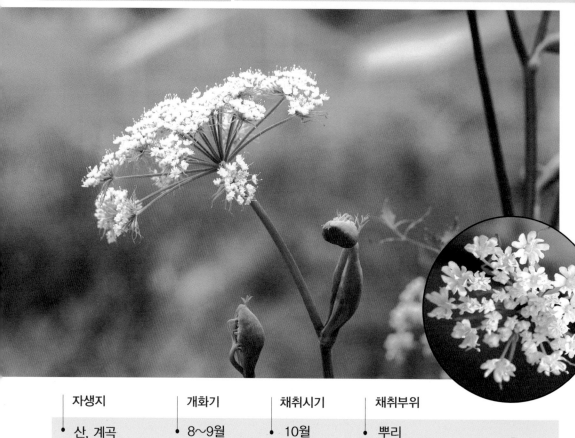

자생지	개화기	채취시기	채취부위
산, 계곡	8~9월	10월	뿌리

특징

맛은 달고 성질은 차다. 진경, 진통작용을 한다.

· 생 김 새 ·

강활은 경기, 강원, 이북 등 전국 각처의 산골짜기 계곡에서 자라는 미나리과의
여러해살이풀이다.

높이는 약 2m로 곧게 서며 윗부분에서 가지를 친다.

잎은 어긋나고 넓은 타원형이나 달걀 모양으로 끝이 뾰족하고 가장자리에 깊게 패인 톱니가 있다.

꽃은 8~9월에 피는데 흰색이며 겹산형화서를 이룬다.

열매는 분과로서 타원형이며 날개가 있다.

바깥면은 황갈색이나 갈색이며 세로 주름이 많고 군데군데 잔뿌리 자국이 남아있다.

특유한 냄새가 있고 맛은 처음에는 달고 시원하며 뒤에는 조금 쓰다.

· 효 능 ·

채취 방법 강활은 봄과 가을에 뿌리와 뿌리줄기를 파내어 줄기와 잎, 잔뿌리 및 흙을 깨끗이 제거하고 햇볕에 말리거나 불에 말린 다음 쓴다.

뿌리는 굵고 크고 도드라졌으며 구부러진 고리 무늬가 있고 단면이 치밀하며 향기가 진한 것이 좋은 품질이다.

진경, 진통, 치풍제 강활의 뿌리를 감기, 두통, 신경통, 류머티즘 관절염, 중풍 등에 쓴다.

풍습제거 습기 찬 데서 오래 기거하다 보면 뼈마디가 아프고 팔다리가 저려오는데, 강활은 이러한 풍습 증세를 없앤다.

해열제 해열효과가 상당히 좋으며 단순발열로 오한이 없고 땀을 내지 않는 경우에 좋다.

· 질병에 따라 먹는 방법 ·

산통에 등에서 어깨, 팔에 걸쳐서 일어나는 유주성|流走性|의 산통에 효과를 얻을 수 있다.

관절의 종창에 목단피, 단삼, 마황, 창출을 쓰고, 종창은 없지만 통증이 계속 있어 안 멎을 때 오가피, 위령선, 방풍을 배합해 쓴다.

관절통증에 온몸의 관절에 통증이 있으면 강활에 당귀, 천궁, 하수오, 황기 등을 배합하여 술에 담그거나 환제로 복용한다.

체질이 허약하고 땀이 많이 나는 사람에게는 신중하게 사용한다.

좌골신경통에 다리에 견인통이 생기면 강활에 지룡, 진교, 천궁, 백작약을 배합하면 신속한 지통효과를 얻는다.

만성 좌골신경통에는 당귀, 우슬, 적작약, 계혈 등을 배합해 쓴다.

각종 습진에 벌겋게 되면서 가려워 긁으면 피나 진물이 난다.

이때 형개, 방풍, 금은화, 부평, 토복령을 배합해 끓인 다음 그 액으로 환부를 씻고 내복하면 효과를 강화시킬 수 있다.

악성 감기, 두통, 염증에 뿌리를 잘게 썰어 하루에 6~12g 정도를 뭉근히 달여 세 번에 마신다.

기타 허약자가 땀을 흘리게 하는 약성이 있으며 목뒤, 등, 허리에 아픈 불쾌한 증세에 뿌리를 달여 마시면 몸이 가뿐해진다.

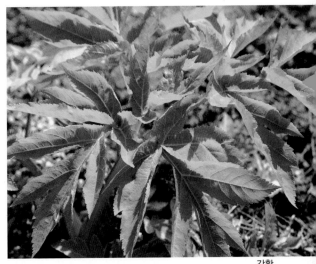

강활

강활은 참 까다로운 본초로 중국에서 부른 것과 한국에서 부르는 것이 전혀 다르다.

강활은 중국에서 뿌리를 수입하여 한방약재로 뛰어난 역할을 하고 있다.

허준의 동의보감이래 강호리리는 식물은 중국의 강활과는 효능면에서 어떤 차이가 날까.

우리 도감에 설명되고 있는 강활은 130년전엔 러시아 식물학자에 의해 처음 안젤리카속으로 파악되고 있다가 일본학자에 의해 오스테리쿰속으로 재분류되었고 한국특산으로 알려져 왔다.

그런데 2000년도에 한국 식물분류 학자들에 의해 분자계통학적 연구 결과로는 시중에 재배유통되는 국산강활은 안젤리카속의 자생하는 왜천궁이라 한다.

그리고 외국학자들의 주장은 자생 강활은 오스테리쿰속의 묏미나리속으로 취급되어야 한다는 것이다. 이런 주장은 식물을 분자적으로 분석해서 내린 결과라 육안으로 검토한 것 이상의 신뢰성이 있다.

왜천궁은 천궁과는 전혀 다른 식물이고 산천궁이나 일천궁과도 다르다.

강활과 유사한 이름을 가진 지리강활, 갯강활은 유독식물이 아닌 약용연구로서의 가치를 밝히는 것이 필요하다.

왜천궁 강활과 가까운 식물로 키가 1m가 훨씬 넘는 늘씬한 모습이다.

속명은 안젤리카로 식물학적으로 매우 혼동되어 왔다.

원래의 자생지는 강원 남북부로 비교적 넓었으나 무자비한 채취로 점차 희귀식물로 변해가고 있으나 강활의 대용품으로 농가에서 재배한다.

왜천궁

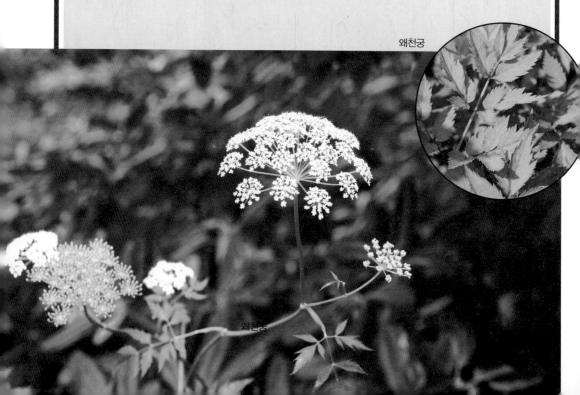

왜천궁

물푸레나무

Fraxinus rhynchophylla Hance. 수청목 | 水靑木 | , 진피 | 秦皮 |

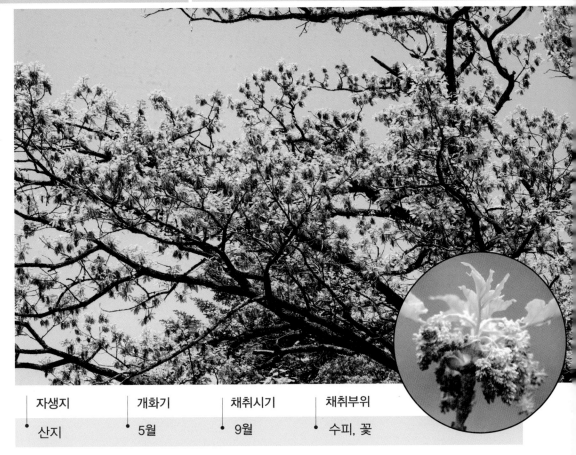

자생지	개화기	채취시기	채취부위
산지	5월	9월	수피, 꽃

특징

성질은 차고 맛은 쓰다. 청열, 거습직용을 한다.

· 생 김 새 ·

물푸레나무는 '물을 푸르게 하는 나무' 라는 뜻으로 붙여진 이름이다. 이 나무를 강원도에서는
수청목(水靑木)이라 부르고, 한방에서는 진백목(秦白木)이라 칭한다.

이 나무의 껍질을 벗겨 물에 담그면 물이 파랗게 된다. 재는 물에 우려서 염료로 이용하며,
주로 수도승들의 옷에 먹물을 들인다.

물푸레나무는 물푸레나무과의 잎이 지는 넓은 잎의 큰키나무로 전국의 산기슭이나 골짜기에서
자란다. 높이는 8~15m 정도로 크며 껍질은 회갈색이다.

잎은 마주나고 하나의 잎자루에 대여섯 개의 소엽이 붙어 있다. 소엽은 달걀형이고 끝이 뾰족하다.
가장자리는 밋밋하고 얕은 톱니가 있다. 꽃받침은 4개로 갈라지거나 거의 밋밋하며 수꽃은 2개의
수술과 꽃받침이 있으며, 암꽃은 3~4개의 꽃잎과 수술 및 암술이 있다.

· 효 능 ·

채취 방법 봄부터 초여름 사이에 겉껍질을 벗긴 후 말려서 사용한다.

소염성 수혈약 나무껍질 말린 것을 소염성 수혈약으로 사용한다.

청열 · 거습작용 간, 담, 대장경에 적용하여 열을 내리고 습을 없애며 눈을 밝게 한다.
간열도 없앤다. 주로 5~10g을 달여 하루 3번에 나눠 먹는다.
염증약으로서 소대장염, 설사, 류마치스성 관절염에 쓴다.

· 질병에 따라 먹는 방법 ·

물푸레나무 수액 눈을 맑게 하고 시력을 도와준다. 시력이 좋아지고 온갖 눈병이 예방된다.

각종 안질환에 눈 충혈, 결막염, 트라코마 등 일체의 눈병에는 물푸레나무 껍질을 달여 얇은
가제로 서너 번 걸러 낸 물로 눈을 자주 씻는다.
물푸레나무 껍질에 상처를 내어 수액을 받아 눈을 씻거나 점안하여도 효과는 같다.

백내장, 녹내장 치료에 물푸레나무 수액에다 죽염, 야생꿀이나 5년 이상 묵은 토종꿀을 더하여
얇은 천으로 여러 번 잘 걸러서 눈에 넣는다. 하루 4~7번씩 꾸준히 넣어준다.

통풍 치료에 가지를 잘게 썰어서 오래 끓여서 물을 마시며 찜질을 함께 하면 효력이 더욱 빠르다.

여성의 냉 대하증에 껍질을 벗겨서 겉껍질을 긁어내 버리고 파릇한 속껍질만 모아서 그늘에
말렸다가 가루 내어 하루 세번 한 티스푼씩 더운 물에 타서 마시면 여성 질환에 효과가 있다.

● **물푸레나무 꽃차**

건위·정장에 효과가 있으며 기분을 맑고 상쾌하게 해 준다.

【만드는 법】

① 만개한 물푸레나무 꽃 100g을 물에 씻지 않고 거즈 주머니에 끈을 달아서 병에 넣는다.

② 설탕 30g, 소주 900㎖를 밀봉, 2개월 이상 냉암소에 숙성하면 향기가 한층 좋아진다.

③ 한 달 후 꽃을 들어낸다.

물푸레나무

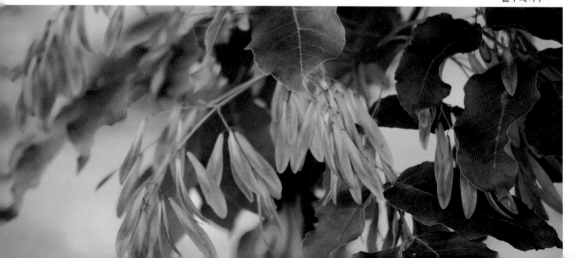

물푸레나무는 키가 큰 나무로서 암수 구별이 어렵고, 이와 유사한 종의 들메나무와 구별도 쉽지 않다. 물푸레나무는 새순이 지난 해 가지 끝에서 복엽으로 나오는데, 새순의 바로 밑에서 꽃이 늘어지며 달린다.

암수가 다른 그루에서 주로 피지만 같은 그루에 암수가 같이 있기도 하다.

새순이 먼저 나오고 꽃이 피니 당연하게 들메나무 보다 늦게 새순이 나오고 꽃이 나온다.

비슷한 나무로서 들메나무와 쇠물푸레나무가 있다.

들메나무 지난 해의 묵은 가지에서 긴 꽃대가 나와 꽃이 피고 열매가 달린다.

들메 암나무의 경우는 맨 위에 지난 해의 열매 자욱이 있고 그 아래 바로 새순과 화서가 피어나는 바 자연히 물푸레 나무와 구별이 된다.

들메 숫나무는 가까이서 보지 않으면 물푸레인지 들메인지 구별이 어렵다.

물론 소엽의 갯수나 겨울눈에 차이가 있지만 만만치 않다. 더군다나 물들메나무와는 구별하기가 더욱 어렵다.

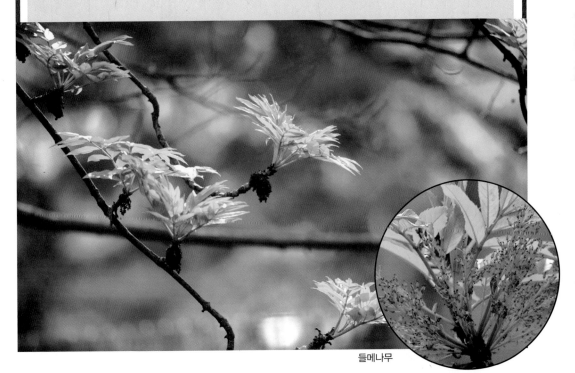

들메나무

번행초

Tetragonia tetragonoides O.Kuntze

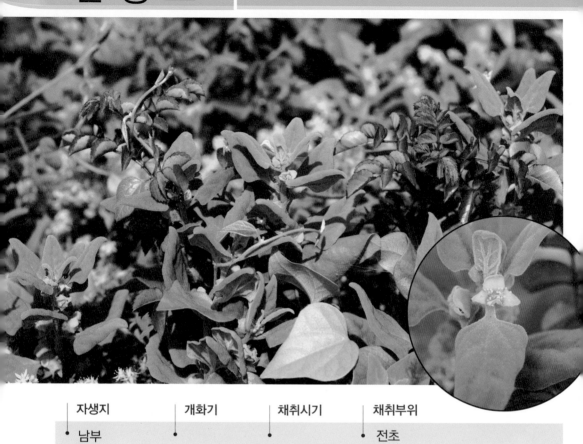

자생지	개화기	채취시기	채취부위
남부			전초

특징

맛은 약간 달며 맵고 평하다. 청열, 해독, 거풍, 소종작용을 한다.

• 생김새 •

번행초는 우리나라 바닷가 어디에나 자라지만 따뜻한 남쪽 해안가에 많다.

따뜻한 곳에서는 여러 해 동안 살지만 추운 지방에서는 겨울철에 죽는다.

생명력이 강하여 자갈밭이나 바위틈 등 몹시 척박하고 물기가 없는 곳에서도 잘 자라며, 육지에 옮겨 심어도 잘 자란다. 영어로는 뉴질랜드 시금치(Newzealand spinach)라고도 부른다.

줄기는 땅에 엎드렸다가 점차 일어서며 50cm 정도의 높이로 자라나 약간의 가지를 치면서 한 뿌리에서 둥그렇게 땅에 붙어서 사방으로 퍼져 나간다.

잎은 두껍게 살이 찌고 서로 어긋나며 마름모꼴 모습을 하고 있다. 잎 가장자리는 밋밋하다.

꽃은 잎겨드랑이에 한두 송이가 꽃대 없이 바짝 달라붙어서 천마꽃처럼 핀다.

꽃잎이 없고 다섯 갈래로 갈라진 종꼴의 꽃받침이 꽃잎처럼 보인다.

· 효 능 ·

청열작용 눈이 충혈되고 아픈 것을 풀고, 피부가 헐어 불그스름하게 부은 발진을 다스린다.

뛰어난 건위작용 위염, 위궤양, 위산과다, 소화불량 등 갖가지 위장병에

치료 및 예방 효과가 높다.

번행초는 약초인 동시에 맛 좋고 영양가도 높은 야생 채소이다.

번행초를 꺾을 때 나오는 흰 유즙이 위벽을 보호하고 염증을 치료한다. .

원기회복, 식욕증진 봄철 입맛이 없을 때 밥맛을 돋게한다.

또한 고혈압, 빈혈, 허약체질에도 효과가 좋다.

병을 앓고 기력이 부족한 사람이 산후에 미역국처럼 국을 끓여 먹으면 빨리 몸이 회복된다.

자양강장의 효과 번행초를 달인 맛은 달면서 약간 간이 배어 있는 호박을 삶은 맛과도 비슷하여

구수하고 먹기에 좋다.

국에 넣어서 꾸준히 먹으면 변비도 해소되고 몸을 튼튼하게 한다.

기타 번행초는 생선을 오래 보관하는 데도 쓴다.

고등어나 다랑어처럼 변하기 쉬운 생선은 즉시 배를 갈라 내장을 버리고 번행초를 넣어 두면

오래 변질되지 않는다.

· 질병에 따라 먹는 방법 ·

소화불량, 위염예방 잎과 줄기를 그늘에서 말려 차로 오래 마시면 소화불량, 숙취 메스꺼움,

위염 등이 예방 또는 치료된다.

말리거나 생것 20g을 달여서 복용하거나 생즙을 내서 마신다.

튀김으로 먹는 방법 번행초는 밀가루 옷을 입혀 튀김으로 만들어 먹어도 맛이 있다.

나물로 먹는 방법 어린잎을 살짝 데쳐 30분쯤 찬물에 담가서 떫은맛을 빼고,

나물로 무치거나 된장국에 넣어 먹을 수도 있다.

샐러드나 녹즙으로 만들어 마시기도 한다.

생으로 먹는 방법 생으로 그냥 씹어 먹어보아도 맛이 짭짤하면서 향긋한 맛이 난다.

맛이 부드럽고 담백한 데다 씹히는 맛이 좋다.

번행초는 조선시대 명의 허준이 스승 유의태의 병(적취, 반위, 일격이라 하며 오늘날 위암에 해당함)을 치료하기 위해 찾던 약초라고 한다.

민간에서는 위암의 특효약으로 널리 알려져 있다.

오늘날에도 번행초는 여러가지 요리 재료로도 활용되고 있다.

신선한 잎은 마요네즈를 뿌려 먹으며, 나물이나 무침, 국거리, 튀김 등으로 폭넓게 이용하고 있다.

'중약대사전'은 번행초에 대해 '여름과 가을 사이에 꽃이 필 때 채취하여 햇볕에 말린다.'고 기록되어 있다.

전초에는 풍부한 철, 칼슘, 비타민A 및 여러 가지 비타민 B가 들어 있다.

해열 해독하고 풍을 제거하며 부종을 내리는 효능을 가지고 있다.

암질환, 장염, 패혈증, 정창홍종, 풍열목적을 치료할 수 있다.

60~120g을 물로 달여서 복용한다. 외용할 때에는 짓찧어 바른다.

위암, 식도암, 자궁경부암에는 번행초 120g, 마름줄기 또는 마름열매 150g, 율무쌀 40g, 결명자 15g을 달여 복용한다'고 썼다.

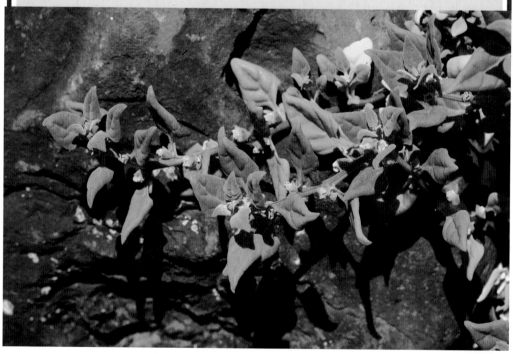

번행초

비 수 리

Lespedeza cuneata G. Dom 철소파

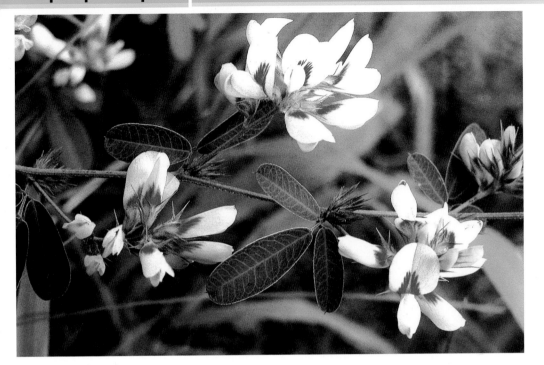

자생지	개화기	채취시기	채취부위
산지	7~9월	10월	전초

특징

맛은 쓰고 약간 매우며 성질은 서늘하고 독이 없다. 청열, 해수작용을 한다.

· 생 김 새 ·

비수리는 야관문(夜關門), 삼엽초(三葉草), 야계초(野鷄草) 등의 여러 이름이 있다.

언뜻 보기에 싸리나무를 닮았으며 시골 사람들이 빗자루를 만드는 데 흔히 쓴다.

길옆이나 둑 같은 곳에 무리 지어 자라며, 산을 깎아낸 곳에 산사태 방지를 위해 심기도 한다.

비수리는 전국의 들에 비교적 흔히 자라는 떨기나무의 성질을 가진 콩과의 여러해살이풀이다.

메마른 땅이든 비옥한 땅이든 잘 적응하며 햇빛을 좋아하며 토양 수분에 대한 적응성도 크다.

높이는 50~100cm 높이로 자라며, 줄기는 가지가 많이 갈라지고 털이 있다.

잎은 줄기에 촘촘히 어긋나며 빽빽하게 달리고 작은 잎 3장으로 된 겹잎이다.

끝이 둥글거나 오목하고 가장자리가 밋밋하다. 잎 뒷면에는 잔털이 난다.

꽃은 8~9월에 잎겨드랑이마다 2~4개씩 모여 달리며 나비 모양의 흰색 또는 자줏빛이 도는 흰색이다.

· 효 능 ·

채취 방법 8~9월 꽃필 적에 채취하여 햇볕에 말리거나 생것을 잘게 썰어 그대로 사용한다.

간신 기능 강화 간과 콩팥을 튼튼하게 하고 어혈을 없애며 부은 것을 내리게 한다.

간신의 기능을 보해주므로 유정, 유뇨와 소변 색깔이 흰 것을 치료하고 여성의 백대하에 쓴다.

폐음을 강화시키므로 해수와 천식에도 좋다.

유방염과 종기에도 활용되며 시력강화작용이 있다.

청열작용 폐와 간, 콩팥에 작용하여 열을 내리고 뱃속에 있는 벌레를 죽이며 유방에 생긴 종기, 뱀에 물린 상처, 눈이 빨갛게 충혈된 것을 치료한다. 위궤양, 탈항에도 효과가 있다.

해수작용 야관문의 잎, 뿌리, 줄기에는 플라보노이드, 피니톨, 페놀, 탄닌, 시토스테롤 등이 있다. 이들 성분은 염증을 없애고 가래를 삭이며, 황색포도상구균, 폐렴상구균, 연쇄상구균, 카타르구균 등을 죽이거나 억제한다.

· 질병에 따라 먹는 방법 ·

먹는 방법 하루에 15~30g내로 끓여서 복용하며 외용에는 짓찧어서 환처에 붙인다.

당뇨병에 야관문 30~50g에 오골계 살코기를 적당하게 넣고 은근한 불로 푹 삶는다.

또는 야관문 40~80g에 물 한 되(1.8ℓ)를 붓고 물이 반으로 줄어들 때까지 달여서 수시로 차 대신 마신다.

신경쇠약에 야관문 뿌리 30~40g에 물 한 되를 붓고 절반으로 달여서 하루 두 번 나누어 먹는다.

기침에 말린 야관문 80g에 물 한 되를 붓고 약한 불로 천천히 달여서 100㎖쯤 되게 농축하여 설탕을 약간 넣고 한 번에 50㎖씩 아침, 저녁으로 하루 두 번 밥 먹고 나서 먹는다.

10일 동안 복용하기를 몇 차례 반복한다.

간열로 눈이 침침하고 충혈되면 야관문 40g과 꿀 약간에 물 1ℓ 를 붓고 약한 불로 한 시간 정도 달여서 하루 두세번씩 식후에 먹는다.

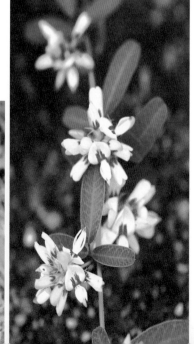

비수리

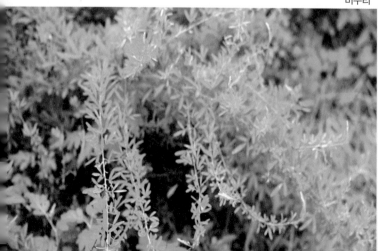

비수리

싸리속 식물은 북미와 동부 아시아 온대에 약 60여종이 있고 한국엔 20여종이 넘는다. 속명은 스페인 통치자의 이름에서 유래되었다. 비수리는 산기슭이나 들판 또는강가의 모래땅에서 자라는 여러해살이풀이다.

비수리의 유사 식물로 호비수리 청비수리 땅비수리 괭이싸리 개싸리 등이 있다.

개싸리 종명은 식물전체에 가는 솜털이 꽉 차 있다는 뜻으로 중국명도 융모로 털이 가득하다는데서 비롯된다. 개싸리는 전국의 해발고도가 낮은 저지대, 길가, 풀밭의 토심이 얕고 매우 건조한 입지에서 자라는 낙엽반관목의 여러해살이풀이다. 중국, 일본, 러시아, 시베리아에 분포한다.

높이는 1m에 달하며 줄기는 여러대가 모여 나며 겉에 황갈색 솜털이 있다.

잎은 어긋나며 작은잎 3장의 겹잎(3층복엽)으로 약간 긴 타원형이다.

괭이싸리 중부 이남의 들판에서 자라는 여러해살이풀이다. 직사광선이 땅바닥에 도달하는 밝은 빛 조건에서 산다. 이들이 사는 곳은 공기와 물이 오염되지 않은 곳이다.

중국명은 철로된 말채찍을 뜻하는 철마편 이라 한다.

높이는 60cm 정도로 땅위에 누워 자라며 전체에 긴 털이 있다.

잎은 어긋나며 3층겹잎이다. 소엽은 타원형이고 길이 1~2cm로서 표면에 잔털이 있으며 뒷면에 밀모가 있다.

꽃은 8-9월에 피며 꽃차례가 잎겨드랑이에서 나와 3-5개의 백색 꽃이 모여 핀다. 꽃받침은 깊고 가늘게 5개로 갈라진다.

열매는 10월에 익으며, 협과로 난상 원형이고 종자가 1개 있다.

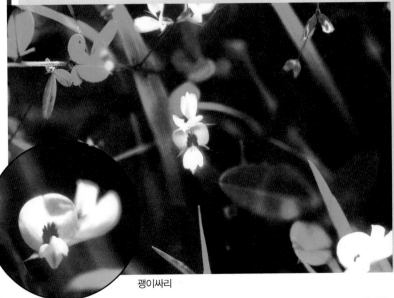

괭이싸리

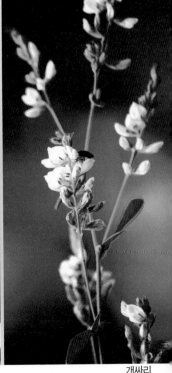

개싸리

산두근

Indigofera Kirilowi Max 땅비싸리

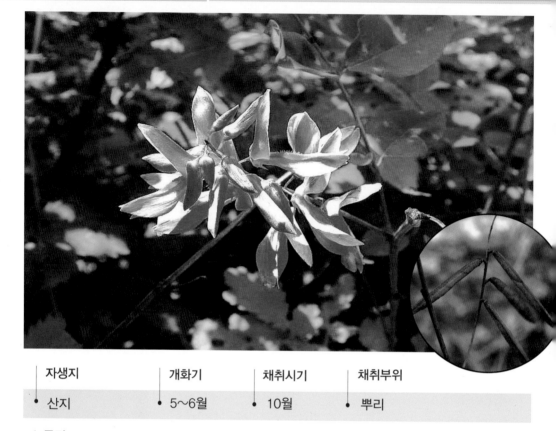

자생지	개화기	채취시기	채취부위
산지	5~6월	10월	뿌리

특징

성질은 차고 맛은 쓰다. 청열, 해독, 향균, 이뇨직용을 한다.

· 생 김 새 ·

땅비싸리의 생약명은 산두근(山豆根)이라 하며, 땅비싸리의 뻗어 나가는 뿌리를 약용에 사용한다.
콩과의 광두근을 건조한 것으로 현재 중국에서 수입되는 대부분의 것이다.

중국 북부지역에선 일종의 방기과에 속하는 뿌리줄기를 '북두근'이라하여 사용하기도 한다.

산두근은 콩과에 속하는 다년생 낙엽 소관목이다.

높이 1~2m 정도로 줄기는 잔털이 있다.

뿌리는 옆으로 많이 뻗어 나가며 마디에 새순이 올라와 번식한다.

잎은 11~17개의 기수(奇數) 새 날개깃 모양의 복엽으로 타원형에 어긋나며 잎 양끝이 뭉툭하다.

연한 노란색 꽃이 5~6월에 피며 꽃받침은 5개이며 피침형 꽃잎도 5개이다.

열매는 9~10월에 꼬투리 모양이며 가늘고 끝이 뾰족하고, 속에 검은 씨가 있다.

· 효 능 ·

산두근은 여러 종류의 알칼로이드를 함유하므로

항균, 소염, 진통, 이뇨, 강압, 청열, 해독작용 뛰어난 작용이 많으며, 용도도 광범위하다.

항암작용 항암 효과가 있으며 부작용이 적은 편이다.

외과 질환 외과 질환에 널리 사용되며 가루, 기름, 탕제 모두 좋다.

주의 위장이 허한하고 위통, 설사가 있으면 신중히 사용한다. 또한 산두근은 자극성이 매우 강해, 소량으로 시도하고 현기증이 일어날 경우에도 사용하지 않는다.

· 질병에 따라 먹는 방법 ·

인후종통에 열독이 안으로 성해서 생기는 인후종통이나 화농에는 모두 산두근을 사용한다. 초기의 가벼운 증세에는 산두근 전탕|煎湯|에 감초를 소량 가미해 복용하면 소종, 지통의 효과를 얻는다.

급성 편도선염에 증상이 갑작스럽고, 오한, 발열, 인후의 종통이 뚜렷하며 양측의 편도선이 붉게 부어오르고 표면에 검은색 또는 전체에 누런색의 분비물이 나타나면 산두근 2g, 감초 8g을 끓여 여러 번 복용한다.

만일 편도선이 화농하고 터지면서 열이 나고 아프다면 산두근 16g에 금은화, 연교, 황금 등을 가미해 쓴다.

돌발성 인두염에 초기에 목구멍이 붓고, 마르면서 타는 듯이 아프고, 열이 나고, 기침이 나면 산두근 12g, 감초 4g을 끓여 복용하거나 하루에 한번 입 속을 헹군다. 복방으로는 원삼, 우방자, 사간, 길경을 가미해 3일간 복용한다.

만성 인두염에 양음, 생진을 주로 하고 청열, 해독을 해야 하므로 산두근 8g에 원삼 12g, 생지황 12g, 맥문동 12g, 석곡 12g을 가미해 사용한다.

소아의 뇌염, 폐렴에 인후종창, 폐색을 일어나는 증상을 막기 위해 초기에 산두근 12~20g, 감초 8g, 판남근 12g을 끓여 복용한다.

구강 점막의 염구강, 비증에 구강 점막에 농액이 많고, 잇몸이 아프고, 혀가 헐었다면 황금, 치자를 더해 사용한다. 비강 점막의 염증, 부비강염, 부비강농양에는 산두근을 많이 써도 좋으며, 금은화, 길경, 황금을 가미하면 소염, 배농 효과가 좋다.

산두근에 함유된 마트린 및 옥시 마트린은 종양 세포에 억제 작용이 있으며 부작용이 적고 안전하여 백혈구의 감소도 초래하지 않는다. 폐암, 후두암의 초기 치료에도 쓴다.

자궁경부의 미란에 산두근 40g, 밀타승(密陀僧), 사상자, 백반 각 20g을 끓여 자궁경부를 소독한다. 그리고 산두근 가루에 빙편을 더해 미란 부위에 바른다.

취침 전에 하루에 1회씩 한다.

산두근은 맛이 쓰고 약성은 찬 성질에 독성이 없는 생약으로 악성종양에 억제작용이 있고 해독 소종(消腫) 진통의 효능이 있다.

천식 황달 치질 치통 하리(下痢) 항암 항균 가려움증 독사 및 해충 개(犬) 등에 물렸을 때 해독과 상처에 내복과 외용으로 치료한다.

유사 식물로는 광두근 등이 있다.

광두근 광두근(廣豆根)은 약명은 월남괴(越南槐)로 혁명은 Sophora tonkinensis Gapnep 이다. 콩과 Leguminosae의 뿌리 및 뿌리줄기이다.

중국의 광서성에서 생산되므로 '광두근' 이라고도 한다.

약용부위는 뿌리 및 뿌리줄기로서 뿌리줄기는 불규칙한 결절상으로 위쪽에는 줄기의 잔기가 남아 있고 그 밑에는 여러 개의 뿌리가 붙어 있다.

뿌리는 원기둥모양으로 분지되었고 길이가 일정하지 않으며 지름 7~15 mm이다.

바깥면은 불규칙한 세로주름과 돌기된 가로방향의 껍질눈(皮孔)이 있다.

피부는 연한 갈색이고 목부는 연녹색이다.

이 약은 콩 비린내가 있고 맛은 매우 쓰다

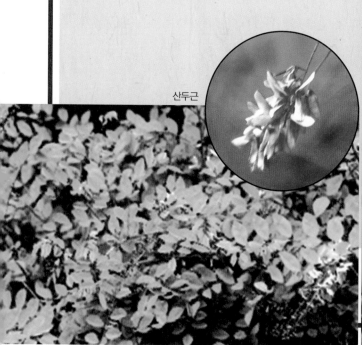

산두근

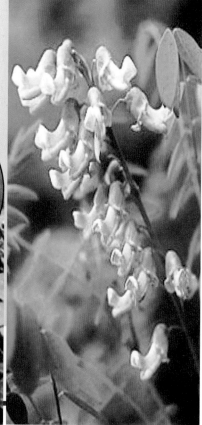

광두근

쑥방망이

Senecio argunensis Turcz 천리광|千里光|

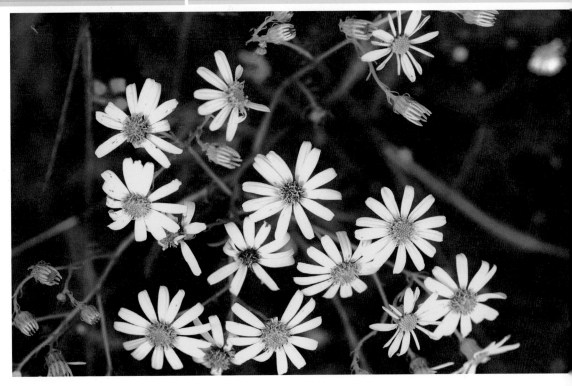

자생지	개화기	채취시기	채취부위
산지	8~9월	9~10월	전초

특징

맛은 쓰며 성질은 차다. 청열, 해독, 거풍, 소종작용을 한다.

· 생 김 새 ·

쑥방망이는 건조한 양지에서 자라는 국화과의 여러해살이풀이다.

주로 중북부 지방에 분포하며 산지나 풀밭에서 자란다.

높이는 25~65㎝이며, 원줄기는 거미줄 같은 흰털이 빽빽하게 자라며 자줏빛이 돈다.

뿌리에서 생신 잎은 꽃이 필 때 없어진다.

가운데의 잎은 잎자루가 없고 타원형이며 표면에는 털이 없는데 뒷면에 거미줄 같은 털이 있으며 깃 모양은 갈라진다.

꽃은 8~9월에 피고 황색의 많은 두화가 줄기와 가지 끝에 1개씩 산방상으로 달린다. 꽃은 지름 2cm 내외이며 총포는 반구형이고 길이 6mm, 폭 10mm정도 이다.

열매는 9~10월에 익으며, 원추형으로 길이 2~3mm로서 털이 없고 능선이 있다.

채취 방법 여름철에 전초를 채취하여 햇볕에 말리고 그대로 썰어서 사용한다.

청열 · 해독 · 명목작용 각종의 염증성 질환 및 세균성 감염증의 치료에 좋은 효과가 있다.

'역리광(力里光)'이라고도 불리는데 이러한 이름은 눈을 밝게 하는 작용이 예부터 있음을 잘 나타낸다.

· 질병에 따라 먹는 방법 ·

급성 기관지염에 열이 나고 누런 끈적끈적한 담을 많이 뱉으며 기침이 심한 경우에는 마황, 전호, 패모, 행인, 하고초, 황련을 끓여 복용하면 열을 내리고 기침을 멎게 하고 담을 없애는 효과가 있다.

결막염에 눈이 빨갛고 부으며 아프거나 바람을 맞으면 눈물이 나는 경우에 목적, 적작약, 황금, 황련을 끓여 복용하면 좋은 효과가 있다.

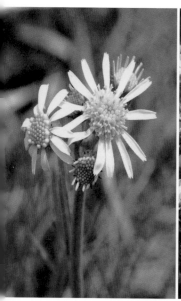
솜방망이

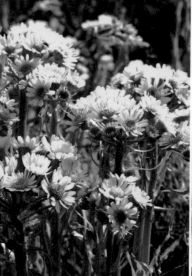
물솜방망이

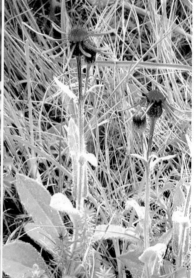
산솜방망이

솜방망이속 식물은 세계에 널리 분포하고 약 1500종이 있다. 한국엔 8종이 자생한다. 쑥방망이 유사 식물로 솜방망이, 산솜방망이, 물솜방망이가 있다.

솜방망이 다년생 초본으로 척박한 토양에도 잘 자라고, 부엽질의 양지바른 곳에 군락을 이룬다. 중국, 일본, 러시아에 분포하며, 한국에는 한라산과 서해안의 섬에서 자란다. 근생엽은 중앙부 잎보다 작으며 꽃이 필 때 없어지고 중앙부의 잎은 엽병이 짧으며 피침형 이고 양끝이 좁으며 길이 7-15cm, 폭 2-5cm로서 가장자리에 불규칙한 잔톱니가 있다. 꽃은 7-8월에 밝은 황색으로 피고, 두화는 산방상에 17-25mm이다. 화경은 꽃이 필 때는 길이 15-20mm로서 털이 다소 있으며 포엽은 선형이고 길이 2-10mm이다.

산솜방망이 깊은 산의 풀밭에서 자라는 여러해살이풀로 잎의 양면에 잔털과 거미줄 같은 털이 난다. 7-8월에 황적색 꽃이 피는데 꽃잎이 밑으로 젖혀진다.

물솜방망이 쌍떡잎식물 초롱꽃목 국화과의 여러해살이풀로 학명이 Senecio pseudo-sonchus이다. 고산지대의 습지에서 자란다.
꽃은 5~6월에 황색으로 핀다. 7~30개가 산방꽃차례를 이루며 달린다.
총포는 컵 모양이고, 포 조각은 1줄로 배열하며 바소꼴이고 가장자리가 막질(膜質)처럼 반투명한 것이다.

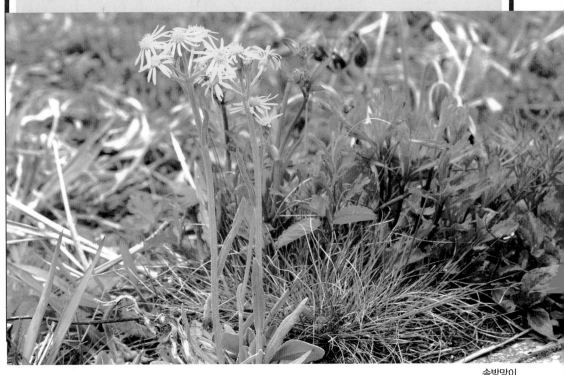

솜방망이

씀바귀

Ixeris dentata Nakai

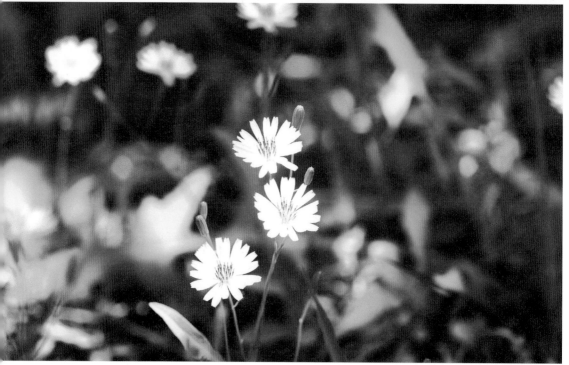

흰씀바귀

자생지	개화기	채취시기	채취부위
들	5~7월	8월	전초

특징

맛은 쓰며 성질은 차다. 해열, 청폐열, 소종, 생기작용을 한다.

· 생 김 새 ·

씀바귀는 우리나라의 들, 논둑 등 어느 곳에서나 흔히 볼 수 있는 국화과의 여러해살이풀이다.
씀바귀의 종명은 라틴어에서 나온 말로 '뾰족한 톱니가 있는'이란 뜻이다.
산고매, 고채, 소고거, 씸배나물, 싸랑구리 등으로 불린다.
씀바귀는 높이가 25~30cm까지 자라고 윗부분에서 가지가 갈라진다. 뿌리에서 자라나오는 잎과
줄기에서 생겨나는 잎이 있다. 뿌리에서 여러 대가 나오고 붉은 잎이 꽃 필 때까지 남아 있고,
끝이 뾰족하고 가장자리에 작은 톱니가 있는 긴 타원형이다.
줄기에서 자라는 잎은 계란꼴이고 밑동이 줄기를 감싸며 약간의 톱니가 있다.
꽃은 5~7월에 황색 또는 백색으로 핀다. 줄기 끝과 잎겨드랑이에서 자라난 꽃대에 보통 6~8
송이의 꽃이 피며 꽃잎은 5장이다.
씨앗은 8월에 맺히며 검은 색으로 끝에 날개가 달려있어 멀리 날아가 번식을 한다.

・ 효 능 ・

해열 작용 주로 심, 폐, 간경에 들어가는 씀바귀는 열을 내리고 폐열을 맑게 한다.

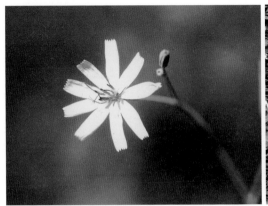

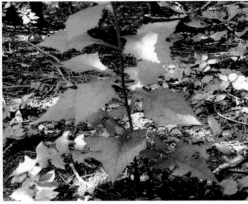

씀바귀   산씀바귀

・ 질병에 따라 먹는 방법 ・

종기에 특효 종기를 없애며 새살을 나게 한다.

폐렴, 간염에 특효 폐렴, 간염이외에도 소화불량, 음낭습진, 골절, 타박상 등에 쓰인다.

나물로 먹는 방법 여러 종류의 씀바귀의 어린잎과 뿌리는 모두 식용이 가능하여 나물로 먹을 수 있다.

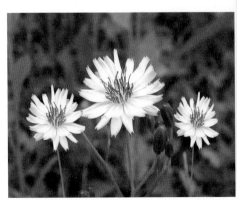

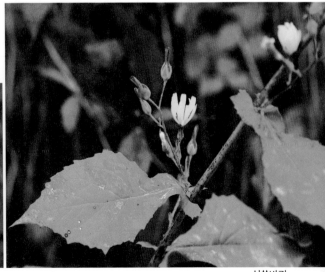

선씀바귀   산씀바귀

쏨바귀속 은 전세계에 약 20종이 살고 한국엔 7종이 자생한다. 이중 갯쏨바귀 좀쏨바귀 냇쏨바귀, 벌쏨바귀, 벋음쏨바귀, 선쏨바귀가 본종이며 흰쏨바귀, 꽃쏨바귀는 변종이다.

갯쏨바귀 바닷가의 모래땅에서 난다.
꽃은 6~7월에 피고 해안지대에서 밭과 밭 주변에도 난다.

좀쏨바귀 낮은 지대에서부터 고산지대에까지 자라는 여러해살이풀로서 뿌리줄기가 갈라져 옆으로 뻗으면서 번식한다. 다른 쏨바귀 종류와 잎이 전혀 다르며, 넓은 달걀형의 잎이 뿌리줄기에 어긋나며 모여난다.
잎 가장자리는 밋밋하거나 톱니가 약간 있다. 꽃은 5~6월에 피고 꽃대는 8~15cm 정도이고 2~3개로 갈라진다. 두상화는 1~3개이며 노란색이다. 지름이 2cm가량 되고 대개 잎이 없다.

벌쏨바귀 벌판에서 자라기 때문에 붙여진 이름으로 그리스어에서 종명이 나왔으며 ' 머리가 여럿이 있는' 이라는 뜻이다.
잎은 화살촉 모양으로 뾰족하며, 작은 꽃송이가 모여 핀다. .

벋음쏨바귀 종명이 '연약한' 이란 뜻이다.
뿌리줄기가 옆으로 벋어서 붙여진 이름으로 꽃잎은 23-24개로 많다.

선쏨바귀 줄기가 곧게 서서 선쏨바귀라 부른다.
흰색꽃이 피지만 흰쏨바귀보다 꽃잎이 23-24개로 더 많다.

노랑선쏨바귀 잎은 줄기에서도 돋고 길쭉하다.

흰쏨바귀 쏨바귀와 같이
꽃잎이 5-6장이며,
흰꽃이 피어서 흰쏨바귀라
부른다.

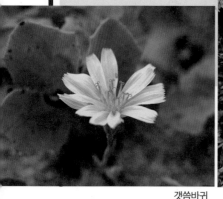

갯쏨바귀

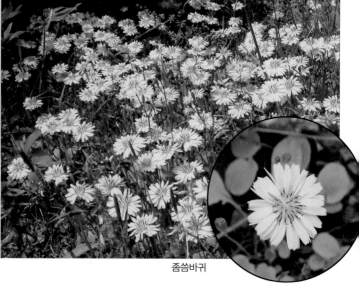

좀쏨바귀

총 백

Allium fistulosum L. 대파뿌리

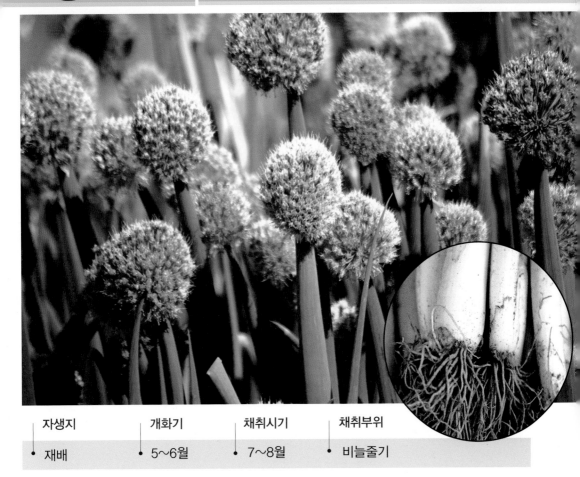

자생지	개화기	채취시기	채취부위
재배	5~6월	7~8월	비늘줄기

특징

맛은 매우며 성질은 따뜻하다. 발한, 해열, 이뇨작용을 한다.

• 생 김 새 •

총백이란 대파의 비늘줄기로 이른바 대파 뿌리이다.

시베리아가 원산지이며 널리 재배되고 있다.

여러해살이풀로써 30~50cm 정도에 높이로 사란나.

인경은 둥근 기둥 모양이며 흰색의 수염뿌리가 많이 난다.

잎은 관 모양이고, 끝이 뾰족하다.

엽초는 줄기를 감싸며 흰색으로 점성이 있다.

꽃은 5~6월에 흰색으로 피는데 둥근 기둥 모양의 꽃줄기 모양에 둥근 산형화서가 달린다.

과기는 7~8월이며 삭과에는 3개의 능선이 있고 검은색의 종자가 들어 있다.

· 효 능 ·

감기치료제 총백에 함유되어 있는 휘발유의 주성분은 알리신이며 그 밖에 사과산, 비타민C, D를 함유하므로 땀샘을 자극하여 발한을 촉진하는 작용을 한다.

총백의 발한, 해열작용은 경증의 초기 감기 치료에 발산약으로 총백두를 3~4개 가미하여 사용한다. 또한 담두시와 배합하면 '총시탕' 이라 한다.

이뇨 · 살충작용 총백에는 양호한 이뇨작용이 있고 류머티즘의 초기 증상에 사용하면 좋다. 살균작용이 있어 특히 적리균에 대해 민감하며 기생충을 없앤다.

소화촉진 총백은 소화액의 분비를 촉진하여 몸의 영양 흡수를 높여서 신체발육을 돕는다.

· 질병에 따라 먹는 방법 ·

감기에 대파뿌리, 줄기를 국수와 함께 끓여 뜨거울 때 즙을 먹고 이불을 덮고 누워 땀을 내면 감기가 낫는다. 이때 생강과 같이 달여 먹기도 한다.

배뇨이상에 소변이 오랫동안(12시간 이상) 배설되지 않을 때에는 총백두를 찧어 즙을 내 꿀을 가미하여 밀가루와 반죽해 배꼽 아래에 대고 천으로 고정시켜 두면 소변이 나온다.

담도 회충증으로 담낭에 격렬한 산통이 일어나면 오매 12g, 황련 8g을 끓여 이것과 총백 40g을 찧은 즙을 잘 섞어 복용한다.

8시간 후 다시 복용하며 대변이 나오면 효과를 본 것이다.

만성 소화불량으로 잦은 설사에 대파를 반찬으로 늘 먹이고,

외용법으로 소회향 분말을 가미해 찧어 볶아 천으로 싸서 뜨거울 때 아침, 저녁으로 배꼽 부위에 대면 설사가 멎고 소화를 촉진한다.

창양 종독에 초기에 총백을 찧어 대황과 황련 분말을 혼합 복용하면 살균, 소염, 배농에 좋다.

급성 피부 화농성 염증에 총백과 꿀로 풀을 쑤어 도포제를 만들어 바르면 좋다.

몸이 허하고 땀이 많은 자는 복용을 금한다.

대파는 길이가 40cm 정도로 흰 연백부가 긴 굵은 파를 의미한다. 대파는 크게 여름파형 (한지형, 여름 출하) 품종과 겨울파형(난지형, 봄에 출하하는 잎파) 품종으로 구분한다. 여름파를 외대파(또는 줄기파)라고 한다. 여름파형은 봄부터 가을까지 생장이 계속되지만 늦가을에 이르면 지상부가 말라죽고 동절기에는 휴면하므로 내한성도 강한 편이다. 여름파(한지형)는 몸체가 크고 잎집부가 길어 연백재배에 적당하다.

반면 겨울파형은 저온기에도 휴면하지 않으며, 분얼이 잘 되지 않는다. 겨울파(난지형) 은 몸체가 가늘고 길며 연백부가 짧아 잎파로 재배된다.

실파 어린 대파. 가랑파라고도 하나 대파와는 다른 종이다. 대파나 쪽파에 비해 쓴맛이 덜해 송송 썰어 양념장에 섞거나 겉절이에 넣어 고기와 곁들여 먹는다. 쪽파와 비슷하나 실파는 일자 모양이고 쪽파는 뿌리 부분이 동그랗다. 일본 요리에서 자주 사용한다. 쪽파에 비해 줄기 안의 진액이 많지 않고 덜 매워 국물 고명 또는 양념으로 사용된다.

양파 백합과의 2년생 초본식물로 학명이 Allium cepa L.이다. 원산지는 서부아시아 로 우리나라에는 조선말에 미국이나 일본에서 수입되어 남부지역에서 재배된다. 인경은 지름 10cm내외이며 편구형으로 수분이 90%이고, 맵지만 가열하면 설탕 50배 의 단맛이 난다. 겉의 인편엽은 견막질로 갈색이지만 안쪽은 두껍고 층층이 겹쳐진다. 화경은 높이 50cm 정도의 원통형에 밑에 2~3개의 잎이 달린다.

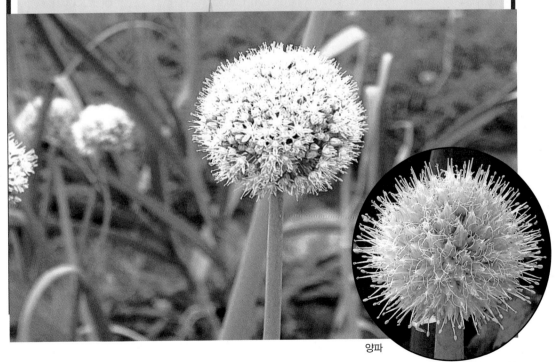

양파

매자나무

Berberis koreana Palibin
Berberis amurensis Rupn. 매발톱나무, 소벽|小檗|

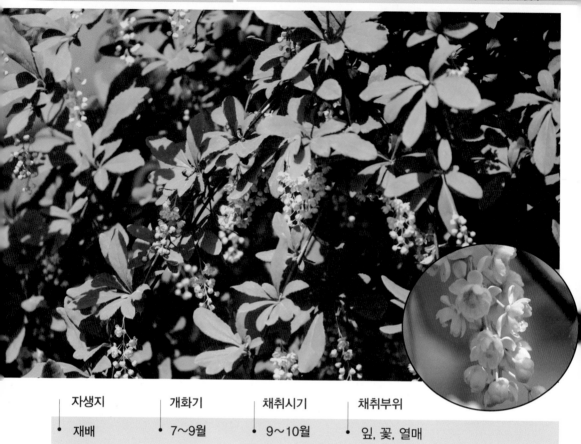

자생지	개화기	채취시기	채취부위
재배	7~9월	9~10월	잎, 꽃, 열매

특징

성질은 평하고 맛은 달다. 건비위, 지사, 해독작용을 한다.

· 생 김 새 ·

매자나무는 매자나무과의 낙엽 지는 넓은 잎의 작은키나무이다.

우리나라의 중부 이북의 산기슭, 양지에서 자란다.

매자나무는 한국의 특산물로 매발톱나무와 거의 같은 용도로 쓰인다.

매발톱나무나 매자나무는 다같이 절간이나 민간에서 그 잎을 차로 즐겨 마시기도 한다.

높이는 2m 정도 자란다. 홈이 많이 파인 잔가지가 많아 다북스러운 모습을 만든다.

가지에는 붉은 빛이 나고 날카로운 가시가 많이 난다. 가지 마디마디마다 대여섯 장씩 달리는 타원형 크기의 잎이 모여난다. 가장자리에 가시 같은 톱니가 있고 잎의 뒷면엔 주름이 많다.

꽃은 5월에 잎이 달린 겨드랑이마다 노란색의 꽃송이를 매단다.

열매는 길이가 1cm쯤 되는 타원형의 둥근 장과로 가득 달린다.

· 효 능 ·

채취 방법 봄철이나 가을철에 뿌리를 캐어 그늘에서 말린다.

열매에는 다른 어떤 야생 열매보다 비타민C가 풍부하며 신경쇠약을 치료하는 훌륭한 약효가 있다.

각종 염증과 간장 질환에 큰 효과 그늘에서 말린 뿌리를 잘게 썰어 달여서 복용한다.

구내염, 관절염, 간염, 위염, 위궤양, 담낭염 같은 갖가지 염증과 위암, 간암, 식도암 등 악성종양, 그리고 자궁출혈, 산후출혈, 황달, 담석증 같은 간 질환에도 효과가 있다.

변비와 설사 치료제 뚜렷한 완화작용이 있고 설사에도 효력이 있으며, 기침을 억제한다.

혈압 낮춤 작용 어린 줄기와 잎을 달인 물은 고혈압에 효과가 있어 혈압을 일정하게 낮춘다.

● 잼으로 만들어 먹기

잼은 신경쇠약과 괴혈병 치료제로 사용한다.

서양에서는 매발톱나무의 열매로 잼을 만들어 먹는다.

잘 익은 열매를 따서 분쇄기에 넣어 간 다음에 체로 걸러 낸 즙에다 설탕, 꿀, 포도당 등을 넣어 잼을 만든다.

이 잼은 신경쇠약을 치료하는 효과가 뛰어날 뿐만 아니라 콩팥 출혈이나 잇몸 출혈 같은 비타민 결핍으로 인한 괴혈병 증상에도 상당한 효력이 있다.

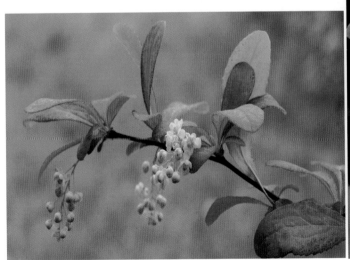

매발톱나무

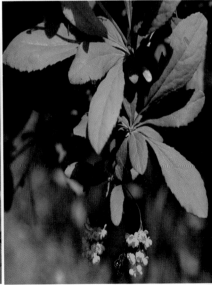

매발톱나무

・ 질병에 따라 먹는 방법 ・

암 치료제 매발톱나무는 부작용이 없는 암 치료약으로 이용해 볼 만하다.

매발톱나무 뿌리나 뿌리껍질 20~40g을 달여서 하루 3번 복용하면 효과를 볼 수 있다.

결막염이나 안염증에 매발톱나무의 줄기나 뿌리를 달인 물을 깨끗하게 걸러서 점안하거나

눈을 씻는다.

● 열매를 생즙으로 먹기

가을에 열매를 따서 즙을 낸다.

즙에 설탕을 열매의 1.5배를 넣고 끓여서 놓아두었다가 앙금을 걸러내 버리고 물에 타서

청량음료로 마시면 그 상큼한 맛이 일품이다.

비타민C가 파괴될 수 있으므로 열매를 딴 즉시 깨끗이 씻어,

분쇄기로 갈아서 즙을 짜서 마시는 것이 좋다.

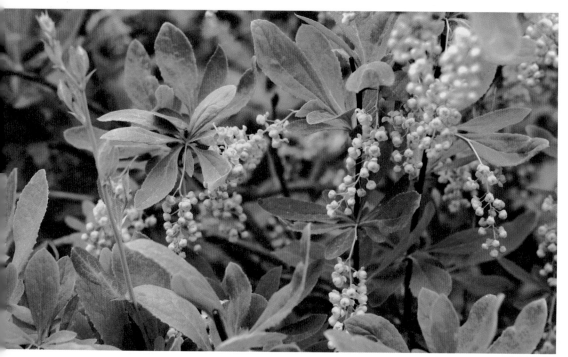

섬매발톱나무

메자나무과 식물은 북반구의 온대에 약 10속 250종 이상이 자생하고 우리나라엔 5속 7종이 있다. 매자나무속엔 전세계에 200여종이 있고 우리나라엔 3종이 있다.

매자나무와 같은 속이며 유사한 식물로 매발톱나무, 당매자나무, 일본매자나무가 있다. 매자나무는 매발톱나무에 비해 어린가지가 적갈색이고 잎 가장자리의 톱니가 덜 날카롭고 열매가 구형이다.

매발톱나무 매발톱나무 잎차는 향이 독특하고 관절염이나 생손앓이에 효과가 있는 것으로 알려져 있다. 매발톱나무를 달이면 물이 노랗게 우러나는데, 옛날에는 이 나무에서 노란색 물감을 얻었다고도 한다.

매발톱나무는 잎 가장자리의 톱니가 더 규칙적이고 날카롭다.

당매자나무 동북아시아에 자생하는 종이다. 전체적으로 보아 매자나무보다 아담하고 일본매자나무 크기이다.

꽃은 매자나무와 많이 닮아 관상용으로 바람직하고 중국에선 세엽소벽이라 한다.

꽃이 총상화서로 피고 소화가 10개 정도로 하나의 꽃차례에 달리는 꽃의 수가 적다. 잎 가장자리에 톱니가 없으며 밋밋하다.

일본매자나무 원예관상용으로 많이 심는데 여러 종류가 있으며 이름도 혼란스럽다. 노란매자 서양매자 자주매자라고 불리우는건 모두 일본매자의 품종으로 기본적인 차이점이 별로 없다.

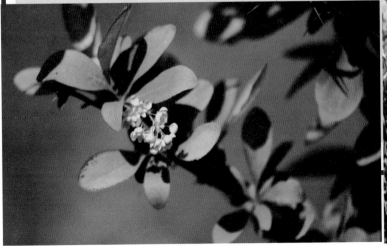

당매자나무   당매자나무

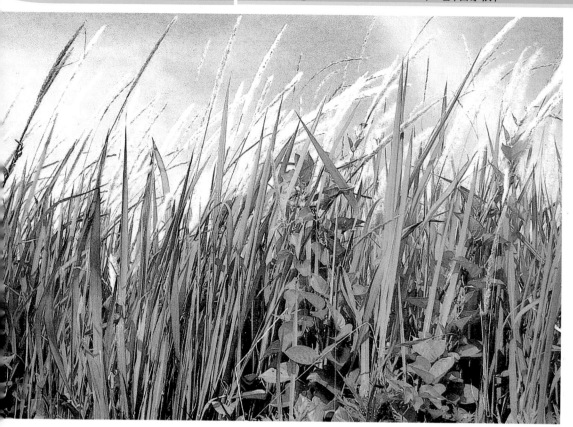

자생지	개화기	채취시기	채취부위
들	5월	7월	뿌리

특징

성질은 차고 맛은 달다. 청열, 지혈, 이뇨작용을 한다.

· 생 김 새 ·

띠는 산야에서 흔히 자라는 벼과의 한해살이풀로 땅의 머리카락 같은 역할을 하는 풀이다.

줄기 끝에 단물이 가득한 꽃이삭을 늦은 봄철에 뽑아먹는 식물이다.

높이가 30~80㎝이다. 뿌리는 땅속 깊숙이 뻗으며 마디에 털이 있다.

잎은 끝이 뾰족하고 밑 부분도 점차 좁아진다.

꽃이삭은 5월에 잎보다 먼저 나오고 둥근 기둥 모양의 꽃차례는 원줄기에서 1~2회 갈라진다.

작은 이삭은 긴 타원형이다.

수술은 2개이고 암술머리는 2개로 갈라져서 길게 나오며 흑자색이다.

· 효 능 ·

채취 방법 가을에서 이듬에 봄 4~6월 경 개화하기 전에 채취하여 근경만을 떼어내어 깨끗이 씻은 후 햇볕에 말려 그대로 썰어 사용하는데 맛이 달고 지혈하는데 좋다.

이담 · 소화작용 담즙 중의 고체물, 담즙산 및 빌리루빈의 배출량을 증가시킨다.

억균 · 해독작용 다량의 자당, 포도당과 소량의 과당, 키실로즈 및 사과산, 레몬산이 들어있다. 박테리오 파아제의 작용으로 종양세포를 억제하는 활성작용이 증가한다.

청열 · 지혈작용 혈뇨 억제, 혈액의 응고시간 단축, 혈관의 투과성 저하 효과가 좋다.

여성의 월경치료제 자궁내막염에 의한 월경과다 혹은 기능성 자궁출혈로 출혈량이 많고 병세가 급박하고 피의 색깔이 선홍색일 때 띠가 유효한 약물이 된다.

이뇨작용 감기에 의한 고열로 수분 부족으로 입이 마르면 띠와 감자즙에 설탕을 가미하여 마시면 좋다. 이뇨작용으로 소종과 해독의 효과까지 얻을 수 있어 신염, 간염 및 방광염에 적응된다.

주의 허한 증세나 월경, 임신 중에는 사용해선 안 된다.

· 질병에 따라 먹는 방법 ·

월경이상에 선학초, 포황, 오령지, 우절, 측백엽을 배합해서 쓴다.

혈열로 인한 토혈, 뉵혈, 혈뇨 증후에 단독으로 쓰거나 생지황, 치자, 소계, 포황과 같이 쓴다.

만성 기관지염에 기관지염으로 담이 많아서 뱉어내기가 어렵고 오래되면 띠의 뿌리를 끓여 복용하면 효과가 크다. 행인, 전호, 패모, 비파엽 등을 더해 쓴다.

열병으로 인한 번갈, 폐열해천, 위열로 인한 구토와 트림에 노근, 석고 등을 더해 쓴다.

주독을 풀려면 생즙을 내어 마신다.

임질에 뿌리를 달여 마신다.

차로 먹기 차로 마시면 강장제가 된다.

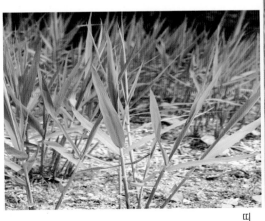

띠

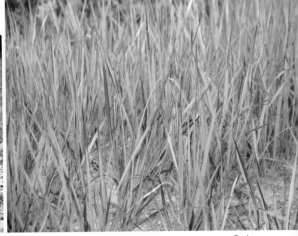

홍띠

고려 때 띠를 모향(茅香), 치각유(置角有)라고 불렀으며, 조선시대에는 '백모향(白茅香)'으로 불렀으며, 동의보감에서는 모근(茅根)을 '띠뿌리', 꽃이삭을 '흰띠꽃'이라고 표기하였다.

띠는 5~6월에 줄기 끝에 벼와 비슷한 줄모양의 잎사이에서 둥근 기둥 모양의 좁은 원추꽃차례가 30~80센티미터 길이로 꽃 이삭이 달리는데 은백색을 띠는 비단실 같은 털에 쌓여서 보기에도 대단히 아름답고 눈을 즐겁게 한다.

띠의 꽃을 백모화(白茅花: 일화자제가본초), 관화(菅花: 당본초), 모회화(茅盔花: 모침화: 茅針花: 강소식약지), 삥이꽃이라고 부른다.

띠의 초생화서인 새로 올라오는 꽃이삭을 백모침(白茅針)으로 부른다.

맛은 달고 성질은 평하고 따뜻하며 독이 없다. 지혈, 진통 효능이 있다.

4~5월에 꽃이 만발하기 전에 채취한다.

줄기 채 화서를 채취하여 햇볕에 말린다.

혈뇨, 토혈, 소갈, 악성 창종, 칼에 베인 상처, 코피, 소장윤동작용, 대출혈 등을 치료한다. 하루 12~20그램을 물로 달여서 복용한다. 외용시 찜질하거나 짓찧어 바르거나 콧속에 넣어서 콧구멍을 틀어막는다.

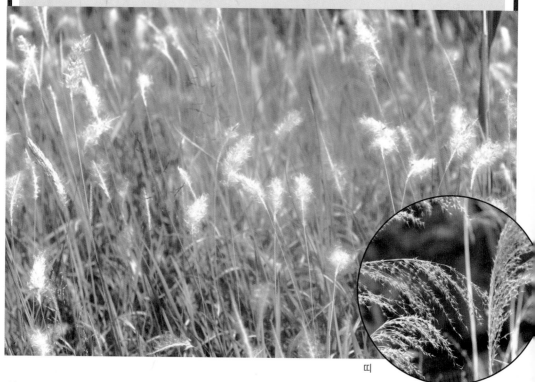

띠

제2장
통증을 완화시키는 산야초

●○○■■□

무환자나무에서 '무환자'라는 이름은
옛날에 무당이 무환자나무로 만든 막대기로 귀신을 쫓고 근심을 없앤다는
설화가 전해진다.
우리 선조들도 무환자나무를 키우면 아이들이 병에 걸리지 않고 잡귀를 물리친다고 믿었다.
아마도 이 무환자나무의 비누성분이 청결함을 유지해주기 때문인 듯 싶다.

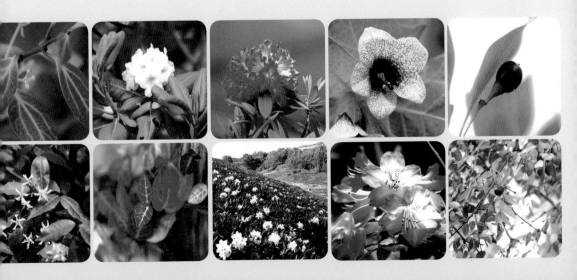

계 피

Cinnamomum cassia Presl 육계 | 肉桂 |

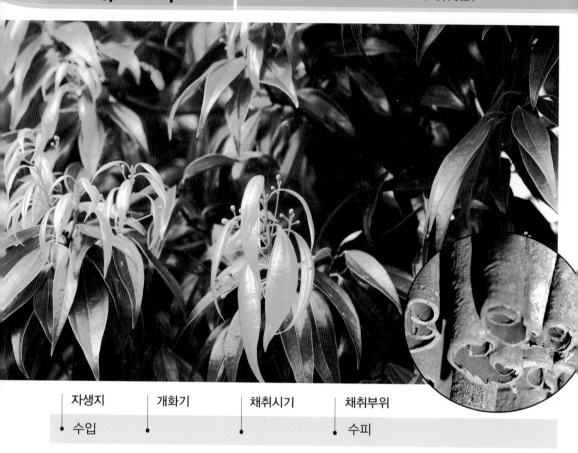

자생지	개화기	채취시기	채취부위
수입			수피

특징

성질이 따뜻하고 맛은 맵고 달다. 발한, 해열작용을 한다.

· 생 김 새 ·

계피는 녹나무과에 속하는 향기로운 수피(樹皮)로 만들어진 향신료이다.

실론 계피나무(cinnamon) 수피와 유사하지만 키나모뭄 카시아(Cinnamomum cassia)의 수피는 더 자극적이고 두꺼우며, 섬세한 풍미가 덜하다.

키나모뭄 카시아의 수피는 1~2%의 휘발성 카시아 기름을 함유하며 이 기름의 주성분은 신남알데히드(cinnamic aldehyde)이다.

건조된 나무껍질은 말려 있는 상태이며 두께는 3mm 정도이다. 껍질 바깥부위는 흑갈색 또는 흑적색에 회백색의 반점이 있으며, 껍질 안쪽은 암홍적색이다.

이것은 특히 리큐르나 초콜릿의 맛을 내는 데 사용된다. 남부 유럽인들은 실론 계피보다도 이것을 더 좋아하지만, 북아메리카에서는 계피가루로 구분 없이 팔리고 있다.

·효 능·

계지에는 휘발유가 함유되어 있으며, 주성분은 계지 알데히드와 계피유이다.

계지는 땀샘의 분비를 자극하여 피부, 혈관을 확장시키므로 발한·해열작용이 있다.

타액과 위액의 분비를 촉진시켜 소화를 돕는 건위·강심작용도 있다.

이외에도 내장 평활근의 경련을 줄여 복통을 없애주며, 동시에 만성이질, 자궁이완, 심하지 않은 자궁 출혈을 치료한다.

발한·해표작용 풍한 감기, 오한, 발열하면서 땀이 안 나오는 증상을 치료한다.

주의 흐름이 순조롭지 못해서 일어나는 두통을 멎게하고 각종 신경통을 치료한다.

임부나 출혈증 환자에게는 신중히 사용해야 한다.

· 질병에 따라 먹는 방법 ·

오래된 풍습성 관절염에 장기간 치료하지 않아 풍습이 한습으로 바뀌어 몸이 차다면 계지에 황기, 당귀, 위령선, 천오 등을 배합해 사용한다.

관절통에 통증이 멈추지 않으면 부자, 상기생, 강활, 독활 등을 배합해서 사용하면 좋다.

각종 두통에 신경성 두통에는 계지에 시호, 백지, 백작약을 쓴다.

혈관성 두통에는 계지에 도인, 천궁, 승마를, 신경쇠약성 두통에는 계지에 천궁, 하수오, 고본을 배합해 사용한다.

가슴 통증에 어혈이 적체되어 가슴이 찌르는 듯 아픈 증상에는 교통(絞痛), 심황(心慌)을 쓴다.

입술이 파래지고 혓바닥이 검어지는 증상에는 계지에 자단삼, 적작약, 도인, 울금 등을 배합해 사용한다.

여성의 월경이상에 월경이 오래 계속되고, 경혈이 줄고 색깔이 아주 붉거나 검어지면 이때는 홍화, 현호색, 당귀(미)를 첨가하여 사용한다.

육계나 계피는 시나모품속 약재나 향료로 대부분 동남아시아에 집중적으로 분포한다.

진짜계피라 불리우는 Verum종은 스리랑카가 원산지이고 가장 많이 생산되고, 인도남부 마다가스카르에서도 생산된다.

이를 시나몬이라하여 중국계피와 용도, 효능에서 구별한다.

중국계피라 하는 카시아종은 중국남부가 원산지로 동남아시아 여러 곳에서 생산된다.

현재 국제적으로 폭넓게 사용되는 계피는 Zeylnanicum품종으로 스리랑카가 원산지다.

자생이나 도입종으로 녹나무, 생달나무, 육계나무가 이에 속한다.

생달나무 녹나무과에 속하는 상록 활엽교목이다.

중국, 일본, 전남 및 제주도에서 자라며 껍질은 계피로 쓴다.

높이는 15m에 지름은 30~80cm 정도이다.

잎의 길이와 폭은 10cm, 3~5cm이다.

잎은 어긋나기에 긴 타원형이며 표면은 윤채가 있고 뒷면은 분흰색이다.

꽃은 6~7월에 노란 백색으로 핀다.

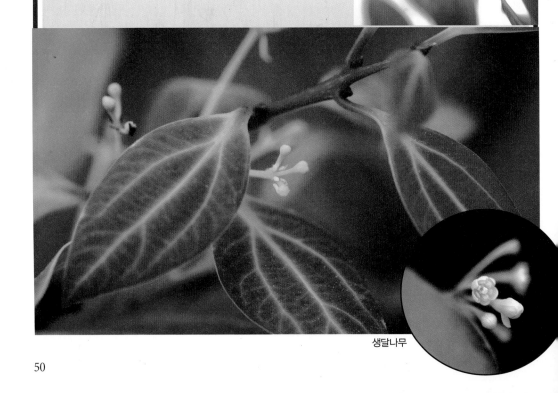

생달나무

생달나무

구 척

Cibotium barometz J.Smith. 금모구척|狗脊|
Woodwqrdia japonica Sm. 흑구척, 새깃아재비

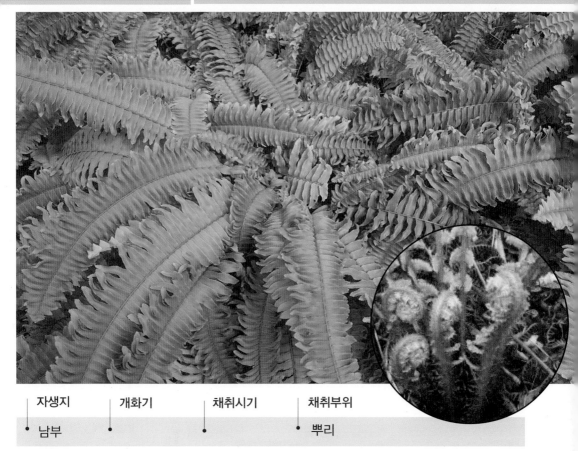

자생지	개화기	채취시기	채취부위
남부			뿌리

특징

성질은 따뜻하며 맛은 맵고 쓰다. 거풍습, 강장작용을 한다.

· 생 김 새 ·

금모구척은 남방도지의 산야습지에 자생하는 교목상의 양치류이다.

뿌리줄기를 '구척(狗脊)'이라고 약명으로 불린다.

구척이라는 이름은 뿌리는 길고 가지를 많이 쳐서 그 모양이 개의 등뼈와 비슷하다는 뜻에서 유래되었다.

동의치료에서 풍습성 관절염, 허리통증, 신허유정, 손발에 힘이 없을 때 쓴다.

금모구척의 모양은 고르지 않은 긴 덩어리 모양이며 길이 10~20cm, 지름 2~4cm이다.

바깥 면은 짙은 갈색이며 금황색의 융모가 많이 있다.

윗면에는 여러 개의 적갈색 목질 엽병이 있으며, 아래쪽에는 흑색의 가는 뿌리가 있다.

질은 단단하고 꺾기 어렵다.

· 효 능 ·

풍습제거, 허약보강, 근골강화 보신강장하며 풍습에 의한 만성적인 통증을 치료하며,
체질이 허약하여 만성적인 통증이 지속될 때 쓰면 효과적이다.

· 질병에 따라 먹는 방법 ·

만성적인 풍습증에 황기, 당귀, 백작약, 상기생을 배합해 쓰면 좋다.
풍습 관절통이 장기간 낫지 않거나, 과로하면 통증이 일어나며 근육이 위축되면 보익약과 함께
쓰는데 황기계지오물탕에 구척, 당귀, 위령선, 천속단을 가미해 쓴다.
긴병을 앓고 난 환자나 산후회복에 장기간에 걸친 병후의 신체허약, 산후에 요슬이 산연무력,
현기증, 이명, 불면, 건망증에는 우슬, 원지, 토사자, 두충을 배합해 쓴다.
성기능 감퇴에 초기에 조루가 있고 요산지연한 정도라면 쇄양, 파극천, 보골지, 육종용 등을
배합해 쓴다.
부인의 백대하에 허약하여 백대하가 몇 년간 안 낳을 때 당귀, 황기, 백출, 산약 같은 보익약과
함께 쓴다. 백대하에 염증이 있으면 적작약, 시호, 황금을 더한다.
습관성 유산에 임신 전부터 천속단, 육종용, 당귀, 하수오를 배합해 쓴다.
소아마비에 초기에 사용하며, 만일 근육의 진행성 위축이 시작되었으면 천속단, 당삼, 우슬,
황기를 가미해 쓴다. 소아의 야뇨증, 노인의 다뇨증에는 축천환과 함께 쓴다.

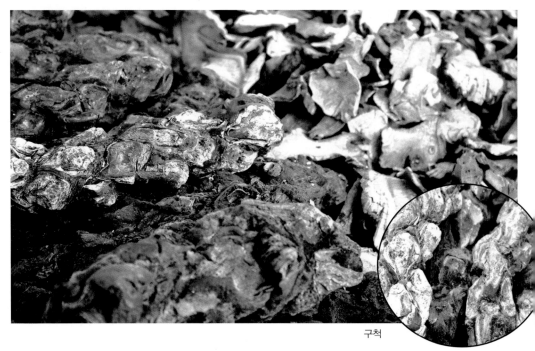

구척

금모구척(金毛狗脊)또는 구척으로 불리우는건 약명이며,
학명으론 키보티움 바로메츠 (cibotium barometz)이다.
이종은 주로 열대에서 잘 자란다.
주로 뿌리줄기를 수입해서 쓰는데 뿌리가 길고 가질 많이
치고 그 모양이 개의 등뼈를 닮아서 이름이 그리 붙었다.
유사한 종으로는 새깃아재비가 있다

새깃아재비

대만 일본 중국 그리고 한국 남도지역에 자생하는 것으로
새깃아재비가 있는데 일명 바다고사리 하며 구척으로
약용한다.
속명이 woodwardia이며 종명은 japonica이다.
포자낭군이 달리지 않은 잎은 개면마와 비슷하나, 다른 면은
열편 중륵의 엽맥이 1-3줄 망상맥을 형성한다.
이들은 오래전 지구의 숲에 살아 온 종족으로 꽃보다 포자로
증식하였고 숱한 유사종이 있다.
새깃아재비는 높이 50~120cm, 뿌리줄기는 굵고 짧다.
잎자루는 갈색 또는 담갈색이고 길이가 30~50cm이다.
줄 모양 또는 버들잎 모양의 비늘조각잎은 진한 갈색을 띠고
막질인데 잎자루의 밑 부분에 많이 붙는다.
잎몸은 길이 25~80cm, 너비 20~40cm이며 달걀 모양 또는
버들잎 모양이다. 깃조각은 10~15쌍이며 비늘잎 모양이다.
긴 타원형의 작은 은 빗살 모양으로 깊이 갈라졌다.

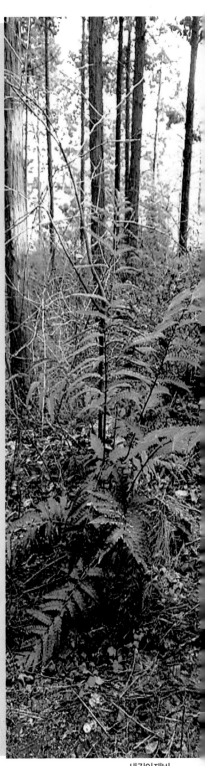

새깃아재비

낙석등

Tracheloshermum jasminoides var. pubescens Makino 털마삭
Tracheloshermum asiaticum Nakai 마삭줄

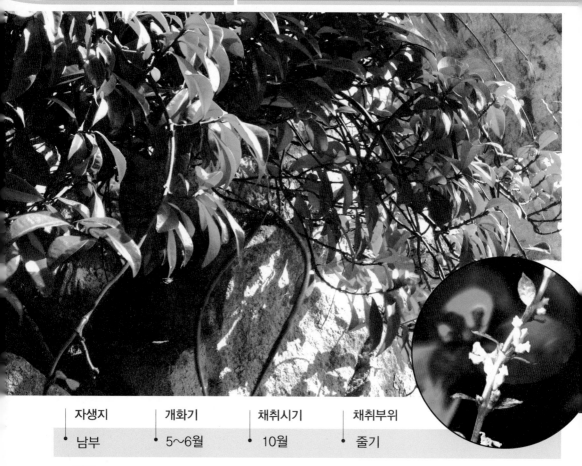

자생지	개화기	채취시기	채취부위
남부	5~6월	10월	줄기

특징

맛은 쓰며 성질은 차다. 거습, 진통, 통경작용을 한다.

・ 생 김 새 ・

낙석등은 남부지방의 산기슭 숲 속에서 자라는 협죽도과의 상록덩굴나무이다.

줄기에서 뿌리를 내린 부착근으로 바위나 나무에 기어오른다.

가지는 적갈색으로 털이 있으며 잎은 둥근 모양으로 뾰족하다. 잎 가장자리에는 톱니 모양이고 잎 뒷면에는 털이 약간 있으며 잎 표면은 짙은 녹색으로 가죽질이고 윤기가 난다.

줄기는 5m에 이르며 원주형으로 길이는 고르지 않으며 가지가 많으며 구부러져 있다.

바깥면은 적갈색으로 가는 세로의 주름이 있으며, 마디가 많고 질이 단단한 것으로 줄기 직경이 3mm이상 되고 잎이 붙어 있는 것이 좋다.

꽃은 5~6월에 흰색에서 노란색으로 변하고, 꽃차례는 줄기 끝이나 잎겨드랑이에 붙는다.

열매는 8~9월에 원통형으로 달리며 길이가 10~20cm이다.

· 효 능 ·

심장을 강하게 하며, 그 작용의 발현은 서서히 나타난다.

소량은 호흡, 혈압이 개선되고, 다량을 쓰면 호흡, 심장운동을 억제한다.

거습 · 진통작용 류머티즘 등 풍습성, 관절염의 발병 초기 단계에서 쓴다.

방기, 진교, 방풍을 더해 풍습성 관절염에 쓴다. 만성에는 안 쓴다.

풍습제거, 통경활락 경락을 통하게 하는 효능이 있어 혈행을 좋게 하고
어혈의 정체로 인한 동통을 제거한다. 분말이나 전액으로 세정 치료한다.

『신농본초경』의 상품에 수재 되어 있다.

이 식물에 관해서 『당본주(唐本注)』에 "이것은 음습한 곳에서 자란다.

겨울, 여름 모두 푸르며, 열매는 검고 둥글다.

줄기는 덩굴지며, 나무나 돌에 붙는다.

돌 사이에 존재하는 것은 잎이 가늘고 두꺼우며 둥글고 짧다. 나무에 감는
것은 잎이 크고 엷다. 인가에서 이것을 심는다." 고 하였다.

· 질병에 따라 먹는 방법 ·

독충에 물렸다면 창양|脹瘍|, 종독, 발적, 종통이 있다면 생지황,
금은화, 연교를 배합하고 이미 화농했다면 천산갑, 천화분을 배합해 쓴다.

여성의 월경이상에 월경기에 자색의 혈괴가 계속 나오고 가끔 발작적으로
복통이 나는 경우에는 적작약, 목단피, 도인 등을 가미해 쓴다.

산후이상에 오로|惡露|가 충분히 배설되지 않고 출혈이 중지되지 않으며
복통이 계속 되면 대황, 도인, 자단삼, 적작약을 가미해 사용한다.

산통이 유주성을 나타내면 강활, 독활, 위령선을 더하고,

관절에 발열, 발적, 종창이 있으면 마황, 석고(생)를 더하고,

산통, 종창, 마비가 있고 걷기 힘들면 오가피, 우슬, 의이인을 더해 쓴다.

낙석등

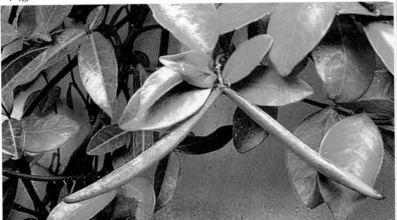

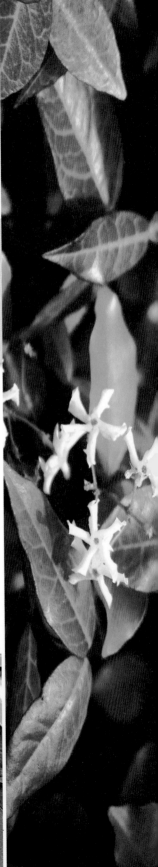

마삭줄

털마삭줄

마삭줄에 비해 잎 뒷면에 짧은 털이 조밀하게 모여 난다. 열매는 길이가 10~15cm이고 직각 이상으로 벌어진다.

백화등

백화마삭줄이라고도 한다.

백화등은 협죽도과에 속하는 상록 덩굴식물로 마삭줄의 일종으로 본종인 마삭줄에 비해 잎이 크고 둥근 것이 특징이며 잎맥이 숨어서 표면에 선명하게 나타나지 않는다.

산지의 고목이나 바위에 붙어 자라며 줄기는 적갈색이며 털이 있다.

길이 5m 내외로 벋으며, 줄기에서 뿌리가 나와 다른 물체에 잘 붙는다.

잎은 마주나며 둥글고 가장자리가 밋밋하다.

표면은 짙은 녹색으로 광택이 있고 뒷면에 털이 있거나 없다.

꽃은 5~6월에 새로 자란 가지 끝에 취산꽃차례로 달리는데 흰색에서 노란색으로 변한다.

꽃잎은 5개로 깊게 갈라져서 바람개비 모양이고 향기가 매우 좋다.

수술은 5개, 암술은 1개로 수술은 화관통에 붙는다.

열매는 골돌로 9월에 익으며 2개씩 달리는데, 2개가 서로 평행하거나 예각(銳角)으로 벌어진다.

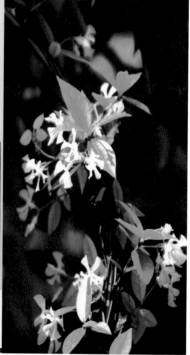

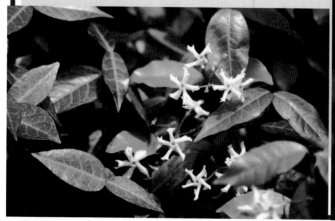

마삭줄

백화등

56

만병초

Rhododendron brachy carpum D. Don 석남엽 | 石南葉 |

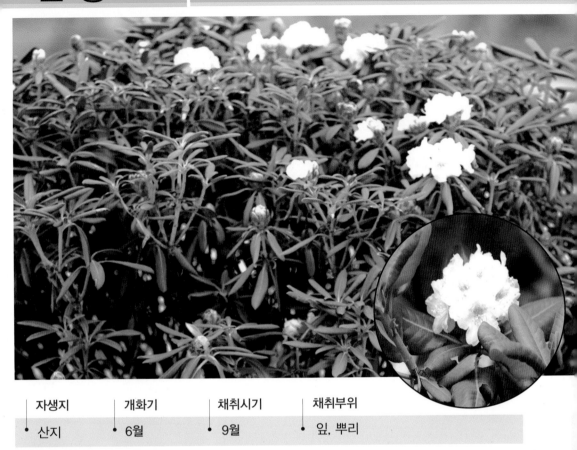

자생지	개화기	채취시기	채취부위
산지	6월	9월	잎, 뿌리

특징

성질은 평하며 맛은 맵고 쓰다. 강장, 강정, 활혈작용을 한다.

· 생 김 새 ·

만병초는 높고 추운 산꼭대기에서 자라는 진달래과의 진달래 형제로 늘 푸른 떨기나무이다.

만병초는 두견화라고도 하며 천상초, 만년초, 석남엽 등의 여러 이름이 있다.

만병초(萬病草)는 이름에 초(草)가 있어 초본으로 오해하기 쉬우나 진달래과의 목본식물이다.

숭국에서는 꽃에서 좋은 향기가 니기에 ‘천리향’, ‘향수(香樹)’ 라고 불린다

우리나라에는 태백산, 한라산, 지리산 등 해발 1000m가 넘는 곳에서 자란다.

키는 옆으로 1~2m 자라며 생명력이 강해 영하 30~40도의 추위에도 푸른 잎을 떨구지 않는다.

넓은 잎은 고무나무를 닮았으며 가지 끝에 5~7개씩 모여 나고, 길이 8~20cm, 폭 2~5cm 이다.

잎 표면은 왁스성분으로 반질반질하고 두꺼우며, 추운 겨울에는 잎이 말려 수분증발을 막는다.

꽃은 철쭉꽃을 닮았고 늦봄 가지 끝에 10~20개씩 하얗게 피며 진달래처럼 군락을 이룬다.

· 효 능 ·

잎과 뿌리를 약으로 쓰며, 잎을 쓸 때에는 가을이나 겨울철에 채취한 잎을 차로 달여 마시고, 뿌리를 쓸 때에는 술을 담가서 먹는다. 잎으로 술을 담글 수도 있다.

백납(백전풍, 백설풍)에 특효 백납은 피부에 흰 반점이 생겨 차츰 번져 가는 병으로 여간 해서는 치료가 어렵고, 치료된다 하더라도 완치되기까지 2~3년이 걸린다.

진통작용 말기 암 환자의 통증이 격심할 때 만병초 달인 물을 마시면 바로 아픔이 가신다.

· 질병에 따라 먹는 방법 ·

백납에 환부에 1푼(0.3cm) 깊이로 침을 빽빽하게 찌른 다음 만병초 잎 달인 물을 면봉으로 하루 3~4번씩 발라주면, 빨리 낫는 사람은 1주일, 심한 사람은 2~3개월이면 완치된다.

무좀, 습진, 건선 등의 피부병에 만병초 달인 물로 자주 씻거나 발라준다.

해충제로 사용하기 만병초 달인 물을 진딧물이나 농작물의 해충을 없애는 자연 농약으로 쓸 수도 있으며 화장실에 만병초 잎 몇 개를 넣어 두면 구더기가 모두 죽는다.

● 만병초 차로 마시는 법

만병초 잎 5~10개를 물 2되에 넣어 물이 한 되가 될 때까지 끓여 한 번에 소주잔으로 한 잔씩 식후에 마신다.

주의 만병초 잎에는 '안드로메도톡신'이라는 독이 있으므로 많이 먹으면 중독이 된다.

이 차를 오래 마시면 정신이 맑아지고 피가 깨끗해진다.

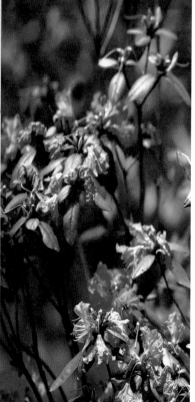

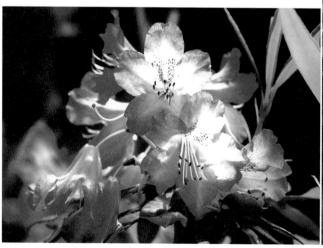

만병초   산진달래

만병초는 꽃 생김새만 보아도 진달래과에 속한 진달래, 철쭉과 친척뻘임을 알 수 있는데 그 종류가 무려 1천여 종이 넘는다. 로도덴드론(Rhododendron)이란 속명은 그리스어로 장미를 뜻하는 로도(rhodo)와 나무를 뜻하는 덴드론(dendron)의 합성어로 '장미나무'란 뜻을 가지고 있다.

백두산에 노란만병초, 울릉도에 홍만병초 군락이 있으며, 전세계적으로 보라색, 연분홍, 주황색, 무늬종 등 화색과 화형이 다양해 유럽에서는 장미 다음으로 사랑받는다.

만병초는 태백산, 울릉도, 한라산, 소백산, 설악산 등 해발 1000m가 넘는 산 꼭대기에서 자라나, 이름이 만병에 좋다하여 무분별한 채취로 지금은 산에서도 보기 힘들다.

만병초는 생명력이 몹시 강해서 영하 30~40℃의 추위에도 하얀 눈위에 푸른 잎을 떨구지 않는데, 날씨가 건조하거나 추운 겨울에는 잎을 뒤로 도르르 말려 표면적을 좁히고 수분 증발을 막는다.

이름처럼 고혈압, 혈압, 당뇨병, 신경통, 양기부족, 신장병에 효능이 있다하여 오래전부터 민속약용식물로 쓰였고, 잎에서 황산화, 항균, 진통소염효과와 피부 면역력을 높여준다하여 화장품 원료로도 사용된다.

그러나 만병초는 만병에 좋다는 이름과는 달리 , 함부로 만병초를 썼다가는 잎에 있는 안드로메도톡신(Andromedotoxin)이라는 유독성분으로 위험할 수 있다.

산진달래 북부지방의 높은 산 바위지대에 자생하며, 일부의 잎은 상록성인 관목이다. 높이 1~2m로 잎은 어긋나기하고 가죽질의 타원형으로 길이 1~5cm, 폭 1cm내외이다. 가장자리는 밋밋하고 앞면은 짙은 녹색이고 뒷면은 연한 갈색으로 맥에 잔털이 있다. 꽃은 4월에 붉은색, 자주색으로 핀다.

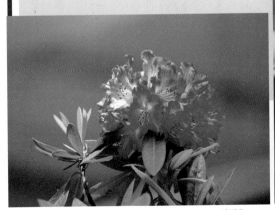
만병초

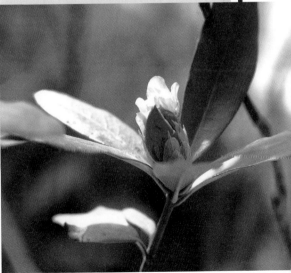
만병초

멧대추나무

Zizyphus jujuba Mill 산조인 | 酸棗仁 |

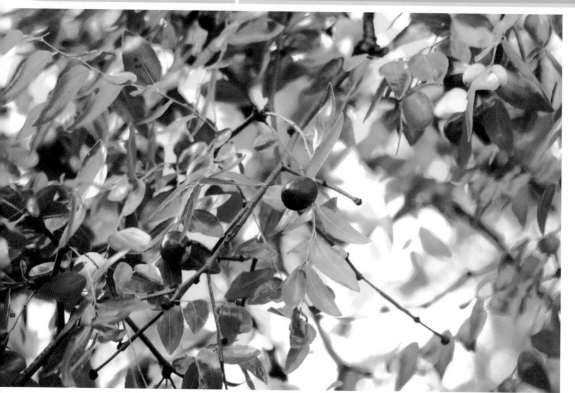

자생지	개화기	채취시기	채취부위
산지 재배	5~6월	9~10월	열매

특징

맛은 시며 성질은 평이하다. 진통, 진경, 혈압낮춤작용을 한다.

· 생김새 ·

멧대추나무는 중국 북방이 원산지인 갈매나무과의 넓은잎 낙엽관목이다.

멧대추나무의 잘 익은 종자는 신맛이 나기에 '산조인'이라 하며 천연 수면 유도제로 효과가 좋다. 높이가 3~4m이다.

잎은 어긋나기로 달리고 달걀 모양이며 윤채가 있고 가장자리에 둔한 톱니가 있다.

잎 아랫부분에 3개의 큰 맥이 발달하며 턱잎은 가시로 변한다. 가지 끝과 잎 뒷면에 털이 약간 있고 어린가지는 한 군데에서 여러 대가 나온다.

꽃은 5~6월 잎겨드랑이에서 작은 담녹색 꽃이 2~3개씩 달린다.

열매는 9~10월에 공 모양 핵과로 익으며, 완전 익으면 암적색이 되면서 종자는 신맛이 난다.

· 효 능 ·

채취 방법 가을철에 열매를 따서 물에 담가 열매 껍질을 썩혀 버리거나 벗겨내 씨를 모아 햇볕에 말려 쓴다.

천연 수면 유도제 심장, 간경맥의 중요 약물 산조인은 맛이 시며 수렴성이므로, 심장을 양성하며 간장을 돕는다. 이에 허번, 각종 불면을 치료하는 요약이다.

산조인은 마취성을 갖지 않은 천연 식물로 최면작용이 있어 안면을 위해 많이 쓴다.

· 질병에 따라 먹는 방법 ·

청장년의 불면증에 초조, 생각이 많거나, 현훈, 이명, 구건, 진액감소 등의 증상이 나타나면 산조인 16g에 황련, 지모, 사삼, 현삼을 넣어 쓰면 좋다.

산조인에 황련, 지모를 넣으면 청열, 사화, 번조, 제번의 효과가 나타나 안면시간을 연장시킬 수 있다.

불면, 다몽, 이경, 이성, 심계의 증상에는 당삼, 당귀, 백작약, 백자인을 넣어 환으로 만들어 복용하면 좋다.

심간 혈허로 인한 허번불면에 지모, 복령 등을 같이 쓰며, 심신부족, 음허, 양항으로 인한 심계, 불면의 경우에는 생지황, 현삼, 백자인 등 양심자신약을 넣어 쓴다.

고혈 후 오는 단기간의 불면증에 번조, 다한, 식욕부진을 보이고 몸이 점점 수척해지면 사삼, 석곡, 지모와 같이 쓰면 좋다.

수술 후 생리기능의 변조로 불면이 오면 서곡, 복신, 현삼, 생지황, 원지와 같이 쓴다.

허약하여 나타나는 자한, 도한에 산조인은 지한작용이 있다.

이때 백작약, 오미자, 산수유, 부소맥, 생모려 등을 같이 쓰면 좋다.

주의 산조인에는 대량의 지방유가 함유되어 있어 사용할 때는 약간 볶아서 쓰는 것이 좋다. 너무 많이 볶으면 오히려 효능이 감퇴된다.

잠이 많이 오면 생산조인을 먹으면 잠이 알맞게 온다.

● 산조인 죽 만들기

산조인죽은 노인성 불면증, 심계항진에 효과적이다.

【만드는 법】

① 절구에서 산조인 20~30g을 으깬 뒤 물에 넣어 끓인다.

② 끓인 산조인의 건더기를 버리고, 쌀 60g을 끓여 저녁 식사나 야식으로 먹는다.

주의 임산부는 먹지 않도록 한다.

멧대추나무의 산조인의 약명은 '신농본초경' 에 상품으로 수록하였다.
중국약전에서는 이 종을 중약 산조인의 법정기원식물 내원종으로 수록하였다.
유럽의 동부에서 아시아 동부 및 남부에 분포하며,
우리나라에서는 전국의 마을 주변이나 산기슭 등에 분포한다고는 하나 개체가 그리 많지 않은 편이다.

대추나무 열매는 타원형이지만 멧대추나무는 열매가 둥근 편이며 나무에 가시가 더 많다.
씨도 확연히 다르다. 대추나무 종자는 길쭉한데 멧대추나무 종자는 둥근 편이다.
대추나무의 나무껍질은 흑갈색이며 거칠게 벗겨지고 잘 터지나,
멧대추나무의 나무껍질은 회색을 띠고 새로 돋은 가지는 연한 녹색, 묵은 가지는 회흑색을 띤다.
생장이 느리지만, 재질이 단단하고 문양이 아름다워 목재는 도장목으로도 쓰인다.
한방에서는 멧대추 종자를 '산조인(酸棗仁)이라 부르며 불면, 번갈, 허한, 심복한열 등에 약용한다. 특히 불면증에 볶은 종자를 끓여 차로 마시면 효과가 있다.

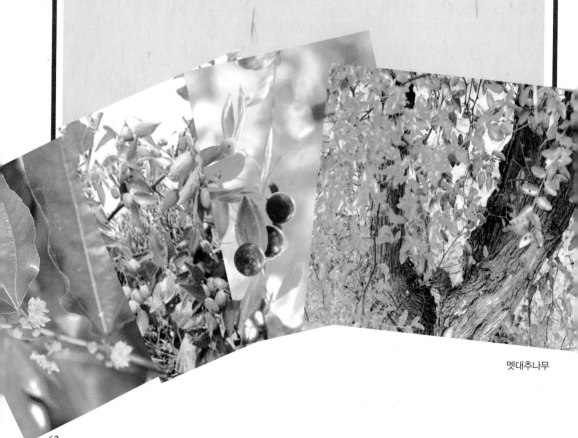

멧대추나무

구환자나무

Sapindus mukorossi Gaertner
무환수 | 無患樹 | , 연명피 | 延命皮 |

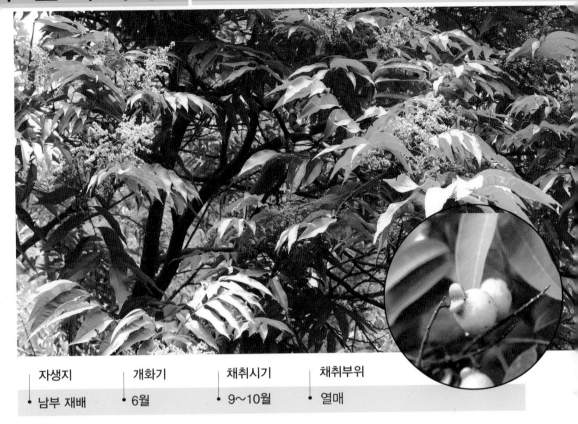

자생지	개화기	채취시기	채취부위
• 남부 재배	• 6월	• 9~10월	• 열매

특징
• 성질은 평하고 맛은 달다. 진통, 해열작용을 한다.

· 생 김 새 ·

무환자나무는 한국, 중국, 인도 등에서 분포하는 갈잎 큰키나무로 높이는 약 15m이다.
'무환자' 란 이름은 '환자가 생기지 않는 나무', '근심과 걱정이 없는 나무' 라는 뜻이며,
무당이 무환자나무로 만든 막대기로 귀신을 쫓고 근심을 없앤다는 설화가 전해진다.
서양에서는 '인디언의 비누나무', '비누열매나무' 로 불릴 정도로 열매 껍질에
비누성분이 많다.
낙엽교목으로 키는 20m까지 자라고, 잎은 어긋나며 기수우상복엽으로 소엽의 9-13개이다.
잎장자리는 톱니가 없으며 긴 타원형으로 길이 10cm, 너비 4cm로 양면에는 털이 없다.
꽃은 6-7월에 어린 가지 끝에 연한 풀색의 작은 꽃이 원추화서로 피는데 화서의 길이는 20-
30cm에 달하며 꽃은 단성화로 크기는 지름 4-5mm 정도이다.
열매는 지름 2cm로 처음에는 연초록색이지만 10월에 익으면 검은 빛을 띠는 누른색이 되며,
속에 있는 1개의 둥글고 단단한 씨앗이 보일 정도 열매 껍질이 투명하다.

· 효 능 ·

채취 방법 씨앗은 빼고 열매껍질만 모아서 햇볕에 말린다.

무환자나무는 한방에서 열매의 과육이 열을 다스리고 통증을 없애는 치료제로 쓰인다.

염주의 재료 과육을 제거한 종자는 불교에서 염주의 재료가 된다.

해독제로 특효 거담, 천식, 식체, 독을 해독하는 치료제가 된다.

씨앗은 빼고 열매껍질만 모아서 햇볕에 말린 것을 '연명피' 라고 한다.

세제로 활용 옛날부터 연명피를 헝겊주머니에 넣고 물에 적셔서 비비면 거품이 일기 때문에, 머리를 감거나 세탁할 때 세제로 사용해 왔다.

주의 연명피에는 사피노사이드 등의 성분이 들어 있어, 잘못 사용하면 적혈구의 세포막이 파괴되어 그 안의 헤모글로빈이 혈구 밖으로 흘러나오는 용혈 현상을 일으킨다.

토끼의 경우에는 체중 1kg에 대하여 0.03~0.04g이 치사량이라고 한다.

따라서 잘못 먹으면 사람도 위가 헐거나 복통 등을 일으킬 수 있다.

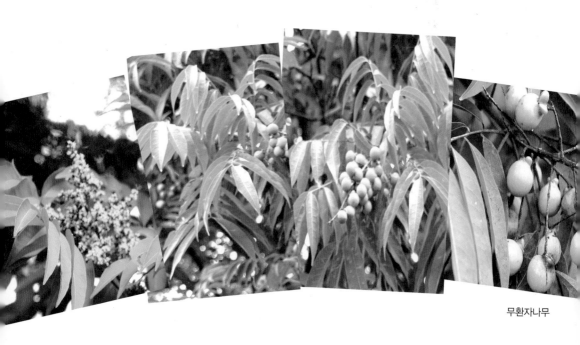

무환자나무

중국에서 도교를 믿는 사람들이 즐겨 심던 나무로 열매에 귀신을 쫓는 힘이 있어 '
환자가 생기지 않는 나무 혹은 근심 걱정 없는 나무' 라는 뜻이 생긴 것으로 추측된다.
무환자나무 열매 껍질에는 비누성분이 많아서 빨래하거나 머리 감을 때 유용하게
사용했으며, 무환자나무를 키우면 아이들이 병에 걸리지 않고 잡귀를 물리친다고 믿었다.
아마 무환자나무의 비누성분이 청결함을 유지해주기 때문인 듯 싶다.

과라나 Guarana라는 단어는 과라니어 단어인 guara-ná에서 왔는데,
그 어원은 투피과라니어로 warana이며, "인간의 눈과 닮은 과일" 이란 뜻이다.
'브라질코코아' 라고 부르기도 하는데 브라질 아마존 분지 원산의 무환자나무과
폴리니아속의 덩굴식물이다.
과라나는 커피 콩과 비슷한 크기의 열매로 과라나 씨에는 고농도의 카페인이 있다.
카페인을 함유하고 있는 다른 식물들과 마찬가지로, 과라나의 높은 카페인 농도는 방어적
독소 작용을 하여, 다른 병원균으로부터 과라나 열매나 씨앗을 보호하는 역할을 한다.
과라나 열매는 갈색이나 붉은색이고, 검은 씨앗은 부분적으로 하얀 가종피에 덮여 있다.
과라나 열매의 껍질을 벗기면 과육이 눈알과 비슷하여 여러 가지 미신들이 형성됐다.
과라나는 각성 효과가 뛰어나서 청량 음료, 에너지 음료, 숙취 해소 음료, 강장제 등의
원료로 사용된다. 또한 과라나의 마른 열매로 해열제, 흥분제 등을 만들기도 한다.

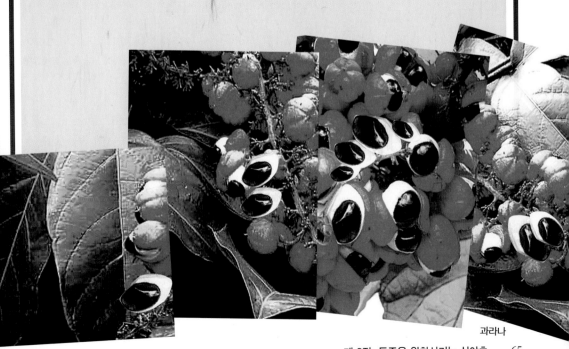

과라나

미치광이풀

Scopolia japonica Max. 탕근|蕩根|, 낭탕근

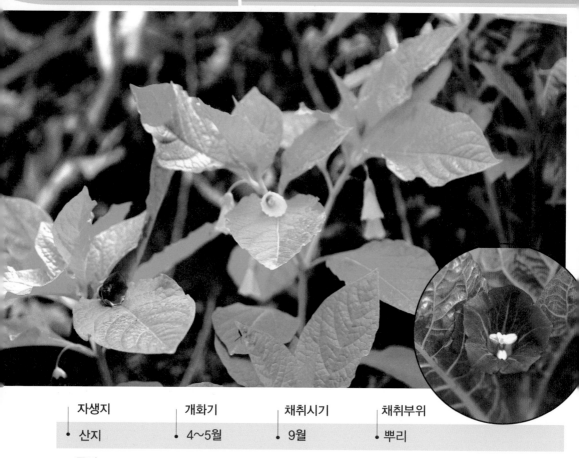

자생지	개화기	채취시기	채취부위
산지	4~5월	9월	뿌리

특징

씨의 성질은 따뜻하고 맛은 쓰고 독이 강하다.
잎의 맛은 쓰고 차면서 독이 강하다. 진경, 진정작용을 한다.

• 생김새 •

이 풀을 먹으면 미친 사람처럼 행동을 한다고 하여 붙여진 이름이다.

경기 이북의 깊은 산 중에서 자라는 여러해살이풀로서 높이가 30~60cm이다.

근경은 옆으로 자라고 굵으며 줄기는 털이 없고 위에서 가지가 약간 갈라진다.

잎은 서로 어긋나고 잎자루가 있고 타원상 난형이며 가장자리가 밋밋하다.

꽃은 4~5월 경 잎겨드랑이에서 나온 3~5cm의 기다란 꽃자루 끝에 작은 검은 자주색 종 모양 꽃이 한 송이씩 밑을 향해 달린다. 커다란 잎 사이에 꽃송이는 검게 보일 정도로 색깔이 짙다.

꽃받침은 녹색이며 끝이 깊게 5개로 불규칙하게 갈라지고 화관은 종 모양이다.

열매는 삭과로서 원형이며 꽃이 핀 다음 자라는 꽃받침 속에 들어 있으며 8월에 뚜껑이 열리고 종자가 나온다. 종자는 신장형이고 도드라진 그물 무늬가 있다.

· 효 능 ·

잎 마취 성분이 있다.

씨 진경, 진정작용을 하며 광증, 간질 등을 안정시키고 천식을 진정시킨다.

뿌리 뿌리, 잎, 씨는 같은 작용을 하지만 뿌리는 특히 학질, 말라리아를 다스리는 데 탁월하다.

뿌리줄기 '낭탕근'이라고 하며, 치통에 효과 있다.

탕근 로드엑스 제조원료로 사용되며, 로드엑스는 위산과다, 위통, 위경련, 십이지장궤양, 경련성 변비 등에 소화액 분비억제, 풍사에 비정액분비 억제, 진경약으로 응용된다.

주의 탕근은 히요스아민, 아트로핀, 스코폴라민 등의 강력한 알카로이드 성분을 함유하고 있다. 이 성분들은 부교감신경 마비 등의 독작용을 일으켜서, 과량 복용하면 죽음을 초래하게 된다.

『신농본초경』의 하품에 "〈탕자〉의 원명(原名)으로 수재되어 있으며, 치통, 출충, 육비, 구급을 치료하고, 많이 복용하면 미쳐서 날뛰며, 오래 복용하면 말처럼 달린다.고 기록되어 있다.

· 질병에 따라 먹는 방법 ·

치통 특효약 치통, 방광염의 진통제. 물론 효과 좋은 마취제나 최면제로도 널리 쓰이고 있다.

설사, 이질 지사작용 오랫동안 계속된 설사, 이질 등을 치료한다. 탈항을 다스린다.

천식 발작 안정제 잎은 경련을 진정시킬 뿐만 아니라 천식 발작을 안정시키는 약효를 지닌다.

진경, 진정작용 씨는 광증, 간질을 안정시키며 천식을 진정시킨다. 또 위통, 복통을 진정시킨다. 씨는 식초를 넣고 문드러지게 달여서 쓴다. 입하가 지나서 채취한 것을 말려서 약으로 쓴다.

미치광이풀

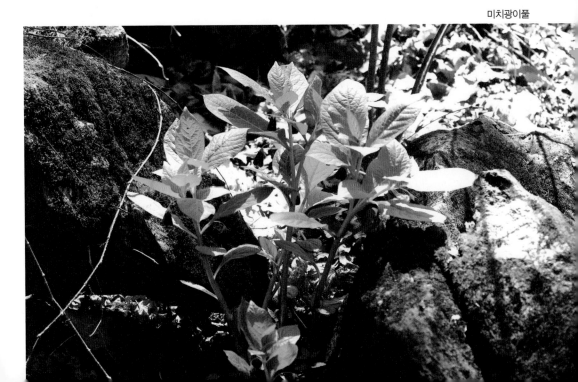

미치광이풀은 한국과 일본에 분포하며, 한국은 전국적으로 깊은 산속 나무 밑에 자라는 가지과에 속하는 여러해살이풀이다.

미치광이풀은 등산객들이 약초나 산나물로 잘못 알아 중독 사고가 많이 일어나는 풀이다. 대개 봄꽃은 잎이 돋아나기 전, 4~5월 경 잎겨드랑이에서 나온 기다란 꽃자루 끝에 검은 자주색 꽃을 피운다.

뿌리줄기에서 돋아난 줄기는 곧게 자라 윗부분에서 몇 개의 가지가 갈라진다.

꽃송이가 위로 향하거나 옆으로 향하고 있는 것도 목격된다.

이는 매개곤충의 접근이 용이하도록 하기 위한 것이고 꽃가루받이가 끝나면 밑으로 향한다.

노랑 미치광이풀 경기도 광덕산에서 자라는 여러해살이풀이다.

높이 50cm까지 자라며 줄기 상부는 가지를 친다.

꽃은 노란색이며 꽃받침의 갈래 1장이 대형이며 잎과 포는 황록색이다.

꽃은 5월에 종모양으로

피며 길이 2cm, 지름 1.5cm 정도이다.

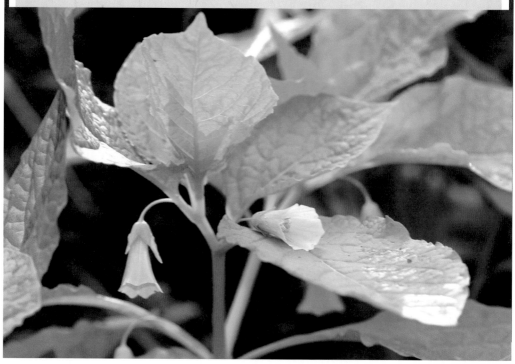

노랑 미치광이풀

사리풀

Hyoscyamus niger L. 사리풀, 천선자 | 天仙子 |

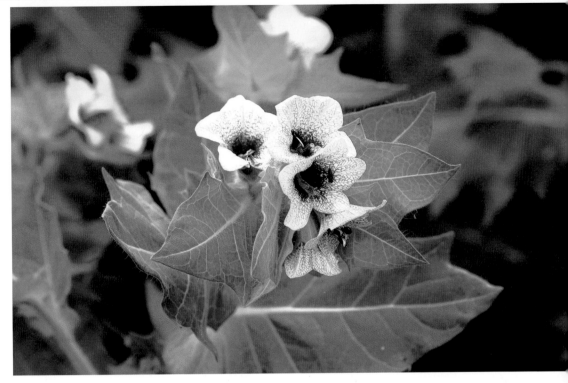

자생지	개화기	채취시기	채취부위
산, 들	6~7월	7~9월	종자

특징

맛은 쓰고 매우며 성질은 따뜻하다. 지통, 통기작용을 한다.

· 생김새 ·

사리풀은 유럽원산의 한해살이풀로서 가지과 식물이다.

사리풀 종자를 '천선자'라고 부르며, 잎과 종자에 강한 독이 있으나 관상용으로 심기도 한다.

전체에 털과 선모가 있어 깔깔하다. 높이는 50~80cm이다.

잎 가상자리에 둔한 파도 모양의 톱니가 있다.

뿌리에서 난 잎은 잎자루가 있으나 줄기에서 난 잎은 잎자루가 없고 원줄기를 약간 감싼다.

꽃은 6~7월에 황색 또는 자색으로 피며 원줄기 끝에 달린다.

꽃잎은 5갈래지는데, 마치 깔대기 모양이고 몸통이 자줏빛이고 갈래는 연녹색이다.

열매 맺는 시기는 7~9월이며 삭과로 달린다.

8~9월 열매 성숙기에 전초를 베어 종자를 말려 약재로 쓴다.

· 효 능 ·

채취 방법 8~9월 열매 성숙기에 전초를 베어 햇볕에 말린 후 종자도 털어 햇볕에 말린다.
그대로 쓰거나 부셔서 쓴다. 외용으로는 가루 내어 개어 붙이거나 물로 달여 환처를 닦아 낸다.
뿌리 알칼로이드 함유량이 가장 많고 잎의 알칼로이드 함유량은 개화기에 가장 많고 종자가
생기면 급속히 감소되고 건조하면 더욱 감소한다.

주의 0.3g 이상은 치사량으로 통상의 양도 신중하게 사용하거나 되도록 사용을 숙고한다.

잎 진통려|彭壞謗|, 위통, 편두통, 기침, 천식, 설사, 악성종양 등을 치료 하는데 쓴다.
 사리풀은 마취독 유독식물로서 종자인 천선자도 마취와 지통작용이 있으나 사용되지 않는다.

· 질병에 따라 먹는 방법 ·

중독에 마약 중독자가 아니면서 아편이나 헤로인 등으로 인해 중독을 일으킨 경우에 천선자
0.2g을 사용하여 독으로 독을 제압한 후, 많은 물을 먹여 뱃속의 것을 전부 토하게 한다.
천선자가 위에 들어가면 위액에 의해 분비되는데, 복용 후 즉시 위의 분비 신경을 자극하여
분비를 감소시키고 동시에 구강, 비강, 인후의 분비도 감소시킨다. 장벽에서 흡수되어 혈액중에
들어가면 혈액순환을 촉진하여 심박률을 높이고 미주신경도 자극을 받아 마비된다.
정신이상에 미쳐 날뛰는 정신병자에게도 쓰는데 독성이 있는 타약물과 배합시 특히 유의한다.
위장 통증에 신경성 위통시 반하(생강법제) 12g, 향부자 12g, 사인 3g, 두구인 3g, 지실 12g,
빈랑 12g을 넣어 쓴다. 이 방제는 통기작용뿐만 아니라 지통작용도 있다.

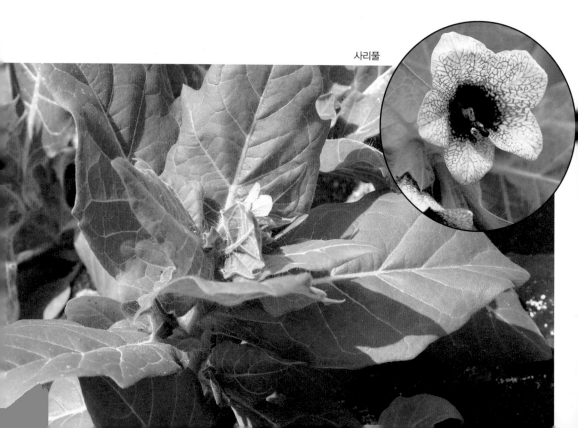

사리풀

한국에서는 관상용으로 심고 있으며, 유럽 · 북아프리카 · 인도 등에 분포한다.
사리풀 화관은 지름 2cm 정도이고 끝이 5개로 갈라져서 퍼지는데, 노란색 바탕에 자주색
맥이 있고 중심부는 자줏빛이다.
꽃받침은 끝이 얕게 5개로 갈라지고 꽃이 진 다음 자라서 열매를 감싼다.

벨라돈나풀 독성이 강하기로 유명한 식물이다.
열매 10~20개만 먹어도 죽을 수가 있다.
뿌리나 잎 등 식물의 모든 부분이 트로판계 알칼로이드를 포함하고 있다.
히오스시아민 · 히오스신 · 아트로핀 등 알칼로이드 약품을 얻기 위해 프랑스를 비롯한
여러 지역에서 심고 있다.
이 알칼로이드는 진정제 · 흥분제 · 진경제(鎭痙劑)로 쓰이지만, 독성과 부작용이 있어
점차 합성약품으로 대치되고 있다.
오래 전부터 약용으로, 화장품으로, 독약으로도 사용되었다.
중세 이전에는 수술용 마취제로 쓰였으며, 고대 로마인들은 독약으로(특히 아우구스투스의
왕비나 클라우디우스의 왕비가 독살용으로 사용) 유명하다.
이보다 이전에는 화살촉에 바르는 독으로도 썼다.

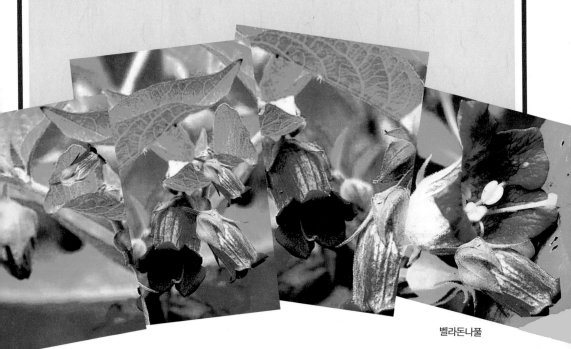

벨라돈나풀

석 송

Lycopodium clavatum L. var. *nipponicum* Nakai 석송|石松|, 신근초|伸筋

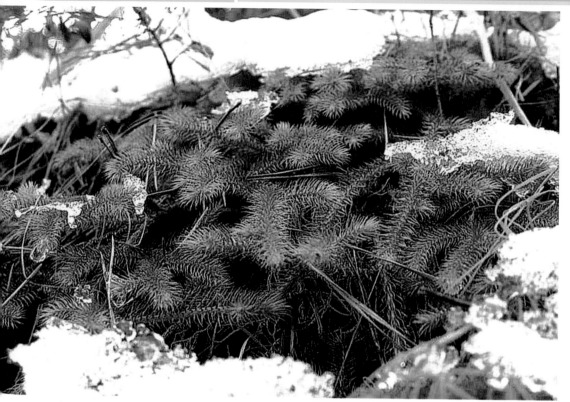

자생지	개화기	채취시기	채취부위
고산	8~9월		포자

특징

맛은 쓰고 매우며 성질은 따뜻하다. 거풍, 활혈, 이수, 서근작용을 한다.

· 생 김 새 ·

석송이란 한라산, 흑산도, 울릉도, 설악산 및 북부지방의 높은 산 양지바른 숲 속에서 자라는 석송과의 상록초본이다.

전 세계에 380여 종이 분포하는데 우리나라에는 다람쥐꼬리 등의 15종이 분포한다.

뿌리가 달린 전초를 신근초라고 한다.

원줄기는 땅위로 길게 뻗으면서 가지가 사방으로 갈라지고 잎이 드문드문 달린다.

가지는 옆으로 비스듬히 자라다가 2개씩 갈라지면서 곧게 서며 잎이 빽빽하게 달린다.

8~9월경에 담황갈색의 포자를 만드는데 이 포자를 '석송자'라 한다.

같이 쓰는 식물로 만년석송이 있다. 또한 '미석송(尾石松)'이라 하여 다람쥐꼬리, 좀다람쥐꼬리 등이 있는데 역시 깊은 산 양지바른 숲 속에서 잘 자란다.

· 효 능 ·

채취 방법 뿌리가 달린 전초를 신근초라 하는데, 전초를 여름철에 뿌리째 뽑아 깨끗이 씻어 그늘에서 건조시키거나 그대로 썰어서 사용한다. 포자는 성숙 시기인 7~8월에 채취한다.

거풍, 소염작용 신근초는 거풍, 소염, 활혈에 효능이 있고 관절통, 팔다리근 무력에 사용한다.

진통 · 서근작용 신근초는 약성이 따뜻하고 매워 발한과 산한에 좋으므로 사지의 통증을 없앤다. 관절통, 근골통, 신경통, 근육통 등을 치료하고, 근육이나 관절을 펴주는 작용이 있다.

거습 · 이뇨작용 신근초는 감기 때문에 생긴 하지의 종창이나 동통의 치료에 사용되며, 소아마비 경우에는 염증이 신경을 침범하기 전인 발병초기에 빨리 사용하는 것이 좋다.

· 질병에 따라 먹는 방법 ·

관절이나 근육에 갑자기 염증이 생기면 신근초를 20g이상 사용하고 동시에 방풍, 진교, 희첨, 강활, 독활을 배합하면 거습지통의 효과가 확실하다.

풍한 감기에 오한과 발열이 있는 듯 하면서 있지 않고, 전신에 통증이 자주 나타날 때도 사용한다.

경련에 신근초에 백작약, 생지황, 백화사 등을 가미해 경련성 증상을 멈추게 할 수 있다.

수족마비에 말초 신경염으로 생기는 부분적인 피부의 마비나 손가락의 마디에도 사용된다. 사물탕에 희첨, 위령선, 오가피를 배합해 사용하면 양혈, 활열, 거습, 통락의 효과가 있다.

어린 아이의 습진에 습진으로 인한 가려움에는 신근초에 현호색을 가미해 진하게 끓여 사용한다.

세욕제 습을 없애주고, 피를 식혀 해독하는 효과가 있다.

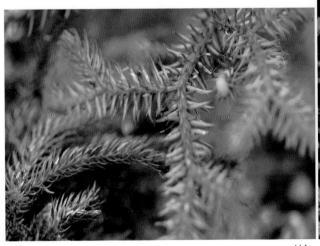

석송   만년석송

석송은 전국 숲속 특히 한라산, 흑산도, 울릉도, 설악산, 백두산 및 북부 지방에 자라며 일본 중국 등 북반구에 분포한다.

전초를 여름철에 뿌리째 뽑아 깨끗이 씻어서 그늘에 말리며 포자는 성숙 시기인 7~8월에 채취한다.

유사한 식물로는 뱀톱, 다람쥐꼬리, 좀다람쥐꼬리, 무성이, 만년석송 등이 있다.

뱀톱 줄기 밑부분이 지표면 가까이에 비스듬히 서거나 긴다.잎 가장자리엔 불규칙적인 톱니가 있다.무성아는 짙은 녹색으로 줄기 끝에 달린다.

포자낭은 포자엽의 겨드랑이에 콩팥모양으로 달리며 황백색이고 자루는 없다.

다람쥐꼬리 중남부 지방에 분포하고 깊은 산 양지바른 숲 속에서 잘 자란다.

밑부분이 옆으로 벋어 여러개의 곧게 선 직립줄기를 만들고 다시 여러번 갈라지기도 한다.

좀다람쥐꼬리 중북부 지방에 분포하고 깊은 산 양지바른 숲 속에서 잘 자란다.

무성아 줄기 끝에 작고 편평한 모양으로 달린다.

포자낭은 포자엽의 기부에 달린다.

만년석송 원줄기가 적갈색으로 땅속 깊이 길게 벋어 나가고 비늘 같은 잎이 드문드문 달린다.포자낭수는 자루가 없이 가지 끝에 달린다.

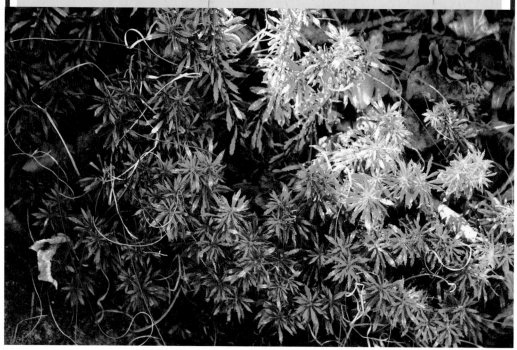

뱀톱

제3장
자양. 강장에 쓰이는 산야초

● ○ ○ ■ ■ □

겨우살이는 옛 선조들이 초자연적인 힘이 있는 것으로 믿어 온 식물이다.
동서양을 막론하고 옛 사람들은 겨우살이를 귀신을 쫓고 온갖 병을 고치며,
아이를 낳게 하고, 벼락과 화재를 피할 수 있을 뿐 아니라
장생불사의 능력이 있는 신선한 식물로 여겨왔다.

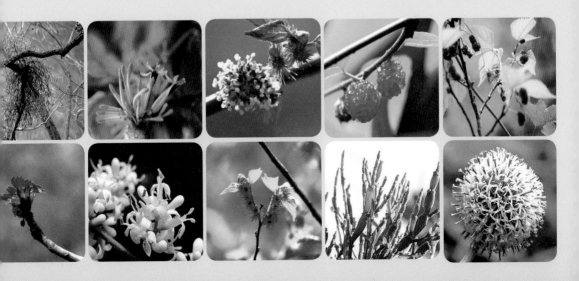

겨우살이

Viscum album L. var. lutescens Makino
Loranthus parasiticus Merr. 상기생 | 桑寄生 |
Viscum coloratum Nakai 곡기생 | 槲寄生 |

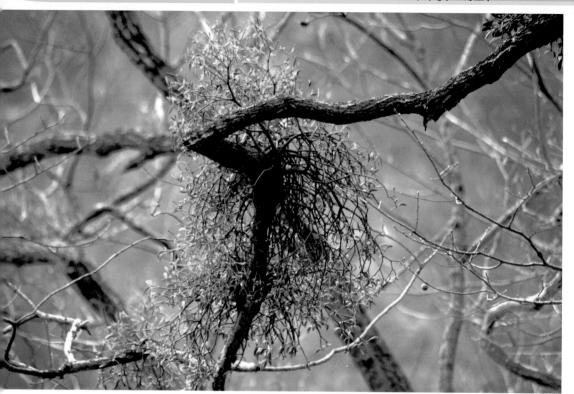

자생지	개화기	채취시기	채취부위
산지	가을	겨울	전초

특징

맛은 달고 성질은 따뜻하다. 강심, 거통작용을 하고, 월경이상에 효과가 좋다.

· 생 김 새 ·

겨우살이는 중부 높은 산의 나무줄기 위에 사는 착생식물로 참나무, 뽕나무, 떡갈나무, 자작나무, 버드나무, 오리나무, 밤나무 등에 뿌리를 박아 물을 흡수하며 살아간다.

그러나 겨우살이는 엽록소가 있는 상록수로 자체에서 탄소동화작용을 하여 영양분을 만들 수 있으므로 숙주식물한테서는 물만을 빼앗을 뿐이다

높이 20~40cm이며 줄기와 가지는 황록색이다. 잎은 마주나며, 여름철에는 다른 식물의 그늘에 가려서 햇볕을 받지 못해 자라지 않다가 가을에 나뭇잎이 떨어지면 잎 사이에서 꽃을 미광색으로 피웠다가 10월에 황색으로 익어 가며 겨울에 구슬처럼 생긴 연한 노란 열매를 주렁주렁 맺는다. 이 열매에는 끈적끈적한 점액이 있는데 새들은 이 점액과 씨앗을 먹고 부리에 붙은 점액을 다른 나무 껍질에 비벼 씨앗이 싹을 틔우게 된다.

﹒ 효 능 ﹒

강압 · 강심작용 관상동맥 경화에 의한 심질환과 고혈압 치료에 사용되며 콜레스테롤치도
내린다. 심박동이 완만하고 맥이 무력할 때 심근의 수축기능을 증강한다.
관상동맥을 확장하고 혈류의 저항을 줄여 혈류를 빨리하는 작용이 있어 협심증을 부드럽게 한다.
마비를 치료 척수 및 말초신경의 손상의 의한 마비에 적합하다.
유산 방지 임신기 유산 방지에 중요한 약이다.

﹒ 질병에 따라 먹는 방법 ﹒

관절통증에 관절에 산통이 있으나 발적, 종창, 열감이 없을 때에 당귀, 천궁, 황기, 당삼을
배합해 쓴다.
만성 요퇴통에 지통약만 아니라 온화한 보신약을 사용하는데 상기생에 구척, 두중, 황기를
배합해 쓴다. 요근의 과로에는 천궁, 당귀, 천속단, 위령선을 배합해 쓴다.
척수염이나 척수압박 증후군에 이때는 마비의 정도가 중하고 회복이 대단히 곤란하다.
여기에는 반드시 보신, 소경활락의 효능이 있는 약물을 쓰는데 마비가 경련성이건 이완성이건
상기생이 좋다. 뇌졸중에 의한 마비가 한 달 이상 계속되면 상기생에 보양환오탕을 배합해 쓴다.
임신기에 소량의 출혈에 임신기에 출혈하며 배가 아프고 허리가 시큰거리면 상기생, 하수오,
당귀, 당삼 등을 사용하면 유산방지와 지혈이 된다.
월경이상에 신체가 허약해 월경의 양이 많으면서 색이 검거나 덩어리가 없으면 상기생에
귀비탕이나 팔진탕을 가미해 쓴다.
협심증에 1회에 상기생 8g, 강진향 가루 2g을 복용하면 좋다.
조루, 유정이 있으면서 팔, 다리, 허리가 차고 얼굴이 하얀 증상에
금궤신기환과 함께 쓴다.

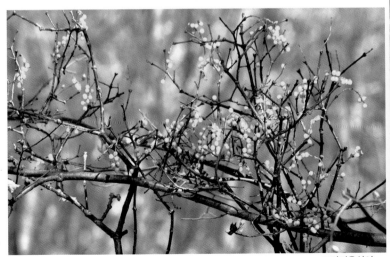

꼬리겨우살이

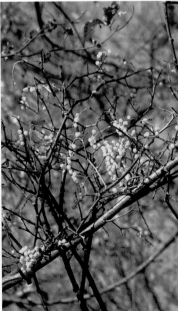

겨우살이

제 3장 자양, 강장에 쓰이는 산야초　　77

겨우살이는 옛 선조들이 초자연적인 힘이 있는 것으로 믿어 온 식물이다.

옛 사람들은 겨우살이를 귀신을 쫓고, 병을 고치며, 장생불사 능력이 있는 신선한 식물로 여겼다. 유럽에선 참나무 겨우살이를 불사신의 상징과 하늘이 내린 영초라고 여겼다.

문헌에 보면 겨우살이 상기생과 곡기생은 기미와 효능이 많이 다르다.

곡기생(槲寄生)은 참나무에 사는 걸 말한다. 그렇다 해서 참나무겨우살이라고 부르지 않는다. 우리 산에 자생하는 것으로 참나무에도 살고 주위의 뽕나무에도 살 수 있다.

상기생(桑寄生)은 한방이나 민간방에서 겨우살이의 잎이나 줄기 열매를 가르킨다.

뽕나무에 기생하는 식물을 뜻하나, 신농본초경에 따르면 뽕나무에 살고 있다해서 상기생이 아니다. 우리나라의 경우 자생하는 모든 종을 상기생으로 간주한다.

우리나라엔 붉은겨우살이, 동백나무겨우살이, 참나무겨우살이가 자생한다.

참나무겨우살이 참나무겨우살이는 제주도에 자생하며 종명을 yadoriki라 하고 꽃이 붉고 잎 형태가 비슷하나 색상이 다르다. 잎의 앞면이 청록색이고 뒷면은 황색이다.

붉은겨우살이 주로 전북이남에서 발견되나 귀한 편이다.

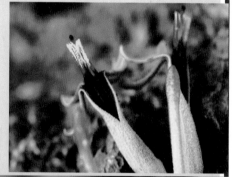

참나무겨우살이

이 둘은 암수딴그루로 3 4월에 가지 끝에 황색의 꽃이 몇개씩 모여 달리는 단성화로 수꽃은 대개 3개씩 달린다.

꼬리겨우살이 노란 열매는 꼬리처럼 달려있으며, 겨우살이 보다 귀한 식물이다. 강원도 지역에서 채취되어 판매되는데 물량이 많지 않다.

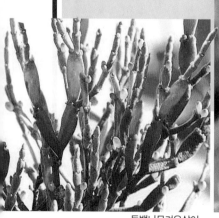

동백나무겨우살이

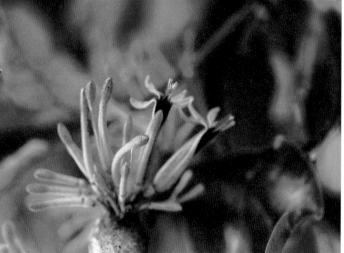

참나무겨우살이

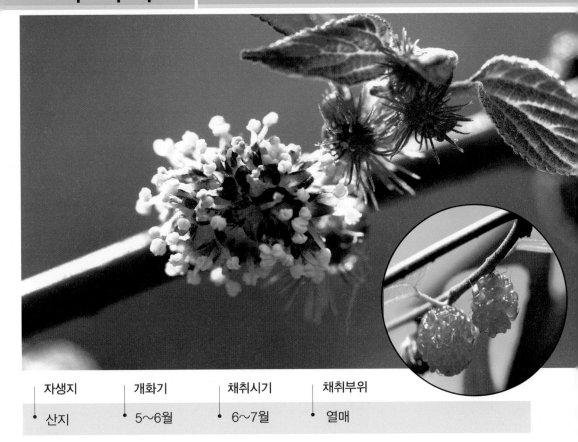

닥 나 무

Broussonetia Kazinoki Sieb. 곡실 |穀實|

자생지	개화기	채취시기	채취부위
산지	5~6월	6~7월	열매

특징

맛은 달고 성질은 차다. 자양, 강장작용을 한다.

· 생 김 새 ·

닥나무를 '곡수(穀樹)', 그 열매를 '곡실(穀實)' 이라 하는데, 나무의 특색에서 유래하였다.
옛날 중국에서는 젖을 '곡(穀)' 이라 불렀는데, 닥나무에 상처를 내면 젖같이 하얀 진이
나온다는 뜻에서 '곡수' 라고 불리게 된 것이다.

닥나무는 뽕나무과의 낙엽이 지는 작은키나무이다. 높이는 3m에 이르며 껍질은 회갈색이며
기의 갈리지지 않고, 줄기가 여리 게 휘이져 올리온다.

잎은 어긋나고 달걀형이며 가장자리에 톱니가 있고 표면이 거칠다. 잎에 커다란 결각이 있다.

꽃은 5~6월에 피며 암꽃은 위쪽에서 실같은 붉은 암술대가 둥글게 모여 피고 수꽃은 아래쪽에서
달리는데 미색 꽃밥을 가진 수술을 가진다. 꽃은 6~7월에 공처럼 둥근 주홍색의 열매로 변한다.

비슷한 종류로 꾸지나무가 있는데, 큰키 나무로 높이가 15m나 이른다.

가지가 계속 3개로 갈라지는 것은 삼지닥나무이고, 싸리 비슷하게 생긴 것은 산닥나무이다.

· 효 능 ·

채취 방법 익은 닥나무 열매를 채취하여 볕에 말렸다가 물에 넣고 달이거나 가루로 만든다.

신양을 보하고 간열을 내리며 눈을 밝게함 허로, 눈이 잘 보이지 않는 데, 예막, 음위증, 허리와 무릎이 시리고 붓는 데 등에 쓴다. 하루 3~9g을 쓴다.

자양강장 간, 비, 신경에 작용하여 신체허약증, 정력 감퇴, 불면증, 시력 감퇴에 효과가 있다.

식용으로 먹는 방법 어린잎을 나물로 무치거나 쌀과 섞어 밥을 짓기도 하고 익은 열매를 말려 두었다가 먹거나, 반쯤 익었을 때 꽃에 절여 두었다가 먹기도 한다.

닥나무와 같은 속에 속하는 꾸지나무에는 닥나무란 이름이 붙지 않는다.

닥나무를 한자로는 '저(楮)'라고 쓴다. 처음에는 껍질의 섬유질을 모시처럼 쓸 만 하다는 뜻으로 모시 '저(紵)'를 썼는데, 음이 같은 닥나무 '저(楮)'를 쓰게 되었다고 『본초강목』에 풀이되어 있다. '저'는 원래 닥나무가 아닌 꾸지나무를 뜻했다.

●**닥나무 꽃차 만들기**

【만드는 법】

열매와 잎을 함께 따서, 그늘에서 말려 프라이팬에 살짝 볶아 낸다.

【마시는 법】

찻잔에 꽃봉오리 하나와 그에 달린 잎, 열매를 넣고 끓는 물을 부어 1분 우려내어 마신다.

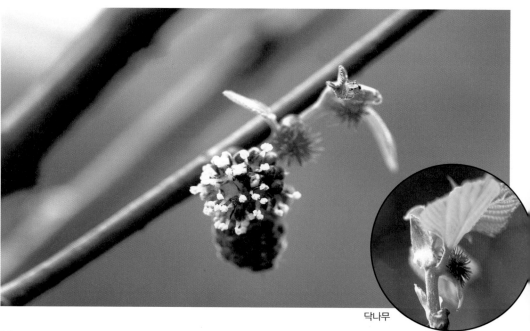

닥나무

닥나무와 비슷한 종류로 산뽕나무, 꾸지나무가 있는데, 약간씩 다른 특징이 있다.

꾸지나무 높이가 15m 큰키 나무로 닥나무와 꾸지나무는 암꽃의 꽃받침이 통 모양으로 배열되지만 산뽕나무는 통 모양이 아니다. 산뽕나무와 닥나무의 잎은 어긋나기하지만, 꾸지나무의 잎은 어긋나기하면서 마주나기하거나 돌려나기하는 것처럼 보이기도 한다. 잎질(葉質)은 꾸지나무가 매우 두껍고 다음으로 산뽕나무, 닥나무순이다.

산뽕나무 암술머리가 두 갈래로 갈라지지만 닥나무와 꾸지나무는 갈라지지 않는다. 암꽃의 빛깔은 산뽕나무가 황록색이지만 닥나무와 꾸지나무는 붉은보랏빛을 띤다. 암술대는 산뽕나무에 비해 닥나무와 꾸지나무가 실처럼 길다. 산뽕나무가 보통 암수딴그루이고, 닥나무는 암수한그루, 꾸지나무는 암수딴그루이다.

삼지닥나무 팥꽃나무과의 낙엽관목으로 중국이 원산지로서 우리나라에선 제주도를 비롯한 남부지방에 분포한다. 꽃은 양성화이고 3 /4월에 가지 끝에 달리는 두상화서에 노란색꽃이 잎보다 먼저 핀다. 꽃자루는 아래로 휘어져 달린다. 가지가 계속 3개씩 갈라지는 것은 삼지닥나무이고, 싸리 비슷하게 생긴 것은 산닥나무이다. 나무껍질을 종이 원료로 사용하며 약용으로는 어린가지와 잎을 구피마, 삼아목, 삼지목, 황서향이라하며 이용한다.

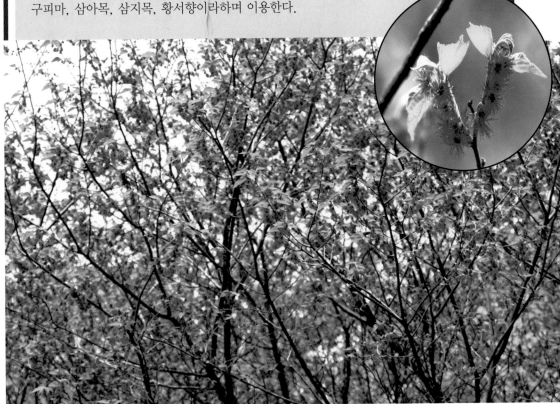

꾸지닥나무

마 름

Trapella sinensis Oliver var. antennifera (H. Lev.) H. Hara
Trapa japonica Flerov. 능실 | 菱實 |

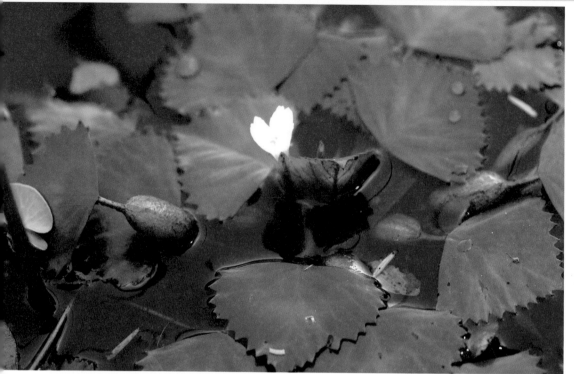

자생지	개화기	채취시기	채취부위
습지	7~8월	10월	열매

특징

성질은 평이하고 맛은 달다. 자양, 강장, 항암작용을 한다.

· 생 김 새 ·

마름의 원줄기는 물속에서 길게 자라는 마름과의 부엽성 한해살이풀이다.

뿌리가 진흙 속에 있고 원줄기는 수면까지 자라나 끝에서 많은 잎이 사방으로 퍼져 수면을 덮고 물속의 마디에서는 깃 모양의 뿌리가 내린다.

잎은 마주보며, 마름의 물속 침수엽은 막질로 길이 1~2cm이며 타원형으로 둔한 톱니가 있으나, 물위 부엽은 삼각형 심장 모양으로 길이 2cm로 끝이 둔하고 가장자리에 물결 모양 톱니가 있다.

마름의 꽃은 양성화로 6~8월에 피며 흰색 또는 연한 붉은색으로 핀다.

꽃받침은 털이 있고 꽃잎 및 수술과 더불어 각각 4개이며 암술은 1개이다.

10월에 가시가 있는 검은색 마름모꼴의 열매가 열린다.

열매를 '물밤' 또는 '말밤' 이라고 하고, 한자어로는 '능실', '수율' 이라고 한다.

열매는 원기둥 모양으로 흔히 날개가 있고 다소 구부러진 긴 가시 모양의 돌기가 3-5개 있다.

· 효 능 ·

포도당, 단백질, 비타민B, C 함유 위장이나 몸 상태를 조절하는 역할을 한다.

자양강장제 죽을 쑤어 먹으면 위장이 좋아지고 속에 있는 열을 내려준다. 옛날부터 자양강장, 소화촉진 등에 열매를 생식하거나 쪄서 먹었다.

뛰어난 항종양작용 〈항암본초〉에 의하면 열매를 우려낸 용액으로 생쥐를 실험한 결과 복수암, 간암에 대한 강한 항암작용이 있음이 밝혀졌으며 위암, 유선암, 자궁암에도 좋은 효과를 본다.

기운을 돋우고 비장을 강하게 열매를 익혀 먹으면, 허약한 기운을 돋우고 비와 위장을 튼튼히 하며, 속을 편하게 하고 오장을 보한다.

줄기나 열매꼭지(능체)는 위궤양, 다발성 사마귀에 효과가 있으며, 열매껍질(능각)은 설사, 이질, 대변출혈, 위궤양의 증세를 다스린다.

· 질병에 따라 먹는 방법 ·

각종 암에 위암, 식도암, 자궁경부암에는 열매껍질 30~60g에 500cc의 물을 붓고 물의 양이 반으로 줄 때까지 달여 하루에 여러번 마시거나, 신선한 열매꼭지 30~60g에 500cc의 물을 붓고 달여 반으로 줄면 하루에 나누어 마신다.

암 치료 보조제 하루에 마름가루 40g가량에 쌀을 넣고 죽으로 끓여 먹거나 마름열매 다섯 알에 물 700cc를 붓고 물이 반으로 줄 때까지 달인 다음 하루 동안 나누어 마신다.

기타 민간요법으로 마름을 찌거나 삶아 먹기도 한다. 중국에서는 쌀 대신 주식으로 삼기도 한다.

마름죽 만들기 쌀 60g 을 반쯤 익었을 때 마름 열매가루나 전분 30~60g 을 넣어 죽을 쑨다.

주의 설사 환자는 먹지 말며, 1일 1회 아침에 먹는다.

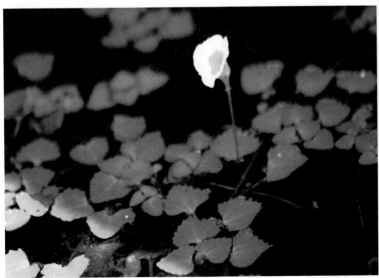
세수염마름

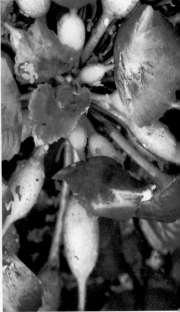
마름

수염마름 여러해살이 수생식물로 제주도를 제외한 전국에 분포하며, 창녕 일대의 자연늪에 많이 분포한다. 일본과 중국 등지에 분포한다.

세수염마름(T. sinensis)도 기본종에 포함하였으며, 일본에서는 세수염마름을 취약종으로 평가 했다.

금강 상류 등의 남부 지방 하천이나 수로 등지에 분포하나, 하천이나 수로의 생육지는 하천정비 등에 의해 자생지가 훼손되고 있다.

세수염마름 호수나 연못에 자라는 침수성 또는 부엽성 다년생 수생식물이다.

근경은 포복성이며 마디에서 백색의 수염뿌리를 낸다. 줄기는 물속에서 길게 자란다.

물속의 잎은 피침형으로 잎자루가 없다.

물에 뜨는 잎은 넓은 난원형으로 길이 2cm, 폭1~2cm 내외로 가장자리에 물결모양 톱니가 있다.

꽃은 7~8월에 잎겨드랑이에서 1개씩 피며 통부는 노란색이다.

매화마름 논 주변에 자라는 단년생 풀로 줄기는 속이 비고 50cm까지 자란다.

물속의 잎은 어긋나며 3~4회 가는 실처럼 갈라진다.

땅위로 올라오는 잎은 통통하다.

꽃은 4~5월에 백색으로 핀다.

열매는 수과이며 여러개가 모여 둥글게 된다.

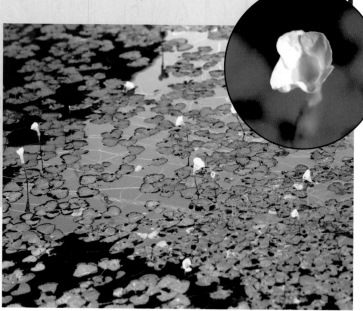

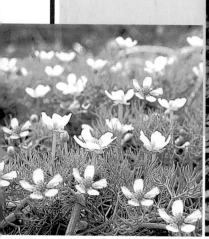

매화마름

세수염마름

밤나무

Castonea crenata S. et Z. 율자|栗子|

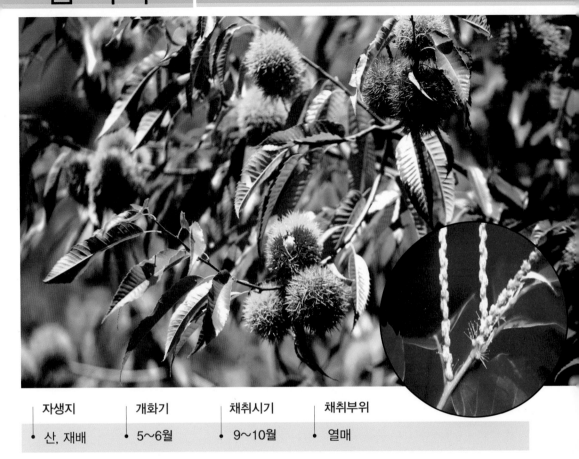

자생지	개화기	채취시기	채취부위
산, 재배	5~6월	9~10월	열매

특징

맛은 달고 성질은 평하다. 자양, 강장작용을 한다.

• 생김새 •

밤나무는 참나무과에 속하며 전국 어디서나 자라는 잎이 지는 넓은 잎의 큰 나무이다.

수피가 세로로 갈라지고 작은 나뭇가지는 자줏빛이 도는 적갈색으로서 털이 있으나 없어진다.

꽃은 6월 초에 피기 시작하고 색깔은 초록색 잎에 연한 잿빛 가발을 쓴 것 같다.

잎은 어긋나 피며 아주 긴 타원형이고 끝이 차츰 뾰족해진다. 잎맥이 죄우로 뻗어있고 가장자리의 톱니 끝에는 2~3mm 정도 남짓한 짧은 바늘이 붙어 있다.

잎이 상수리, 굴참나무와 모양이 비슷하며 밤나무는 녹색의 엽록소가 침 끝까지 들어 있어 파랗게 보인다.

너도밤나무는 울릉도에서 자라며 참나무 무리에 들어간다.

나도밤나무는 남부지방에서 자라며 잎이 밤나무보다 좀 크고 전혀 다른 나무이다.

· 효 능 ·

정력회복, 원기회복제 밤은 인체 내에 흡수가 가장 빠른 단백질로 되어 있어 신허(腎虛)는
물론 정력 소모를 즉시 회복해 주는 묘약이다.

건위제, 원기회복 밤에 들어있는 당질은 소화가 잘 되는 양질의 것이며 위장기능을 강화하는
효과가 있다.

발육 영양제 성장발육기의 어린이, 이유식으로 밤을 먹으면 토실토실 살이 찐다.
몸이 쇠약한 사람이나 밥맛을 잃은 사람이 밤을 먹으면 식욕이 난다.

비타민C 다량함유 비타민 공급원으로 훌륭한 식품으로 밤에는 칼슘, 철, 나트륨 등 뼈가 되고
피가 되는 무기질이 골고루 있다.

또한 소화에 필요한 비타민B1이 쌀보다도 4배나 더 들어있다.

비타민C가 과일을 제외한 나무열매 중 가장 많이 들어 있다.

주의 밤에는 전분이 많아 어린아이가 갑자기 많은 양을 먹으면 체할 수가 있으며,
풍습(風濕)이나 복부에 창만(脹滿)증이 있는 사람에게는 해롭다.

· 질병에 따라 먹는 방법 ·

신장 허약, 하초 무력에 생밤 두 되, 유근피 가루 한 근으로 빚은 밤떡은 최상의 보양제이다.

속이 냉하고 잦은 설사에 이유 없이 설사를 할때 밤을 먹으면 설사가 멎으며 뱃속이 편안해진다.
껍질 벗긴 밤 서른 알을 하룻밤 동안 물에 담갔다가,
건져 밤의 1.5배가량 되는 물을 붓고 푹 삶는다.
밤이 익으면 밤의 1.2배 가량 되는 흑설탕물을 넣고 약한 불에 20분 뭉근하게 졸인다.
이때 너무 달면 칼슘의 흡수를 방해하므로 물, 흑설탕의 비율(1:5)을 맞춰주어야 한다

음주 후 갈증해소에 밤 삶은 물은 위를 해치는 것을 막는다. 또 약에 체했거나, 인삼을 먹고
부작용에 시달릴 때 달여 먹으면 해독작용을 한다.

하체가 약한 노인이나 정력보강에 껍질을 벗겨낸 밤을 두충과 함께 달여 먹는다.

밤나무   밤나무

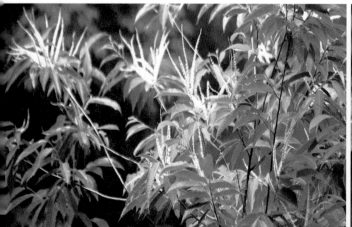
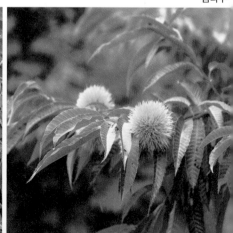

너도밤나무와 나도밤나무는 밤나무는 아닌 다 다른 나무이지만, 그래도 너도밤나무가
나도밤나무보다 밤나무를 닮았다. 너도밤나무는 밤하고 비슷한 열매가 열리지만
나도밤나무에는 밤이 아니라 다른 열매가 열린다.

나도밤나무 나도밤나무과 낙엽활엽 교목으로 과명은 Meliosma myriantha이다.
분포지역은 도서지역을 포함한 남부지방 및 일본에 자생하며, 밤나무와 전혀 다른 나무이다.
높이가 10m정도에 잎모양은 긴 타원형을 이루고 있고 끝은 뾰족하고 밑은 둥근모양이며,
길이 10~25cm, 폭이 4~8cm에 가장자리가 톱니모양이고 양면에 털이 나있다.
꽃은 원추꽃차례로서 6월에 흰색으로 피며 꽃이 잘고 엉성한 털이 있다.
열매는 이름과는 달리 밤이 열리지 않고 작은 열매가 9월경에 지름 1cm의 크기로 열린다.

너도밤나무 우리나라에선 오직 울릉도에만 자라며, 참나무 무리에 들어가는 특별한
나무다. 세계적으로 널리 자라고 쓰임새가 많아 이름을 날리는 나무다.
조그마한 세모꼴의 도토리를 달고 있어 상수리나무와는 같은 집안임을 짐작하고 밤나무와는
먼 친척뻘이다. 잎은 밤나무와 매우 닮아 밤나무 보다 약간 작고 더 통통하다.

구실잣밤나무 참나무과의 상록수로 우리나라 자생수종이다.
열매가 구슬처럼 둥글다는 뜻의 구실자(球實子) 열매에서 밤맛이 난다고 하여 붙여진
이름이다. 열매는 먹을 수 있으며 수피는 고기그물을 염색하는데 사용했다.
비슷하게 생긴 나무 중에 모밀잣밤나무가 있는데 구실잣밤나무의 열매는 긴계란형이고,
모밀잣밤나무의 열매는 이보다는 둥근계란형이다. 구실잣밤나무가 제주도에서 가로수로
심기 시작하면서 널리 알려졌고, 이후 제주도의 명물이 되었다.

구실잣밤나무

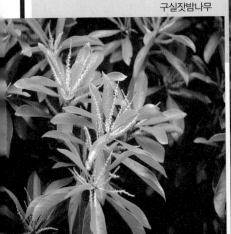

구실잣밤나무

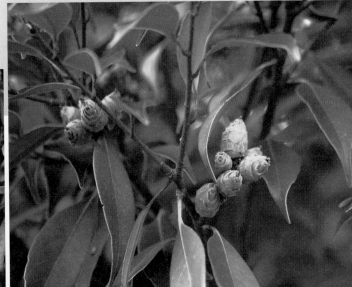

벽오동

Firmiana Simplex W.F. Wight 오동자|梧桐子|, 청오동

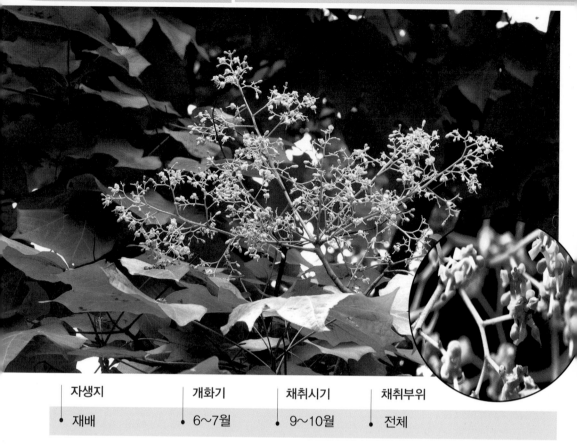

자생지	개화기	채취시기	채취부위
재배	6~7월	9~10월	전체

특징

맛은 쓰며 성질은 차다. 거위, 강정, 강심작용을 한다.

• 생 김 새 •

벽오동과에 속하며 중부이남에서 자라는 낙엽 큰키나무이다. 벽오동(碧梧桐)은 푸른빛의
오동나무, 즉 나무껍질이 푸르고 오동나무처럼 생긴 나무를 뜻하며 '청동'이라고도 부른다.
크기는 15m가량이며 줄기는 곧게 자라고 자라는 속도가 빠르다.
한 해에 한 마디씩 자라므로 마디 수를 세어 보면 나이를 알 수 있다.
잎은 3~5개로 갈라지며 어긋나서 자란다. 가장자리에는 톱니가 없고 잎자루는 잎보다 길다.
잎은 부채처럼 널찍하고 줄기 껍질은 진한 녹색이다.
꽃은 6~7월에 원추화서로 암수 한 쌍이며 원뿔 모양의 꽃차례에 노란 빛의 작은 꽃들이 수북하게
달린다. 열매는 가을에 익는다. 벽오동은 그 열매의 생김새가 특이하다.
가을이 되면 암술이 성숙해서 다섯 갈래이며 열매의 모양은 작고 마치 작은 표주박 다섯 개를
모아 놓은 듯 가운데가 오목하다. 그 속에 갈색의 팥알 같은 작은 종자가 가장자리에 달려 있다.

· 효 능 ·

채취 방법 벽오동은 줄기와 가지의 껍질, 잎까지 모두 약으로 쓴다. 잎은 여름부터 가을
사이에 따서 그늘에 말린다.

건위 · 강정제 벽오동나무 씨앗은 '오동자'라 하여 위장을 튼튼하게 하고 정력을 좋게 한다.
이 씨를 볶아서 가루 내어 먹으면 맛이 고소하다. 또 커피 대신 물에 타서 마실 수도 있다.
벽오동나무 씨앗은 지방유와 단백질이 들어 있고 카페인도 조금 들어 있다.

강심 · 해독작용 풍습을 없애고 열을 내리며 독을 푼다.
약리실험에서 알코올 추출액이 근육의 긴장도를 높이고 심장 수축작용을 세게 한다는 것이
밝혀졌다.

벽오동 잎 눈을 밝게 하고 간을 보호하며 기를 보강해 주는데다 머리카락이 검어지게 한다.

벽오동 씨 소화장애, 위통, 몸이 붓는 데, 어린이 구내염, 머리칼이 희어지는 데 쓴다.

벽오동 뿌리 뼈마디가 아프거나 부정자궁출혈, 생리가 고르지 않을 때, 타박상 등에 쓴다.

벽오동 꽃 붓는 데, 데인 데 쓴다.

외용시 신선한 잎을 붙이거나 가루 내어 기름에 개어 바른다.

· 질병에 따라 먹는 방법 ·

고혈압에 어린 오동잎을 깨끗이 씻은 다음 햇볕에 말렸다가 꾸준히 30g씩 우려내어 마시면
고혈압에 혈압낮춤작용을 한다.
벽오동은 시리진과 파울로우닌 등의 성분이 함유되어 있어 종기를 없애는 작용을 하고 혈액을
식혀 주는 작용을 하기도 한다.
또 흥분한 신경이나 통증을 가라앉혀 주는 진정작용과 고혈압 환자의 혈압을 정상으로 조절해
주는 작용을 한다

풍습에 풍습을 없애고 열을 내리며 독을 푼다. 정신 및 육체적 피로, 병후 쇠약에 쓰며 풍습으로
인한 아픔, 마비, 부스럼, 치질, 창상출혈, 고혈압 등에도 쓴다.
하루 15~30g을 달임약으로 먹는다.

관절염, 디스크, 요통에 벽오동나무 껍질 껍질을 한여름이나 가을철에 벗겨 찬물에 담가 두었다가
나오는 진을 그릇에 받아 두었다가 한 번에 50g씩 하루 2~3번 마시면 효과가 탁월하다.
특히 남성의 신장 기능과 폐 기능을 강화에 효과가 크다.
노인들의 신장 기능이 허약하여 생긴 요통에도 잘 든다. 또 간에 쌓인 독을 풀고 간 기능을
좋게 한다.

벽오동의 속명은 Firmiana simplex, 영명은 Chinese parasol tree이다.

중국이름은 청오(靑梧), 청동목(靑桐木), 북한이름은 청오동(靑梧桐)이다.

본초강목에서는 오동나무는 동(桐)이라 하고 벽오동은 오동(梧桐)이라 구별하여 설명하였지만,

식물분류학적으로는 벽오동과의 벽오동나무와 현삼과의 오동나무는 이름만 비슷할 뿐이다. 속명 파미아나(Firmiana)는 벽오동속의 나무라는 의미이며 18세기 오스트리아의 피르미안(Firmian, 1718~1782)을 기념하여 붙인 이름이다.

종명 심플렉스(simplex)는 '하나의' 라는 뜻이다.

전설의 새, 봉황은 벽오동나무에 살고, 대나무 열매를 먹으며, 신령한 샘물을 마신다고 해서 존귀한 새로 여긴다.   이처럼 벽오동에는 봉황새가 깃든다 하여 출세와 연관이 있는 나무로 여겨지고 있다.

벽오동

가지가 옆으로 퍼지고 오동나무처럼 잎이 크기 때문에 서향볕을 가리는 녹음수로 적합하다.

수형이 오동나무와 비슷하지만 청록색의 매끈한 줄기를 가지고 있어서 학교, 공원녹지, 유원지 등에 심으면 한층더 관상가치가 있다.

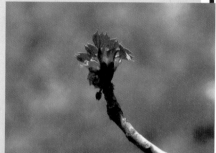

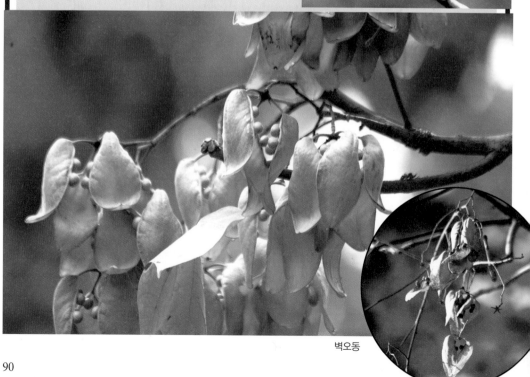

벽오동

뻐꾹채

Rhaponitica uniflora DC.

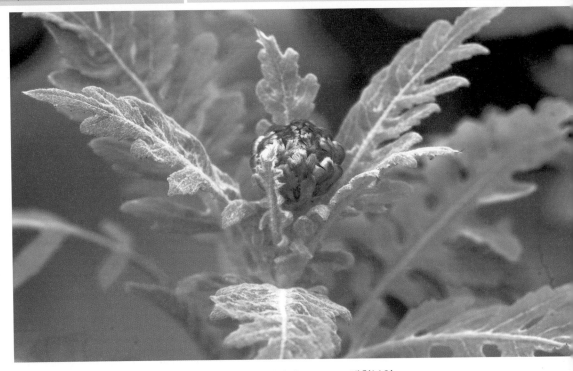

자생지	개화기	채취시기	채취부위
열대 지방	3~4월	10~11월	뿌리

특징

맛은 매우며 성질은 따뜻하다. 자양, 강장작용을 한다.

· 생 김 새 ·

뻐꾹채는 건조한 양지에서 자라는 국화과의 여러해살이풀이다.

높이는 30~70cm이고 흰털로 덮여있으며 뿌리가 굵으며 원줄기는 꽃대 모양의 줄이 있다.

땅속뿌리가 대단히 굵으며 뿌리잎은 잎자루가 길고 가장자리가 엉겅퀴 잎처럼 갈라지는데 가장자리에 길이 2~3mm의 가시가 달린 뾰족한 톱니가 있다. 줄기잎은 잎자루가 없고 길이 15~25cm의 긴 타원형이며 5~6쌍으로 갈라진다

꽃은 짙은 황색으로 6~8월에 피며 지름이 5~10cm로 원줄기 위쪽의 잎겨드랑에서 한 개씩 하늘을 향하여 곧게 달린다. 꽃부리(화관)의 길이는 3cm이며 동부의 좁은 부분이 다른 부분보다 짧고 홍자색이며 수과는 긴 타원형으로서 관모는 여러 줄이며 길이는 2cm이다.

꽃이 피기 직전 꽃봉오리 모양이 약간 다른데 고기비늘 같은 포가 여러 개 포개진 모양이 피지 않은 솔방울 같다. 열매는 9~10월에 원통형의 수과가 달려 익는데 황갈색 털이 촘촘히 나 있다. 비늘 조각 같은 흰 갓털은 끝이 가시처럼 되며 밑은 뾰족하고 도드라져 있다.

· 효 능 ·

약으로 쓸 때는 얇게 자른 후 신선한 감초와 함께 오전 9시부터 오후 5시경까지 찐 다음 감초를 제거하고 쓴다.

말린 뿌리 단면은 어두운 황색 국화무늬로 갈라진 틈이 있으며, 중심부는 회흑색 또는 흑갈색이다. 특이한 냄새가 있고, 겉껍질이 회흑색이고, 굵고 질이 단단한 것이 좋은 품질이다.

해열작용 열독에 의한 풍으로 생긴 질병을 다스린다고 했다.

중추신경계에 작용 각종 마비증과 말초 또는 중추성 운동신경원의 전도장애로 인한 마비를 치료하며, 대량 투여하면 경련을 일으킨 후 전신의 운동 기능을 억제한다.

강장작용 전신성 쇠약에 의한 혈관성 영양불량 환자에 대해 강장작용을 한다.

만성피로. 신경쇠약, 시신경위축을 치료하며 저혈압 환자의 혈관벽 긴장도를 높여 혈압을 정상으로 회복시킨다.

심혈관계에 작용 에키놉신 성분은 혈압강하작용이 있고, 심장의 수축력을 강화한다.

유즙 분비촉진 유즙 배출을 촉진시키는 효과가 있으며, 특히 유방에 멍울이 맺혀 아프고 붓는 유옹에 좋은 효과가 있다.

· 질병에 따라 먹는 방법 ·

산모의 유방통에 젖이 안 나오면서 유방이 붓고 아플 경우,
누로 92.5g, 센 불에 태운 과루 10개, 뱀껍질 10개를 가루 내어 1회 0.74g씩 알맞게 데운 청주와 함께 수시로 복용한다.

역절풍으로 근육이 저리며, 관절이 아프면 꼭지를 제거하고 밀기울로 볶은 누로 18.5g, 흙을 씻어 내고 볶은 지렁이 18.5g을 짓찧어 체로 쳐서 가루로 만든다.

생지황에서 즙을 취해 꿀과 함께 3~5회 펄펄 끓인 다음, 술 5홉을 섞어 뚜껑 있는 자기 속에 넣어 서늘한 곳에 보관해 둔다.

매회 3g으로 가루약 5.6g을 개어 수시로 따뜻하게 데워 복용한다.

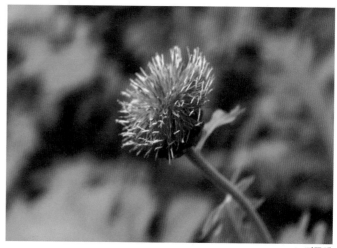

뻐꾹채

92

뻐꾹채는 분취아재비·야란(野蘭)라고도 한다. 뿌리가 매우 비대하며, 줄기는 곧게 서서 자라며 가지가 약간 갈라지고 솜 같은 털로 덮여 있어 전체에 흰색이 돈다.

절굿대 국화과에 속하는 여러해살이식물로서 양지바른 산기슭이나 풀밭에 자란다. 학명 에키놉스(Echinops)는 희랍어 '같다' 는 의미의 에키노스(echinos)와 '고슴도치' 라는 옵시스(opsis)의 합성어로 꽃송이가 '고슴도치 같다' 는 뜻이다. 종명 세티퍼(setifer)는 '뻣뻣한 털' 이라는 뜻이다. 식물 전체가 털로 덮여있기 때문이다. 절굿대라는 이름은 시골에서 사용하던 절굿공이를 닮았다고 해서 붙여진 이름이다. 꽃송이가 수리취를 닮아 '개수리취' 라는 별명이 있으며 '둥둥방망이' 라고도 한다.

줄기는 1m에 2~3개로 가지가 갈라지며 가지 끝에 둥근 꽃이 한 송이씩 달린다.

잎은 기다란 타원형으로 엉겅퀴 잎을 닮았으며 깊게 갈라지고 가장자리에 날카로운 가시가 있다. 줄기와 잎 뒷면에는 솜털로 덮여 있고 잎의 뒷면은 회백색이다.

꽃봉오리는 탁구공 정도 크기로 자라며 8~9월에 둘러싸고 있는 가시 같은 것이 벌어지며 꽃잎이 5개로 깊게 갈라진다. 옅은 녹색의 꽃봉오리 전체는 점차 황갈색으로 변한다. 열매는 수과로서 씨에는 황갈색 털(관모)이 많이 난다.

어린잎은 산나물로 먹을 수 있고, 뿌리를 누로(漏蘆)라 하여 부스럼 치료에 사용한다. 열을 내리고 피를 맑게 하여 해독하고 고름을 삭혀 부종을 치료하는 데 사용했다.

유사식물로 '절국대' 는 작고 노란 꽃을 피우는 식물로 '절굿대' 와는 전혀 다르다.

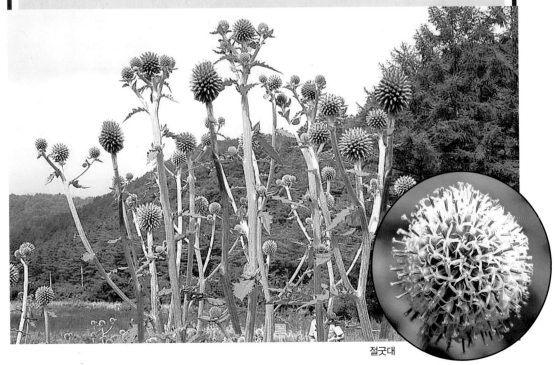

절굿대

육종용

Boschniakia rossica F. et F 오리나무더부살이 |肉從蓉|
Cistanche salsa G.Beck

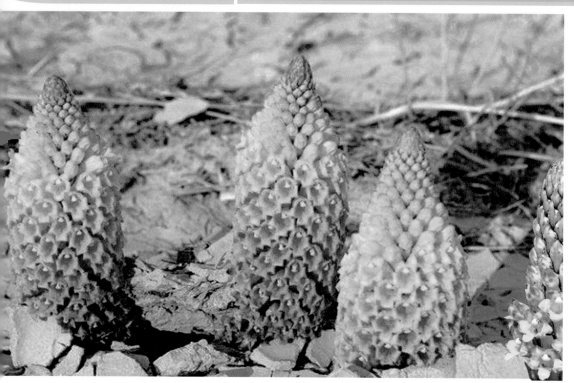

자생지	개화기	채취시기	채취부위
북부	7~8월	9월	뿌리

특징

성질은 따뜻하며 맛은 달고 시고 짜다. 자양, 강장작용을 한다.

· 생 김 새 ·

육종용은 북부 지방에서 자라는 열당과의 식물인 오리나무더부살이의 줄기이다.

줄기 전체가 황갈색인 육질식물로 꽃차례와 더불어 높이가 15~30cm이고 밑 부분에 주름이 지고 윗부분에는 비닐 같은 잎이 빽빽이 달려 있다.

7~8월에 황갈색 꽃이 피며 이삭처럼 달린다.

육종용에서 약용하는 줄기는 3~5월에 채집하는 것이 좋으며, 너무 늦으면 속이 비게 된다.

봄에 채취한 것은 보통 절반쯤 모래 속에 파묻혀서 바짝 말라 있는데, 이것을 햇볕에 말린 것을 '담종용'이라 한다.

가을에 채취한 것은 수분이 많아 잘 마르지 않으므로 반드시 염호에 1~3년간 담가 두었다가 햇볕에 말려야 하는데, 이를 '염종용'이라 한다.

'담종용' '육종용' 모두 길고 육질이며 다갈색에 윤택한 것이 좋은 품질이다.

· 효 능 ·

양기를 돋우고 정기를 보강 양기를 길러주며 신체에 영향을 보태주는 약물이다.
내과 질환 중 심장, 뇌, 생식기, 신장, 부인과 질환으로 허약증상이 있는 경우에 쓰인다.
질병에 대한 저항력 증강 혈액순환을 좋게 하고 신경근육에 영양분을 듬뿍 공급하고 병에 대한
저항력을 높인다. 특히 질병을 앓고 난 후 복용하면 좋고, 노인의 신체 기능 쇠퇴에 쓴다.
강정작용 강정하며 골수를 보강하고, 오장을 보하며 안색을 밝게 한다.
교감신경을 강화시키고 고환을 흥분시키므로 발기부전, 성 기능 감퇴에 좋다.

· 질병에 따라 먹는 방법 ·

수술 중염으로 생긴 변비에 육종용에 맥문동, 원삼, 하수오를 배합하면 대변 수분을 증가시킨다.
가벼운 성 기능의 감퇴, 조루에 육종용을 산사육, 토사자, 보골지와 함께 사용한다. 좀 심하게
쇠퇴하면 육종용에 파극천, 보골지와 함께 동물성 장양약을 배합할 필요가 있다.
천식에 오랫동안 안 낫는 천식에는 육종용에 육계, 토사자, 합개, 우슬을 배합해 쓴다.
뇌혈관 파열이 아닌 척수성 마비로 신경반사 기능 저하 및 빈뇨에
육종용에 도인, 우슬, 육계는 배합하고 백출을 대량 가미해 쓴다.
심한 자궁출혈에 사지가 차고 머리가 혼미하면 귀비탕에 육종용을 배합해 쓴다.
성기능 저하 불임증, 불감증, 정액 감소에는 하루에 20g씩을 물 600cc로 끓여 차처럼 마신다.
신허형 신경쇠약에 어지럼과 귀 울림이 있으며, 손발이 화끈거리고,
음낭이 축축할 때는 육종용 150cc에 소주 1,000㎖, 설탕을 넣어
한달 두었다가 걸러서 마신다. 혹은 가루 내어 4g씩을 따끈한 청주로
복용한다.

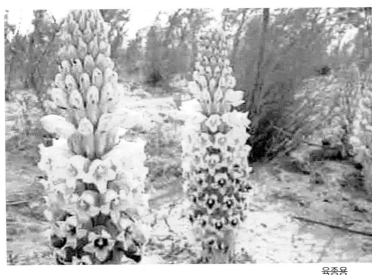

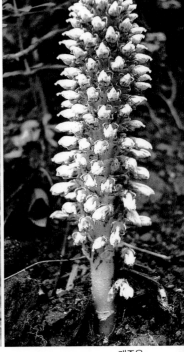

육종용   개종용

육종용(肉蓗蓉)은 우리나라에서는 자생하지 않으며 중국의 서북부 척박한 사막 땅인 감숙(甘肅), 내몽고(內蒙古)등의 높은 산 음지에서 식물의 뿌리에 기생해서 살아가는 다년생 초본이다.

말의 배설물이 많은 곳에서 생기거나 말이 교미를 하다 정액이 떨어진 곳에서 자란다는 설이 있으며 생김새가 남성의 성기를 닮았고 끈적거림이나 냄새가 이와 유사해 호색가들은 육종용을 보양(補陽)의 성약(聖藥)으로 친다.

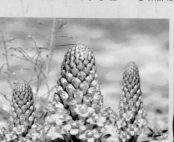
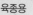
육종용

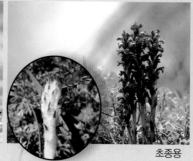
초종용

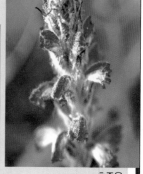
초종용

한약제로 쓰이는 육질(肉質)의 줄기부위의 표면은 얇은 비늘조각으로 쌓여 있어 술로 세척한 후 껍질을 제거해서 잘라서 불에 말린다. 껍질을 제거하고 속에 있는 백막을 제거한 후 다시 술에 담가 절편으로 만들어서 막걸리를 넣고 찌거나 불을 쬐어 말린다.

육종용 성질은 따뜻하고 맛은 짜고 시고 달다. 신장(腎臟)과 대장(大腸)으로 들어간다.

신장으로 가서 신장의 양기를 보하고, 끈적이는 성질은 대장에서 대변이 나갈 때 기름칠을 해줘서 잘 나가게 한다.

보양약은 몸을 따뜻(溫)하게 해서 양기를 보해야하므로 건조(燥)한 성질을 갖고, 보음약은 몸을 촉촉이 적셔 줘야 해서 끈적거려 잘 체(滯)하게 한다.

육종용은 따뜻(溫)하지만 건조(燥)하지 않고, 걸죽(滋膩)하지만 체(滯)하지 않아서 보양(補陽)과 보음(補陰)의 성질을 모두 다 가지고 있다. 한쪽으로 치우치지 않아 부작용은 줄지만 약효가 느려 종용(從蓉)이란 이명이 있다.

오리나무더부살이

백양더부살이

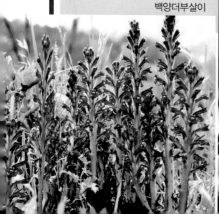

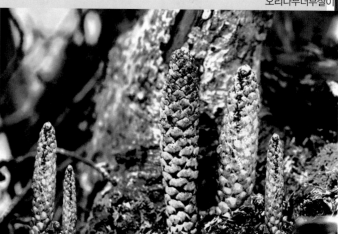

쥐똥나무

Ligustrum obtusifolium S. et Z. 수랍과 |水蠟果 |

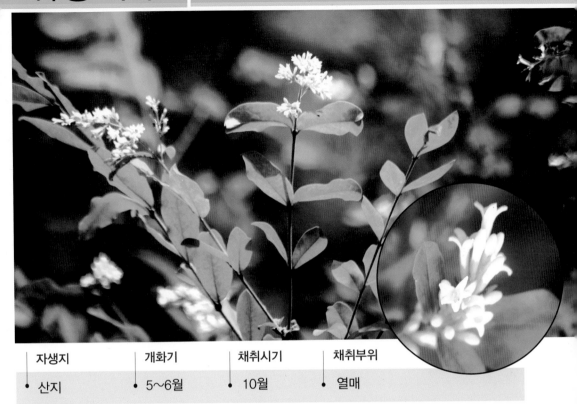

자생지	개화기	채취시기	채취부위
산지	5~6월	10월	열매

특징

맛은 달고 성질은 평하다. 강장, 강정작용을 한다.

· 생 김 새 ·

우리나라 어디에서나 잘 자라는 물푸레나무과의 잎이 떨어지는 넓은 잎 작은키나무이다.

속명의 ligustrum은 라틴어의 ligo(맺는다)의 뜻인데 가지로 물건을 엮는데 쓰기 때문이다.

나무에 초파리 모양의 백랍벌레가 기생하는데, 이 애벌레들이 가지의 겉을 하얗게 뒤덮은 가루물질을 '백랍' 이라고 부른다.

많은 가지가 갈라지며 긴 타원형의 잎은 가지를 가운데 두고 서로 마주보며 달린다.

회백색의 어린가지에는 잔털이 있으며 2년지에서는 없어진다. 끝은 둔하고 잎은 뾰족하다.

늦봄이 되면 유백색 꽃송이의 끝이 십자 모양으로 갈라지며 핀다.

길이가 2~3mm 정도 되는 아주 작은 꽃송이들은 다시 여러 송이가 모여 4~5cm 정도의 원뿔 모양의 꽃차례를 이룬다.

화관은 통 모양이며 길이가 7~9mm로 작은 흰색이며, 끝부분이 4갈래지고 갈래는 삼각형에 끝이 뾰족하고 통부보다 짧다. 수술은 2개로 짧으며 꽃통에 달리고 암술대는 1개이다.

초록색의 동그란 열매가 달리며 후에 새까맣게 익는데, 그래서 북한에서는 검정알나무라고 한다.

· 효 능 ·

채취 방법 쥐똥나무의 열매는 '수랍과(水蠟果)'라 하여 10월에 채취하여 햇빛에 말려 쓴다.
강정, 지혈, 지한작용 신체허약증, 유정, 식은 땀, 토혈, 혈변 등에 처방한다.
꽃과 설탕을 함께 넣어 술에 담갔다가 반년 정도 묵혀 마시면 강장, 강정 효과가 있고 피로
회복에도 좋다.

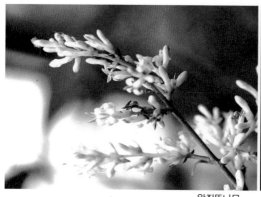

왕쥐똥나무

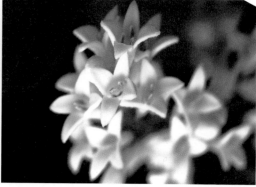

쥐똥나무

중국에서는 쥐똥나무를 '수랍수(水蠟樹)'라 하는데, 수랍은 백랍(白蠟)을 한방에서 이르는
말이다. 쥐똥나무의 열매를 '수랍과(水蠟果)'라고 하여 햇빛에 말려 약재로 쓴다.
끓이거나 술에 담가 복용한다. 타박상, 강장, 지혈, 설사, 진통제로 쓰인다.
광나무와 쥐똥나무에는 초파리 비슷한 백랍벌레가 자생하며 가지 표면에 하얀 가루를 뒤덮어
놓는데, 이를 '백랍(白蠟)'이라 부른다. 이것으로 초를 만들면 다른 밀랍으로 만든 것보다 더
밝고 촛농이 흘러내리지 않는다고 하여 '백랍목'이라고도 부른다.

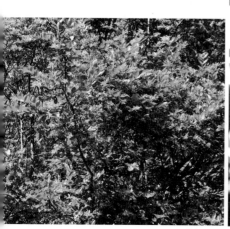

왕쥐똥나무

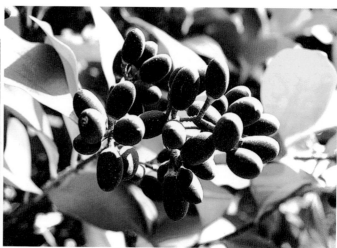

쥐똥나무

쥐똥나무 속명은 '리거스트룸(Ligustrum)' 으로 '다시 묶다' 또는 '엮는다' 라는 뜻의 라틴어 '리가레(ligare)' 에서 유래되었다.

쥐똥나무를 '남정목(男貞木)', 열매를 '남정실(男貞實)' 이라 하는데, 키가 큰 광나무를 '여정목(女貞木)', 열매를 '여정실(女貞實)' 이라 부르는데 서로 닮았다. 혹한의 추위에도 불구하고 열매와 잎을 달고 있는 광나무의 모습과 쥐똥나무의 열매를 보고 정절을 지키는 남녀에 비유해서 이름을 짓지 않았나 생각된다.

유사한 식물로 광나무, 왕쥐똥나무, 청쥐똥나무, 섬쥐똥나무 등이 있다.

광나무 상록활엽수로서 남부지방에서 자란다. 광나무는 '여정목' 으로도 불리며 여름에 꽃이 피고 잎이 좀 짧고 두꺼운 타원형이다. 반면 쥐똥나무는 '남정목' 이라 한다.

왕쥐똥나무 지리산, 제주 해안에 분포하는 반상록성 활엽 관목으로 가지는 회색이고 털이 없다. 높이 5m까지 자라며 잎은 마주나기하고 길이*폭은 6~10cm*2~5cm에 타원형으로 두껍다.

꽃은 7월에 백색으로 피며, 열매는 10월에 구형 흑색으로 익는다.

섬쥐똥나무 학명은 Ligustrum foliosum Nakai f. foliosum이다.

높이 1-3m이고 ,소지는 털이 약간 있다.6~7월에 새순을 잘라 삽목 한다.

잎은 대생하며 도란형이고 첨두 예저이며 길이 1-6cm, 폭 0.7-3cm이다. 꽃은 6월에 피며 어린 가지 끝의 복총상화서에, 꽃받침잎은 술잔 모양이며 화관은 종모양이다.

열매는 장과상 핵과로 난상 원형이고 길이 6-7mm로서 10월에 흑색으로 성숙한다.

상동잎쥐똥나무

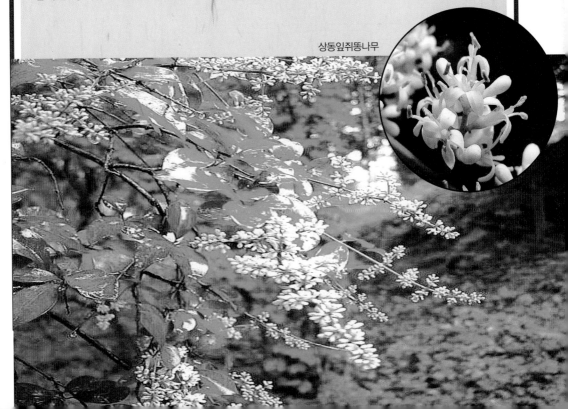

파고지

Psoralea corylifolia L. 보골지 |破故紙|

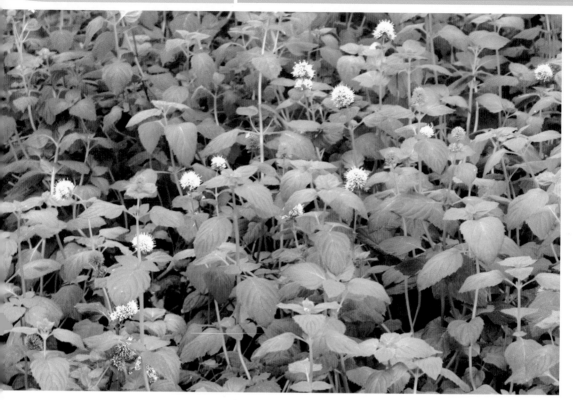

자생지	개화기	채취시기	채취부위
재배	5~6월	7~8월	열매

특징

성질은 따뜻하며 맛은 맵거나 조금 쓰다. 자양, 강장작용을 한다.

· 생 김 새 ·

파고지는 콩과에 속하는 일년생풀로 보골지(補骨脂)라고도 하며, 우리말로는 개암풀 열매를 말한다. 원산지는 인도 중국이나, 우리나라에 귀화식물로 야생하였으나 실제 거의 볼 수 없다. 양기를 보충하기 위한 한약 처방에 흔히 쓰이나, 국내 채취양이 적어 주로 중국산을 수입한다. 키는 40~90cm이고 몸 전체에 황백색의 털과 갈색의 줄무늬가 덮여있다. 가지는 곧고 단단하며 세로 줄무늬가 있다. 주름무늬와 톱니가 있는 심장 모양의 잎이 어긋나게 나고, 7~8월에 작은 나비 모양의 자줏빛 꽃이 핀 뒤 가을에 콩깍지 모양의 열매가 익는다.

약으로 쓰이는 것은 주로 열매이며, 깍지 속에 담긴 낱알의 크기는 작은 콩만하다. 길이 3~5mm, 너비는 2~4mm이고 두께가 15mm 정도로 작아 흔히 '파고지콩' 이라 부른다. 열매는 향기와 함께 비릿한 냄새가 있다.

· 효 능 ·

채취 방법 성숙한 종자를 채취하며 햇볕에 말려 쓰는데, 껍질이 잘 벗겨지지는 않는다.
파고지는 술에 담가놓았다가 프라이팬에 볶아 사용하기도 한다.
전통적인 방법으로는 술에 하루 담가놓았다가 동류수(東流水, 동쪽으로 흐르는 물)에 3일간
담가놓은 후 꺼내 반나절을 찌어 햇볕에 말려 사용하기도 한다. 검은깨와 함께 프라이팬에 볶은
뒤 파고지만 골라내 사용해도 된다.
성기능 증강 남성과 노인의 양기를 북돋는다.
양기를 북돋아 정력제로서의 효능이 있다. 소금물이나 술에 담가 놓았다가 닦아서 쓰면 신(腎)을
보하는 작용이 보다 강해진다.
신허(腎虛)로 인하여 음경이 발기가 되지 않거나 단단하지 않은 증세, 특히 남성의 요통, 무릎이
시리고 음낭이 습한 증상 등을 치료하는 처방에 파고지가 들어간다.
강심작용 관상동맥의 혈류량 개선, 심장 능률 향상, 심혈관 뇌하수체 후엽소와 유산의 해로운
작용을 저하시킨다. 이러한 효과로 보골지는 사람의 건강 장수를 돕는 약재로 평가받는다.

파고지를 '보골지' 라고 부르는 데는 전설이 있다. 하늘의 신이 늘그막에 아들을 낳아
세상을 다스리도록 내려 보냈으나 뼈와 생식기가 약하여 안심할 수가 없었다.
이에 뼈를 보하고 생식기를 보하는 약을 내려주었는데, 그것이 바로 '보골지' 였다는
것이다.
주의 보골지는 몸을 덥게 하는 약재이므로, 고혈압, 결핵, 간, 신장병, 심장병이 있는
경우에도 쓰지 않는다. 몸이 마르고 체내 수분이 부족한 사람은 신중해야 한다.

· 질병에 따라 먹는 방법 ·

조루, 이명, 어지럼증, 노인 체력허약,
야간 다뇨, 대하, 새벽 설사, 요통에
하루 12~20g 정도를 끓여 복용한다.
허리가 아프면 파고지 볶은 가루를 8g씩
술에 타서 마신다.
자궁암에 출혈이 있으면서 추위를 타고
묽고 흰 냉대하가 흐를 때는
파고지 3~9g을 달여서 하루에 세 번
나누어 먹는다.

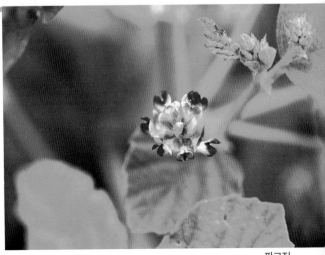

파고지

파고지의 약성은 신경(腎經), 비경(脾經), 심포경(心·包經)에 귀경(歸經)한다.

파고지의 약리 작용을 보면 주로 신양(腎陽)과 비(脾)를 보(補)하고, 설사를 멈추게 한다. 또 오로(五勞)와 칠상(七傷), 몸이 찬 증상, 골수(骨髓)가 손상된 것, 신(腎)의 양기(陽氣) 부족으로 정액이 저절로 흐르거나 부인의 혈기(血氣) 이상으로 유산(流産)되는 것을 치료한다.

약리 실험 결과 강심과 항암, 지혈, 억균 작용이 있는 것으로 밝혀졌다. 또 여성호르몬의 이상을 치료하는 데 효과가 있는 것으로 확인됐다.

아울러 여러 임상에서는 파고지 풀씨에서 얻은 프로쿠마린을 이용해 백반증과 탈모증을 치료했다. 특히 파고지에 함유된 정유 성분은 여성의 자궁암 치료에 효능이 있다는 사실도 밝혀졌다.

파고지를 이용한 백반증이나 탈모 치료 방법을 보면 과피(果皮)에 함유되어 있는 프소랄레틴을 알코올과 혼합해 0.1∼0.5퍼센트의 용액을 만들어 백반증이나 탈모 부위에 몇 방울 떨어뜨려 비빈다.

하루에 1∼2회 또는 이틀에 1회씩 밤에 바르거나, 햇볕에 노출되기 2∼3시간 전에 바르면 효과를 본다.

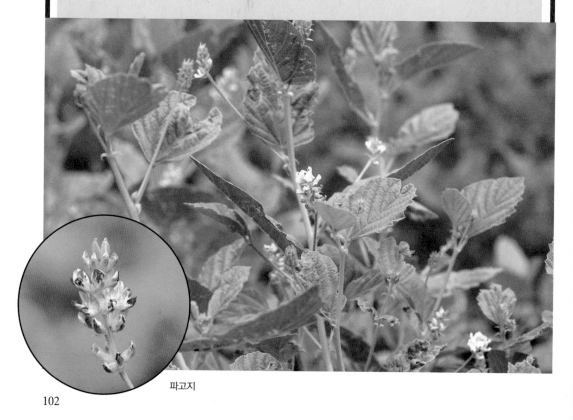

파고지

제4장
기침에 좋은 산야초

● ○ ○ ■ ■ □

앵도는 중국의 화북지방과 티벳이 원산지로서
음력 3월을 '앵월' 이라고 부르며,
옛날 속담에 '처가집 세배는 앵두꽃 꺾어 가지고 간다.' 는 말도 있다.
예전에는 우물가에 많이 심었지만 연못가에는 심지 않았다 한다.

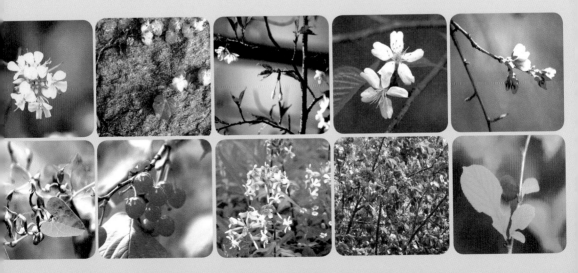

갈퀴나물

Vicia amoena Fisher 산완두 |山豌豆|

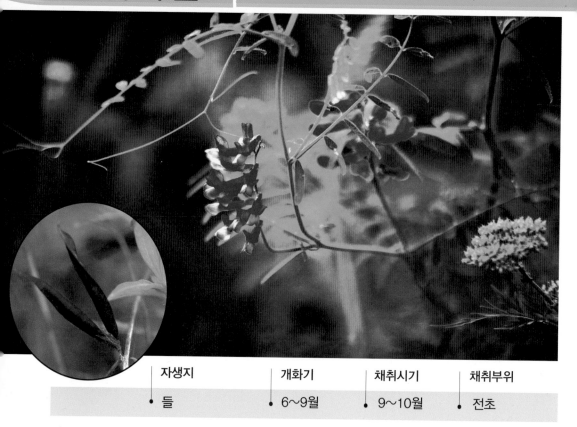

자생지	개화기	채취시기	채취부위
들	6~9월	9~10월	전초

특징

맛은 달고 성질은 평하다. 진해, 거담작용을 한다.

· 생 김 새 ·

갈퀴나물은 전국에 분포하여 풀밭에서 무리지어 자라는 콩과 덩굴성 여러해살이풀이다.

덩굴손이 갈퀴처럼 구부러진 데서 '갈퀴나물'이란 이름이 붙여졌다고 한다.

또한 열매가 완두와 비슷하게 생겨서 '산완두', 씨앗의 색깔이 검은 색이기에 '산흑두'라고 부르기도 한다.

높이는 80~180cm이며, 줄기는 능선이 있어 네모지며 잎 뒷면에 잔털이 있기도 하다.

잎은 서로 어긋나고 짝수 깃꼴의 겹잎으로 소엽이 10~16개로 아주 짧은 잎자루가 있고 끝이 두세 개로 갈라진 덩굴손이 있다. 소엽은 긴 타원형에 길이 20mm, 폭 8mm내외로 끝에 돌기가 있고, 탁엽은 약간 크며 가장자리에 치아 모양의 톱니가 있다.

꽃은 6~9월에 핀다. 꽃자루의 길이는 2~7cm쯤 되며 줄기와 잎자루의 겨드랑이에 붙고, 꽃의 길이는 1.2~1.5cm 정도이며 나비 모양으로 색은 짙은 자색이다.

9월에 열리는 열매는 평평한 긴 타원형이며 길이 2cm, 폭 5mm로 털이 없다.

• 효능과 먹는 방법 •

채취 방법 잎, 줄기, 꽃, 뿌리의 전체를 약재로 쓴다.

꽃필 때에 채취하여 햇볕에 말린다.

약효는 진해, 거담, 해열, 소종 등의 효능이 있으며 뜨거운 데를 식혀주는 작용도 한다.

말린 약재는 1회에 3~6g씩 10~20g내에서 물로 달여 먹는다.

기침, 천식, 기관지염, 인후염, 장출혈, 코피, 유선염, 중이염

기관지 등의 질환에 효과가 좋아 자주 쓴다.

유선염이나 종기엔 생풀을 찧어서 붙인다.

유행성 감기 예방에 말린 뿌리줄기를 우려낸 물을 수시로 마신다.

나물로 먹기 어린순을 나물로 먹는다. 약간의 쓴맛은 살짝 데쳐 찬물에 헹구면 없어진다.

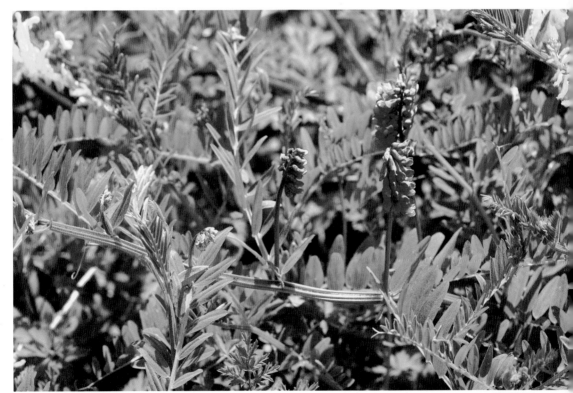

등갈퀴나물

갈퀴나물 속명은 라틴어 '감아 엉기다'에서 나온 말로 이속의 식물에는 덩굴성 식물이 많아서 붙여진 이름이다. 종명은 '매우 반가운'이란 뜻이다.

살갈퀴나물 밭과 들에 주로 나는 한두해살이식물이다. 키는 60㎝에 털이 있기도 하며, 줄기는 옆으로 자란다.

잎은 짝수이고, 3~7쌍으로 마주나기하며, 끝이 오목하게 들어간다.

꽃은 4~5월에 홍자색으로 잎겨드랑이에 1~3송이씩 핀다.

살갈퀴와 닮았으나 잎이 길고 가느다란 것을 '가는살갈퀴'라 한다.

등갈퀴나물 산과 들에 나는 덩굴성 여러해살이식물이다.

이름의 유래는 등나무처럼 많은 꽃이 달리고 꽃의 모습이 비슷한 데서 유래한다.

길이는 80~120㎝ 정도이다. 줄기에 잔털이 퍼져난다.

잎은 어긋나기하며, 선형 또는 피침형으로 덩굴손이 있으며 작은잎은 8~12쌍이다.

꽃은 5~7월에 남자색으로 잎겨드랑이에서 나며 화축이 가는등갈퀴보다는 짧다.

어린잎은 식용, 사료용으로도 쓴다.

나비나물 여러해살이식물로 키는 80㎝ 정도에 식물 전체에 털이 없다.

잎은 어긋나기하고 잎자루는 짧으며 두 장의 작은잎으로 된 겹잎으로 가장자리는 밋밋하다.

꽃은 붉은 자주색으로 6~9월까지 핀다

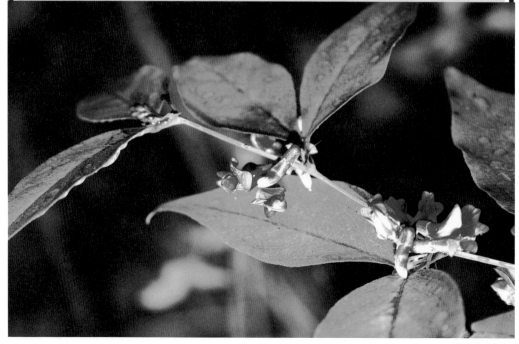

광릉갈퀴나물

겨 자

Brassica juncea C. et c
Brassica alba (L). Boiss. 백개자, 개채|芥菜|, 신채|辛菜|

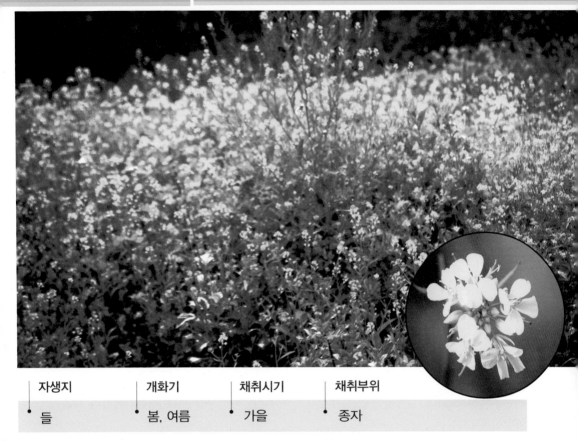

자생지	개화기	채취시기	채취부위
들	봄, 여름	가을	종자

특징

맛은 맵고 성질은 따뜻하다. 소담, 소염작용을 한다.

· 생 김 새 ·

원산지는 지중해 연안이나 중국이며, 우리나라를 비롯한 여러 나라에서 널리 재배하고 있다.

채소로 가꾸는 갓과 같은 종류로 가을에 씨를 심어 이듬해 봄에 꽃이 피는 두해살이풀이다.

십자화과의 채소류로서 높이가 1m에 이르고 윗부분에서 가지가 갈라진다.

뿌리에서 나온 잎은 넓은 타원형이고 잎자루는 짧으며 가장자리에 불규칙한 톱니가 있다.

줄기에서 나온 잎은 긴 타원상 피침형이며 양면에 주름이 지고 흑자색이 돈다.

봄부터 여름까지 총상화서에 황색꽃이 많이 달린다. 꽃잎은 길쭉한 원형으로 길이가 8mm 정도

된다. 수술은 6개인데 2개는 짧고 4개는 길다. 암술은 1개이고 씨방은 길다.

암술머리는 높게 나와 있다. 꽃받침은 4개로 연녹색을 띤 긴 타원형이다.

열매는 각과로서 길고 비스듬히 서는 황갈색의 긴 꼬투리로 그 안에 작은 씨가 많다. 종자로

겨자를 만든다.

· 효 능 ·

씨를 '백개자'라 하고 맛이 맵고 자극성이 있으나 향기로워서 양념과 약용으로 쓴다.

이 씨에는 시니그린이라는 배당체와 미로신이라는 효소가 들어 있으며 물로 끓이면 매운 맛이 나는 휘발성 기름이 생긴다.

온산(溫散), 한담작용 만성 해수에 효과가 있다.

체질이 허약하고 가슴에서 그렁그렁 소리가 나고 끈적거리지 않는 흰색 거품이 있는 담이 섞여 있거나, 가슴이 답답하고 소량의 끈적거리는 담이 나올 때 사용된다.

소염, 사액(瀉液)작용 삼출성 흉막염 치료에 효과가 있다.

· 질병에 따라 먹는 방법 ·

신경통과 폐렴에 백개자를 가루로 빻아 따뜻한 물을 부어 이겨서 풀처럼 된 것을 류머티즘과 신경통의 찜질약을 쓰며 폐렴에도 가슴에 붙인다.

가루를 목욕물에 풀어서 목욕을 하면 피부의 혈관을 확장시켜 신경통에 효과적이다. 같이 쓰는 약물로 피마자, 육계, 세신이 있다.

삼출성 흉막염에 삼출액의 양이 많아지면 기침을 할 때 흉협인통, 호흡곤란이 따르고 똑바로 누울 수가 없어 어느 한쪽으로만 누워야 한다.

이때, 백개자를 사용하면 삼출액을 없앨 수 있고 정력자, 원화, 감수를 배합한다.

허한, 해천 치료에 삼자양친탕은 백개자에 내복자, 자소자를 더해 허한, 해천의 치료에 쓰는 처방이다.

백개자의 따뜻한 성질은 기관지의 담분비를 촉진하고, 내복자는 소담작용을 더욱더 증가시키고, 자소자는 기관지의 경련을 완해하는 작용을 한다.

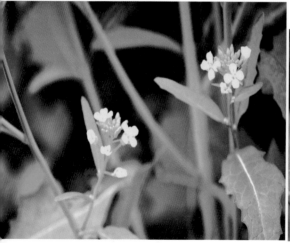

겨자

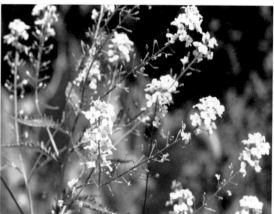

갯무

현재 Mustard로 쓰이는 종은 3종으로 Sinapis alba(백겨자), Brassica juncea(갓), Brassica nigra(흑겨자)가 있다. 겨자를 가공해서 향신료를 추가하면 머스터드 소스가 되며, 시판 머스터드 소스는 샛노란 색이 많지만 실제 겨자의 색은 갈색이 들어간 탁한 노란색이다. 씨앗 상태에서는 매운 맛이 나지 않는다. 고추냉이는 와사비이고, 겨자는 머스타드이다. 겨자는 씨를 갈고, 고추냉이는 뿌리를 갈아 쓴다.

갓 갓의 한자어는 "개(芥)" 로 쓰며 원산지는 중앙아시아다.

기원전 12세기 주나라 때에 이미 종자가 향신료로 쓰였다고 하며, 6세기의 〈신농본초경집주(神農本草經集注)〉에는 "갓은 배추와 비슷하면서 털이 있고 맵다. 날것을 먹어도 좋고 소금에 절여 먹어도 좋다"고 하였다.

키는 1m 정도이고 윗부분에서 가지가 갈라진다. 뿌리 부근에 나는 잎은 넓은 타원형이며, 끝이 둥글고 밑부분이 좁아지며 잎자루가 짧고 가장자리에 톱니가 있다. 줄기에 나는 잎은 긴타원상 피침형이며, 잎자루가 없고 양면에 주름이 있으며 흔히 자줏빛이 돈다.

요즘 잎과 씨를 목적으로 품종이 각각 개발되어 전자를 갓, 후자를 겨자라고 하기도 한다.

겨자무 다년생 초본으로 유럽이 원산지이고 중남부지방에서 월동한다.

겨자무의 영어 이름은 호스래디시(Horseradish)이며 '서양 고추냉이'라고도 한다.

뿌리는 굵고 깊게 들어가며 원줄기는 60cm정도이며, 겨자처럼 향신료로 이용한다.

잎은 20cm정도의 타원형에 털이 없고 가장자리에 톱니가 있다.

꽃은 5월에 백색으로 피며, 어린 순은 데쳐 나물이나 국을 끓여 먹는다.

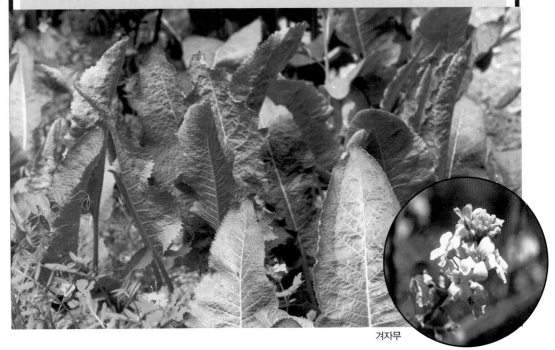

겨자무

금창초

Ajuga decumbens Thunb. |金瘡草|

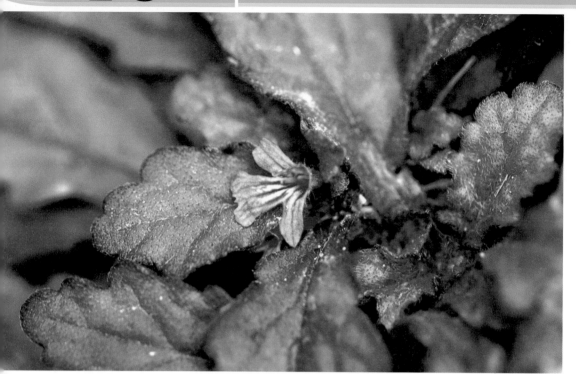

자생지	개화기	채취시기	채취부위
산지	5~6월	6~7월	전초

특징

성질은 차며 맛은 쓰다. 해열, 양혈, 소종작용을 한다.

· 생김새 ·

금창초는 '금란초' 라고도 부르며 남부지방에서 자라는 꿀풀과의 여러해살이풀이다. 평지의 길가나 산기슭의 양지에서 자란다. 높이가 10cm 정도이며 땅속 뿌리줄기가 옆으로 뻗으며 마디에서 뿌리가 내리고 원줄기는 곧게 자란다.

줄기에는 털이 나고 밑 부분이 서너 개 칼집 모양의 잎새로 싸여있고 윗부분은 큰 치마 모양의 잎 두개가 마주 난 것처럼 원줄기를 완전히 둘러싸며 사방으로 넓게 퍼진다.

줄기는 땅을 기면서 사방으로 퍼지고 곧게 서지 않으며 전체에 꼬부라진 흰털이 밀생한다. 로제트상의 근생엽은 끝이 둔하고 가장자리에 톱니가 있다.

5~6월에 연한 녹색이 도는 적자색 꽃이 핀다. 원줄기 끝에서 한 개씩 밑을 향해서 달리며 꽃줄기에는 털이 많다.

꽃은 대롱꼴이고 끝이 입술 모양으로 두 갈래진다. 윗입술은 짧고 두 개로 갈라져 있으며 아랫입술은 길게 세 갈래로 갈라진다. 꽃의 길이는 1cm안팎이고 빛깔은 짙은 자주색이다.

· 효 능 ·

채취 방법 5~6월 꽃이 필 때쯤 전초를 채취하여 햇볕에 말려 그대로 썰어서 사용한다.

해수, 천식, 기관지염, 인후염에 기침을 멈추게 하고 가래를 삭히며 열을 내려주므로 기침, 천식에 효과가 좋다.

타박상에 잎을 뜯어다가 붙이면 피가 멈춘다.

옹종, 정창에 해독작용을 하므로 잎을 생으로 찧어 환부에 붙인다.

금창초 전초를 약으로 사용한다.
전초에는 플로보노이드, 알칼로이드, 유기산 등이 포함되어 있다.
폐장에 작용하여 기침을 멈추고, 기관지염과 피를 토하는 증상에 좋다.
열을 내리고 독을 제거하는 효능이 있으며, 상처에 피를 멎게하는 효능이 있다고 하였다.

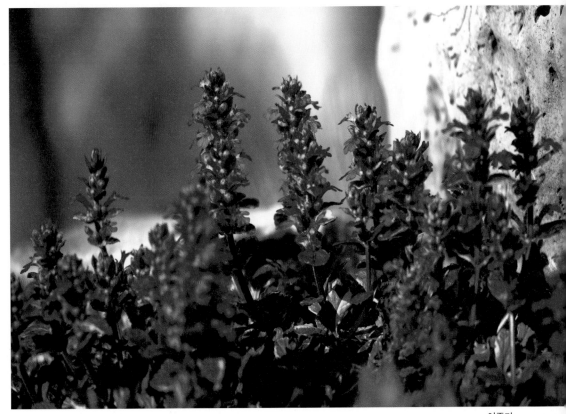

아주가

금창초는 금란초라고도 부르며, 속명은 그리스어로 '멍에가 없다'는 뜻이다.
이러한 속의 식물들이 화관에 윗입술(上脣)이 없어 보이는 데서 붙여진 것이다.
종명은 '옆으로 누운'이란 뜻이다.

아주가 아주가 중에서 Ajuga reptans라는 품종을 버글 또는 슈퍼버글이라고 부른다.
높이 15cm의 꽃줄기에서 자잘한 꽃이 4~7월에 입술 모양으로 자주색, 파란색, 붉은색,
흰색 꽃이 핀다. 어린 잎은 식용이나 차로 마시는데, 야간 떫은 느낌이 있다.
건조시킨 전초는 약용하며, 감기, 해열, 구강 염증에 효과 있다.

조개나물 꿀풀과 다년생풀로 중국, 한국이 원산지이다.
크기는 30cm이며 조개나물은 줄기와 잎에 털이 많으나, 아주가는 줄기에 털이 거의 없다.
꽃은 늦봄부터 초여름에 지주색으로 핀다.

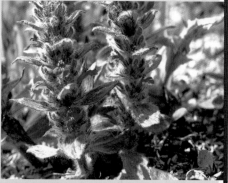

조개나물

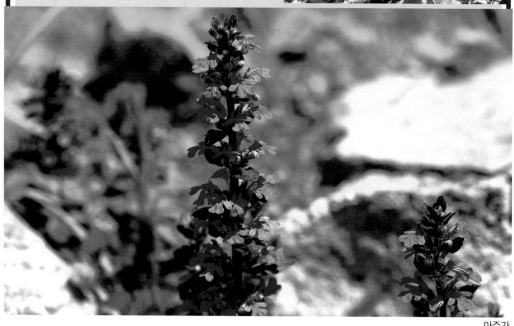

아주가

담쟁이덩굴

Parthenocissus icuspidata (S. et Z.) Planch.

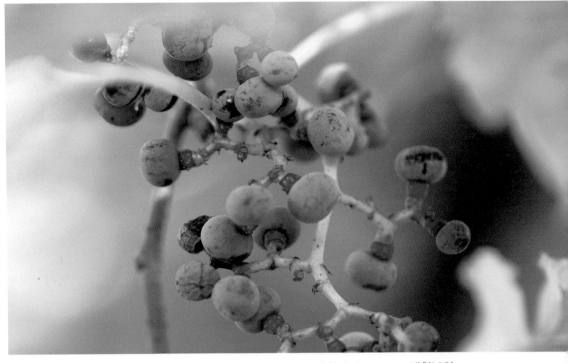

자생지	개화기	채취시기	채취부위
산지	5월	9~10월	덩굴

특징

성질은 따뜻하고 맛은 달다. 거담, 진통작용을 한다.

• 생 김 새 •

'담장을 잘 올라가는 덩굴나무' 란 긴 이름이 줄어서 '담쟁이덩굴' 이 되었다.

속명은 그리스어의 처녀와 덩굴의 합성어 이다. 담쟁이덩굴은 포도과에 속하며 낙엽이 지는 동굴성의 관엽식물로 줄기의 길이가 10m가 되도록 자라며 많이 갈라진다.

덩굴손이 짧으며 가지 끝에 흡착근이 생겨 다른 물체에 잘 붙는다.

흡착근은 덩굴손이 변한 것이며 잎과 하나씩 서로 마주보고 생긴다.

잎은 서로 어긋나고 잎자루가 있으며 넓은 계란형으로 3출복엽으로 어릴 때는 2∼3개로 갈라셔 완전하게 세장으로 갈라지기도 한다. 무성한 잎은 햇빛 차단으로 냉방비를 30% 줄일 수 있다.

초여름 피는 꽃은 양성으로 많은 꽃이 황록색으로 가지 끝이나 옆구리에 취산화서를 이루며 피지만 눈에 잘 안 띈다.

열매는 구형으로 지름이 6~8mm 정도이며 흰 가루로 덮인 것은 색 열매가 송이로 달린다.

어릴 때는 어디서나 잘 자라고 점차 커지면서 반음수로 되고 어른이 되어서는 양수이다.

· 효 능 ·

담쟁이 덩굴 혈을 잘 돌게 하고 풍을 없애며 아픔을 멈춘다. 산후어혈로 배가 아픈데,
류머티즘성 관절염, 반신불수, 편두통, 이슬 등에 쓴다.

뿌리는 산후 출혈, 진통 등에 효과가 있어 약용하고 줄기에서 나오는 즙액은 단맛이 난다.

잉글리쉬 아이비 잉글리쉬 아이비는 마른기침, 감기 그리고 만성 호흡기 질환에서 거담 효과를
위해 사용된다.

이 추출물은 진경제로도 사용되어 왔으며 피부 감염과 소양증의 국소 치료제로 그리고 체중
감량을 목적으로 사용되어 왔다.

또한 전통적으로 관절염, 피부선병, 발열, 피부 기생충, 화상, 감염증 등에 사용되어 왔다.

사포닌을 포함한 이 성분들은 호흡기계의 비정상적인 점액을 엷게하여,
분비물의 배출을 용이하게 하며, 아세틸콜린 유발성 기관지 경련을 예방하는
효과가 보고되었다.

『동의보감』에는 "담쟁이덩굴은 작은 부스럼이 잘 삭아지지 않는 데와 목안과 혀가 부은
것, 쇠붙이에 상한 것 등에 쓰며 뱀독으로 가슴이 답답한 것을 없애고 외상과 입안이 마르고
혀가 타는 것 등을 치료한다.
잔뿌리가 내려 바위에 달라붙어서 잎이 잘고 둥근 것이 좋다." 고 한다.

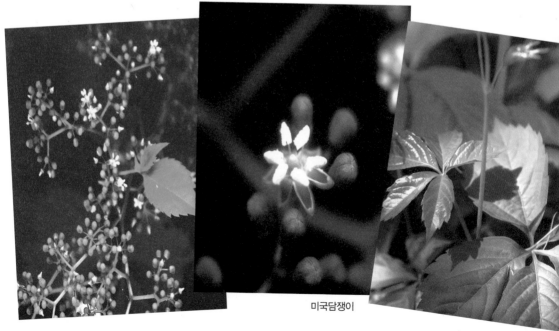

미국담쟁이

우리나라에서 자생하고 있는 담쟁이덩굴 (Parthencissus tricuspidata)은 잎이 1개인 홑잎이거나, 소엽이 3개인 삼출엽지만 미국이 고향인 미국담쟁이덩굴(Parthencissus quinquefolia)은 손꼴겹잎이며 소엽이 5장이다.

아이비(서양담쟁이) 아이비는 두릅나무과이며 담쟁이덩굴은 포도과이다.

아이비는 줄기가 기둥을 타고 올라가고, 담쟁이덩굴은 줄기에서 잎과 마주하면서 돋아나는 공기뿌리의 끝이 작은 빨판처럼 생겨 나무줄기, 벽돌까지 착 달라붙는 편리한 구조이다. 서양담쟁이덩굴(Hedera helix)의 접착력은, 뿌리에서 분비되는 얇고 노란 접착제로 핵심성분은 당(糖)으로 코팅된 나노볼(미세한 구형 나노입자)라고 한다.

담쟁이덩굴은 아이비에 비해 성장 속도가 빠르고 포도과 식물답게 열매도 포도와 비슷하게 생겼다. 둘다 가을이 되면 단풍이 들지만 아이비는 붉게 변한 후에도 떨어지지 않고 그 상태로 겨울을 나고, 봄이 되면 본래의 잎이 초록으로 변한다.

미국담쟁이 포도나무과에 속하는 목본성 덩굴식물로 원산지는 북아메리카이다.

끝이 얇고 납작한 덩굴손으로 벽을 타고 올라가 큰 나무 줄기를 뒤덮는 덩굴식물로 자란다. 꽃은 6~7월에 피며, 초록색 잎이 가을에는 노란색, 붉은 자주색 등의 여러색깔로 변한다.

멕시코담쟁이 그레이프 아이비(Grape Ivy)라고도 한다. 포엽은 3개의 작은 잎으로 양쪽에 3개의 톱니 모양을 가졌다. 잎은 처음엔 은색에서 점점 짙은 녹새으로 변하고, 잎 뒷면은 털이 난 갈색줄기에 붉은색을 띤다.

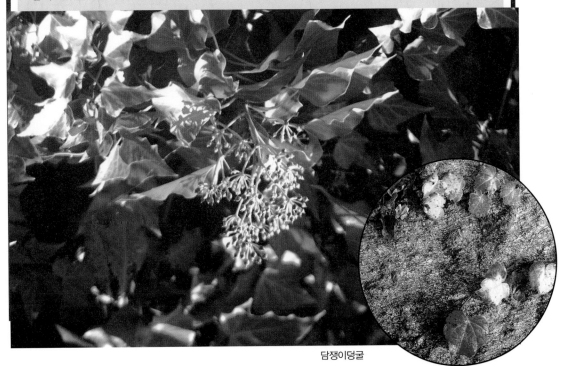

담쟁이덩굴

벚나무

Prunus sargentii Rehder 산벚나무
Prunus yedoensis Matsumura 왕벚나무, 화피 | 樺皮 |

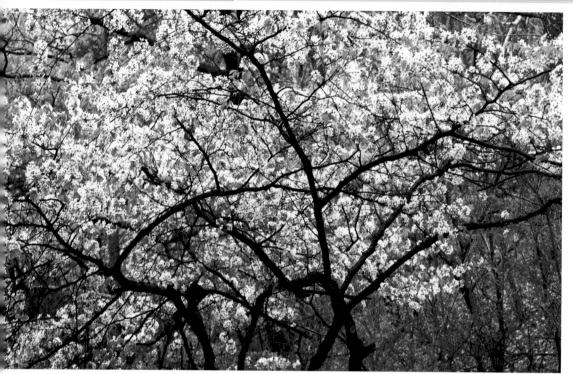

자생지	개화기	채취시기	채취부위
산지	4~5월	6~7월	수피

특징
성질은 차고 맛은 쓰다. 해수, 해독작용을 한다.

• 생 김 새 •

4월 초순부터 우리나라 남쪽지방에서 올벚나무가 피고난 후 잎보다 먼저 꽃봉오리를 맺기
시작하며 북상하여 경기, 서울은 4월 중순경 피며, 강원도 산간은 5월 중순쯤에야 꽃이 핀다.
꽃은 산방꽃차례 또는 산형꽃차례로 2~5개의 꽃이 달린다.
꽃자루는 털이 없으며, 포가 달려 있다. 꽃받침통은 원통모양이고 털이 없으며,
암술대 기부에 털이 없는 것이 올벚나무와 왕벚나무와 구분되는 특징이다
수피는 회갈색이며 가로로 터지는 피목이 발달한다. 잎은 달걀모양으로 끝이 급한 첨두이다.
양면에 털이 없으며 가장자리 에 잔 톱니가 있으며 엽병에는 2~3개의 밀선이 있다.
꽃은 한꺼번에 활짝 피었다가 불과 5~6일만에 한꺼번에 모두 떨어지는 것이 특징이다.
6월에 흑자색 둥근 열매가 열린다.

116

· 효 능 ·

채취 방법 봄에서 가을철에 수피를 채취해 햇볕에 말려 조잡한 겉껍질을 제거후 잘게 썰어 쓴다.
벚나무 잎 '쿠마린' 이라는 성분이 들어 있는데 이는 음식물이 잘 상하지 않게 하는 작용을
한다. 껍질에는 '사쿠라닌' 이라는 물질이 들어있는데, 이 물질을 뽑아내어 만든 것이 '프로틴' 이라는 기침약이다.

> 싱싱한 벚꽃잎만을 따서 모아 잘 씻은 다음 꿀을 넣어 버무려 벚꽃청을 만들어 두었다가
> 차로 마시신다.
> 또한 겹벚꽃의 꽃봉오리와 꽃잎을 따서 소금에 절여 두었다가 차로 마시기도 한다.
> 벚꽃청 15g에 끓는 물을 부어서 우려내어 마시면 식중독, 기침 치료에 효과가 좋다.

· 질병에 따라 먹는 방법 ·

해수, 기침, 해독에 벚나무 껍질을 진하게 달여서 복용하면 효과가 있다.
속껍질은 식중독, 생선 중독, 버섯 중독에 효과가 있다.
특히 고등어, 가다랭이 같은 등 푸른 생선에 중독되었을
때 벚나무 속껍질을 달여 먹으면 효과가 있다.

소화불량과 설사에 어린 가지의 녹색 속껍질을 벗겨
잘게 썰어 그늘에 잘 말려 두었다가 하루 20~25g을
달여서 먹는다.

각종 피부병에 벚나무 잎도 피부병에 효과가 있다.
벚나무 잎을 그늘에서 말린 것을 달여서 땀띠, 습진,
피부병 등에 바르면 잘 낫는다.

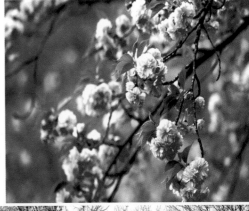

겹벚나무

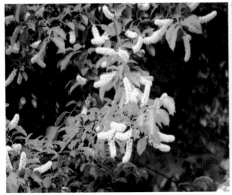

세로티나벚나무

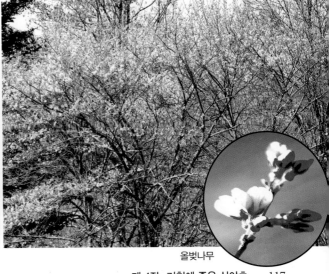

올벚나무

우리나라 벚나무를 형태적으로 구분할 때 암술대에 털의 유무에 따라 크게 둘로 나뉜다.
암술대에 털이 있으면 올벚나무와 왕벚나무, 없으면 벚나무, 잔털벚나무, 산벚나무
로 구분한다. 올벚나무 꽃받침통은 항아리모양, 왕벚나무는 원통형을 가진다.
꽃은 올벚나무가 가장 빠르고, 왕벚나무가 뒤를 따르고, 벚나무와 잔털벚나무가 다음이다.

올벚나무 우리나라 전남, 제주도에 자라며, 수형이 단아하고 풍성한 꽃을 자랑한다.
꽃은 4월초에 잎보다 먼저 피고 흰색부터 연한 분홍색까지 다양하다.
수피는 회갈색이며, 어린 개체는 가로로 터지지만 커질수록 세로로 톡특하게 터진다.

개벚나무 잎 뒷면에 털이 있고 꽃대가 짧게 발달하며 암술이 수술 위로 나오는 등의
특징이 있다. 이러한 특징이 개벚나무를 잔털벚나무의 이명으로 봐야한다는 의견이 있다.

양벚나무 꽃은 5월에 3cm정도로 백색으로 피며 꽃차례에 3~5개씩 달리며, 꽃자루는
4cm로 털이 없다. 꽃받침통은 윗부분이 좁고 꽃받침조각은 뒤로 젖혀진다. 꽃잎은 길이
1.5cm에 달걀 모양이다. 잎은 어긋나기하며 줄기는 일년생 가지에 털이 없다.

겹벚나무 잎은 어긋나며, 잎 끝이 뾰족하다.
4~5월에 분홍색꽃으로 여러겹으로 동시에 핀다.

세로티나벚나무 북아메리카에 자생하며,
Serotina라는종소명은 '늦게 꽃이 피는 '이라는 뜻
이다. 열매가 검보라색으로 익어 가기에 'black
cherry' 라 부른다.
수피는 어릴때 매끄럽고 작고 가늘게 세로로
터지다가, 더욱 검게 갈라지며 거칠게 변한다.

개벚나무

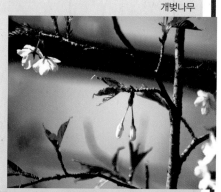

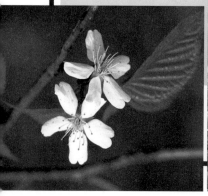

산벚나무

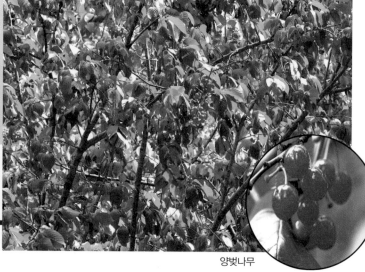

양벚나무

비누풀

Saponaria officinalis L.

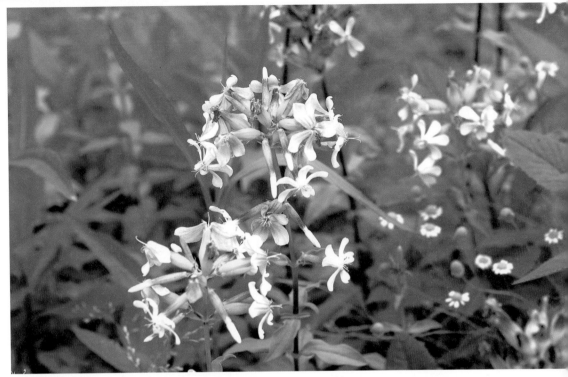

자생지	개화기	채취시기	채취부위
재배	6~8월	10~11월	뿌리

특징

성질은 차고 맛은 쓰다. 거담작용을 한다.

· 생 김 새 ·

비누풀은 유럽, 서아시아가 원산지로 알려진 석죽과의 여러해살이풀이다.

뿌리줄기를 잘게 썰어 물에 넣고 세게 흔들면 비누거품처럼 생기는 현상으로 인해

'비누' 라는 뜻의 'saponaria' 란 학명이 생겼다. 같은 이유에서 비누풀이란 이름 외에

'거품장구채(soapwort)라고도 부른다.

높이가 30~90cm이고 뿌리줄기는 희며 굵고 옆으로 기듯이 자란다.

줄기는 곧게 자라거나 약간 비스듬하게 서고 잎은 긴 타원형으로 마디에 마주보며 나며,

끝이 가늘다.

6~8월에 줄기 끝에 분홍색을 띠는 하얀 꽃이 피는데 변종으로

빨강, 분홍색도 있고 겹꽃인 것도 있다.

뿌리줄기는 흰색이고 굵고 잎은 버들잎 모양으로 두 개씩 마주난다.

· 효 능 ·

채취 방법 10~11월에 땅위의 줄기가 시들기 시작할 때 뿌리줄기를 캐서 물로 흙을 깨끗이
씻는다.

그런 다음 1~2cm의 굵기로 자른 후 햇볕에 말린다.

비누풀의 땅속줄기와 뿌리 강한 용혈작용이 있다.

점막에 대한 강한 국소 자극작용도 있다.

비누풀의 사포닌 혈중 콜레스테린 혈량을 낮추며 거담약으로 쓰인다.

다량을 쓰면 해수, 구토, 메스꺼움, 설사를 일으키므로 적당히 써야 한다.

· 질병에 따라 먹는 방법 ·

감기에 기침, 가래, 만성 피부염 환자는 뿌리줄기를 가루로 만들어,

한번에 1g씩 하루에 세 번 식사사이에 미지근한 물로 먹는다.

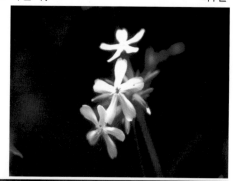

비누풀

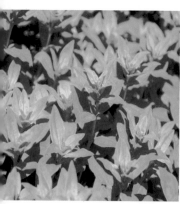

비누풀

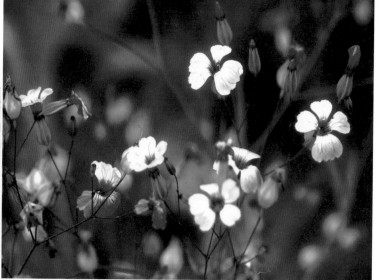

말뱅이나물

말뱅이나물 중국 원산의 귀화식물로 중부 이남 들에 나는 한두해살이풀이다.
키는 60cm정도 이며, 줄기는 곧추 서고, 윗 부분에서 가지가 갈라지고 털이 없다.
잎은 마주나기하며 피침형이고, 잎자루는 없다.
분녹색의 잎밑이 줄기를 둘러싸고 가장자리는 밋밋하다.
꽃은 6~7월에 줄기 끝에 취산꽃차례로 드문드문 연분홍색으로 핀다.
꽃받침은 원통형으로 끝이 5개로 갈라지고, 수술은 10개 암술은 2개이다.
열매는 삭과로 5개의 능선이 있고 꽃받침으로 싸여
있으며, 그 안에 다수의 종자가 들어 있다.

말뱅이나물

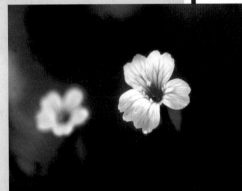

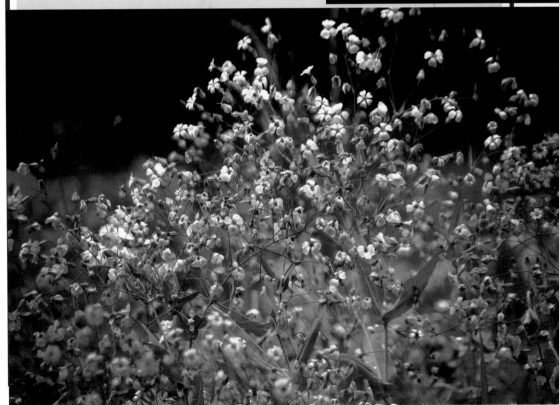

말뱅이나물

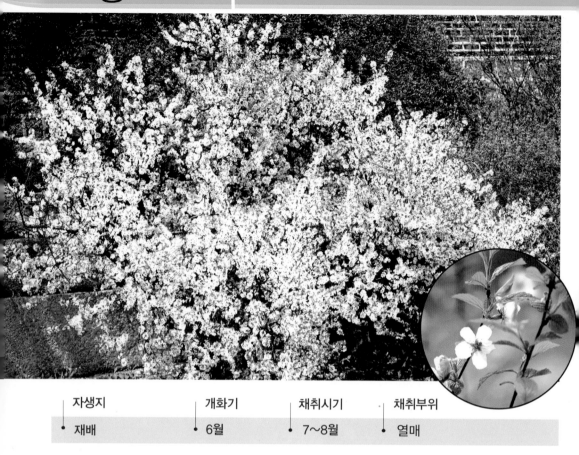

앵 도

Prunus tomentosa Thunb

자생지	개화기	채취시기	채취부위
재배	6월	7~8월	열매

특징

맛은 달고 성질은 따뜻하다. 자양, 강장작용을 한다.

• 생 김 새 •

앵도는 전국 각처의 인가부근에서 심어 기르는 낙엽지는 장미과 벚나무속의 관목이다.

앵도는 꾀꼬리가 먹으며 꽃의 생김새가 복숭아와 비슷하다 하여 '앵도' 라 한다.

높이는 3m에 가지가 많이 갈라진다.

껍질은 흑갈색이고 어린 가지에 부드러운 털이 빽빽이 있다.

잎은 서로 어긋나서 피며 도란형이다. 끝은 점차 뾰족해지고 밑은 둥글다

잎의 길이는 5~7cm로서 표면에 잔털이 있으며 뒷면에는 흰색의 융모가 있다.

가장자리는 잔 톱니가 있으며 잎자루는 짧고 털이 있다.

꽃은 4월에 잎겨드랑이에 1~2개씩 잎과 거의 같이 피며 지름이 2cm의 연한 홍색을 띤다.

꽃자루도 1~2mm로 짧고 털이 덜 밀생한다. 꽃받침통은 원통형으로 씨방에는 털이 밀생한다.

열매는 6월에 붉게 익는데 핵과로서 둥글다.

· 효 능 ·

잎은 동의보감에 '뱀에게 물렸을 때 짓찧어 붙이고 또 즙을 내어 먹으면,
뱀독이 속으로 들어가는 것을 막을 수 있다' 라고 했다.

《동의보감》에 앵도는 '중초를 고르게 하고 지라(쓸개)의 기운을 도와준다.
얼굴을 고와지게 하고 기분을 좋게 하며 소화불량으로 생기는 설사를 멎게 한다.

· 질병에 따라 먹는 방법 ·

기침에 앵도주는 기침에 좋으며, 꿀물에 1티스푼 타서 마시면 숙면을 취할 수 있다.
《음식디미방》에는 앵도편을 만드는 방법을 적어놓았다.
'앵도를 끓는 물에 반쯤 익혀서 씨를 발라내고 잠깐 데친 후,
체에 걸러 꿀을 졸여 섞고 엉기면 베어 쓴다' 라고 했다.

앵도편 만드는 방법
앵도의 꼭지를 뽑고 물로 깨끗이 씻은 후 물기를 완전히 없앤다.
소주 900cc에 앵도 300g과 설탕 30g을 모두 넣고 술을 담근다.
음용은 3개월 정도면 가능하나 과실은 건지지 말고 6개월 이상
그대로 둔다.

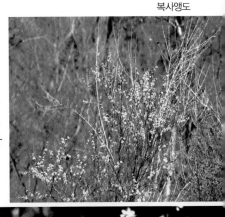
복사앵도

복사앵도

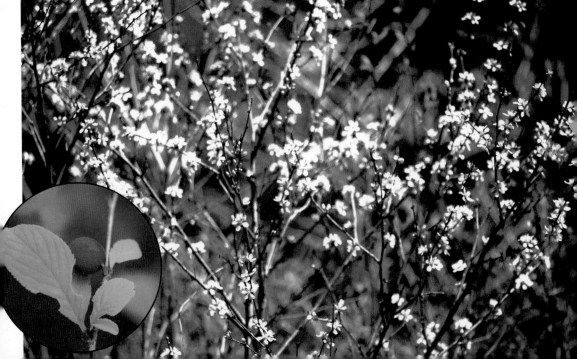

앵도는 중국의 화북지방과 티벳이 원산지로서 음력 3월을 '앵월' 이라고 부르며 옛날 속담에 '처가집 세배는 앵두꽃 꺾어 가지고 간다.' 는 말도 있다.

앵도는 모든 과실 가운데서 가장 먼저 익는다. 예전에는 우물가에 많이 심었지만 연못가에는 심지 않았다 한다.

앵도는 제물로도 귀히 여겨 조선시대에는 의례의 본보기로서 반드시 5월 초하루와 보름제사에 올렸다고 한다.

이스라지

앵도와 가까운 종인 이스라지는 '산앵도' 라고도 불리며, 높이 1m로 산야에서 자란다.

잎은 매우 뾰족하며 표면에 털이 없고 가장자리에는 겹톱니가 있다.

꽃은 5월에 피며 연한 홍색으로 우산형으로 달린다. 꽃자루는 2cm 정도이다.

열매는 7~8월에 적색으로 익는다.

복사앵도

장미과 식물인 복사앵도는 복숭아나무와 앵도의 잡종으로 분류하고 있다.

그동안 함경도와 평안도 등 산지에서만 분포한다고 알려져 왔으나,

강원도석회암 지대에서도 발견되었다.

3~4m까지 자라고, 얼핏 보기에 앵도나무와 유사하지만 잎이 길고 크며,

열매가 복숭아를 닮았으나 열매도 좀 크다.

복사앵도

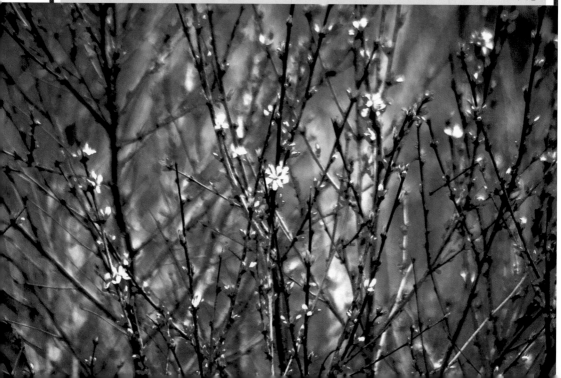

전 호

Anthriscus sylvestris Hoffmann
Angelica decurisivia(Miq.) F. et S. 바디나물
Peucedanum praeruptorum Dunn 기름나물, 백화전호|白花前胡|

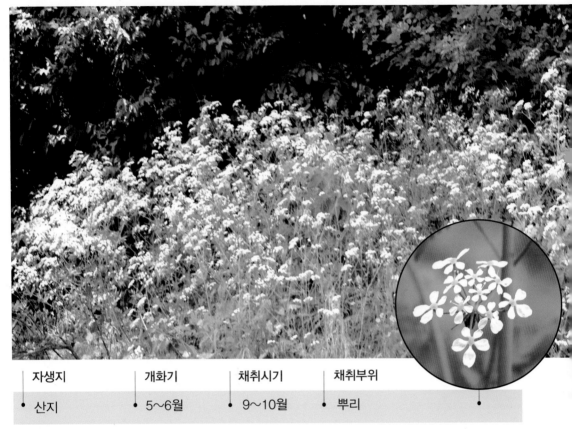

자생지	개화기	채취시기	채취부위
산지	5~6월	9~10월	뿌리

특징

성질을 차고 맛은 쓰다. 화담, 거해작용을 한다.

· 생 김 새 ·

전호는 전국 각처의 산지에 나는 산형과의 여러해살이풀이다. 전호는 싹이 시호에 비해
시기적으로 먼저 나온다 해서 붙여진 이름이다.

숲 가장자리와 같은 약간 습기가 있는 곳에서 자란다.

높이가 1m에 달하고 뿌리가 굵다. 근생엽과 밑 부분의 잎은 잎자루가 길고 삼각형이며 3개씩
2~3회 갈라진다.

길이가 20~50cm로서 연약하고 갈래는 끝이 뾰족하고 톱니가 있고 뒷면 맥 위에 퍼진 털이 약간
있다. 경생엽은 호생하며 근생엽과 비슷하지만 점점 작아져서 엽초만으로 된다.

흰색의 꽃은 5~6월에 피고 겹산형화서이다.

가장자리의 것이 가장 크고 꽃잎은 5장 중 바깥쪽 1장이 가장 크다.

열매는 분과로서 피침형이고 녹흑색이며 도는 흑색이며 길이가 5~8mm되며 밋밋하다.

· 효 능 ·

발산 · 퇴열 · 화담 · 지해작용 풍한 또는 풍열 감기로 인해 생기는 해수와 담다(痰多)를 치료한다. 전호의 발산과 해열작용은 시호와 유사하다.

마황이나 형개에는 미치지 못하므로 반드시 신온하고 발산력이 강한 약과 배합해 사용한다.

화담 · 지해작용 반하와 거의 같다.

평기 · 지구작용 진피, 지각, 두시를 더해 끓여 복용하면 산한, 지구, 식욕증진에 효과가 있다.

눈을 밝게함 전호는 『명의별록』의 중품에 있는 약물로 상한의 한열을 치료하며, 신진대사를 왕성하게 하며 눈을 밝게 하는 작용이 있다고 한다.

· 질병에 따라 먹는 방법 ·

급성 기관지염에 전호에 행인, 길경, 박하를 배합해 사용하면 초기의 급성 기관지염에 좋다.

인후에 열이 있을 때 인후에 종통이 있고 건조하여 진액이 부족할 경우 원삼, 길경, 산두근을 배합해 사용한다.

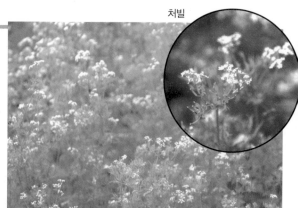

처빌

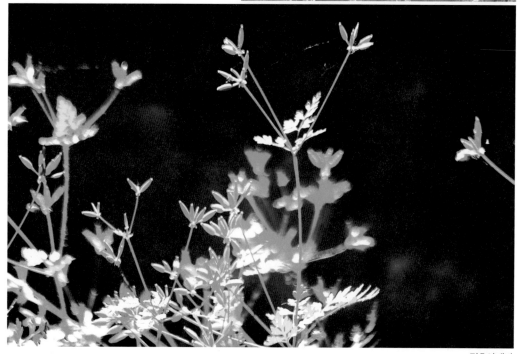

전호아재비

중국에선 전호의 기원 식물이 praeruptorum이고, 기름나물과 유사하다.

기름나물은 석방풍이라 하여 방풍의 대용 약재다. 중국전호는 자화전호와 구별하여 백화전호라 한다. 바디나물의 변종인 흰꽃바디나물을 백화전호라고 보기도 한다.

바디나물 바디나물은 전국 산지 숲, 골짜기 냇가의 응달에서 자라는 여러해살이풀이다. 줄기의 높이는 80~150㎝이며 상부에서 가지가 갈린다. 근경이 짧고 뿌리가 굵다. 근생엽과 밑 부분의 잎은 잎자루가 길며 삼각상 넓은 난형이고 깃 모양이 갈라진다. 소엽은 3~5개이지만 다시 3~5개로 갈라진다. 꽃은 8~9월에 긴 꽃대 끝에 복산형화서로 짙은 자주색 꽃이 산형으로 핀다. 열매는 타원형이며 편평하고 길이가 5㎜되며 좌우에 날개 모양이 있다.

전호아재비 미나리과의 북아메리카 원산의 귀화식물로 들판이나 길가에서 자라는 한해살이풀이다. 국내에서는 상암동 월드컵 공원 일대에서 확인되어 빠르게 확산하고 있다. 잎은 호생하고 우상복엽이며 길이 7cm, 폭 5cm이다. 꽃은 4~5월에 복산형화서로 흰색꽃이 핀다. 열매는 피침상 장타원형이다.

처빌 서부 아시아가 원산지인 미나리과에 속하는 일년생풀이다. 높이는 30cm로 흰색꽃을 피운다. 연녹색의 말린 처빌은 아니스를 연상시키는 은은한 향기와 맛을 낸다. 유럽에서는 향기나는 레이스 모양의 말린 잎을 생선, 고기에 맛을 내는데 쓴다.

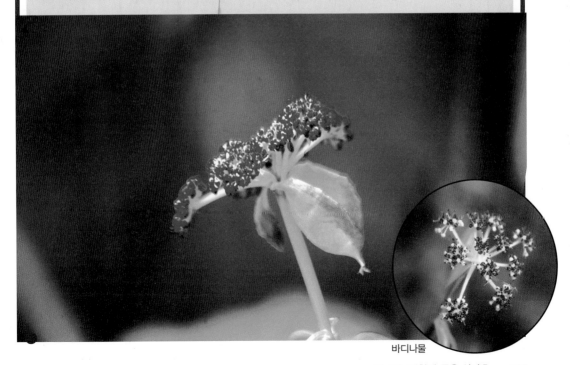

바디나물

쥐방울덩굴

Aristolochia contorta Bge.
마두령 | 馬兜鈴 |, 청목향, 토목향

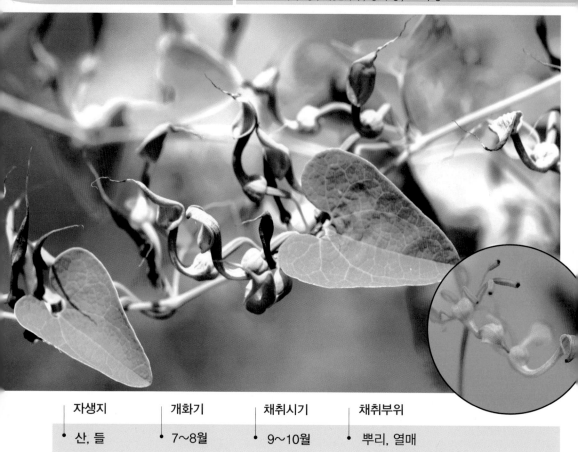

자생지	개화기	채취시기	채취부위
산, 들	7~8월	9~10월	뿌리, 열매

특징

열매: 강한 쓴맛이며 성질은 차다. 줄기: 맛은 쓰며 성질은 따뜻하다.
뿌리: 맛은 맵고 쓰며 성질은 차다.

• 생 김 새 •

쥐방울덩굴은 전국의 산과 들의 숲 가장자리에서 자라는 쥐방울과의 여러해살이 덩굴식물이다.
마두령이라고도 하는대, 열매가 달려 있는 모양이 말의 목에 걸려 있는 방울과 비슷하다고 하여
붙여진 이름이다.

어긋나기로 달리는 잎은 심장 모양 또는 넓은 달걀꼴 심장 모양이며 가장자리가 밋밋하다. 7~8월
잎겨드랑이에서 1개씩 피는 통꽃은 마치 색소폰 모양으로 겨울에 달리는 열매 주머니처럼 눈에
쏙 들어온다. 꽃잎처럼 보이는 꽃받침은 아랫부분이 둥글고 위로 갈수록 좁아졌다가 나팔처럼
벌어지며 한쪽 낱조각이 길게 뾰족해지는 모양이다.

꽃에서는 비린내가 약간 나며 이 냄새를 따라 찾아온 파리가 꽃가루받이를 돕는다.

열매는 9~10월에 익으며 녹색에서 황색으로 변한다.

· 효 능 ·

채취 방법 성숙한 열매를 채취해 햇볕에 말리거나 그대로 잘게 부수어 꿀에 볶은 후 사용한다.
뿌리는 가을에 캐어 약용하며 곱게 가루를 내어 쓰며, 씨는 살짝 볶아 쓴다.
마두령은 매우 써서 사람에 따라 구토가 나면, 꿀물에 축여 볶은 후 말린 다음 사용하면 좋다.
뿌리는 목향과 비슷하고 새끼손가락 만하며 적황색이다.   '토목향' 이라고 부르며 독이 있다.
덩굴줄기는 '천선등' 이라 부르고 기를 소통시키고 혈액순환을 원활하게 한다.
청열화담 · 지해정천을 위한 상용약 해수를 동반한 호흡곤란과 담이 많고 기가 급한 증상에
쓴다. 천식의 발작으로 호흡이 급하고 드러눕기도 곤란한 경우에 쓴다.
뇌혈관 및 강심효과 양호한 강압작용이 온화하고 지속적이기에 심장 및 뇌혈관에 효과적이다.

· 질병에 따라 먹는 방법 ·

가래와 천식에 천식으로 호흡급박, 기조담주 증상이 있으면 마두령에 황금, 자소자, 행인,
상백피, (강)반하, 진피를 배합해 사용하면 화담정천 효과가 있다.
급성 인두염, 후두염에 마두령이 발열과 인두통, 충혈의 보조치료제이다.
이때 길경, 산두근, 사간 등과 배합하여 사용한다.
고혈압증에 마두령에 결명자, 산사를 배합해 사용한다.
혈압 상승으로 불면, 이명시 마두령에 구등, 여정자, 산조인을 더해
쓴다.
피부습진에 가려우면 마두령 40g을 끓여 조석으로 환부를 씻는다.
여름철 설사와 복통에 2g씩 따뜻한 물로 복용한다.

쥐방울덩굴

등칡

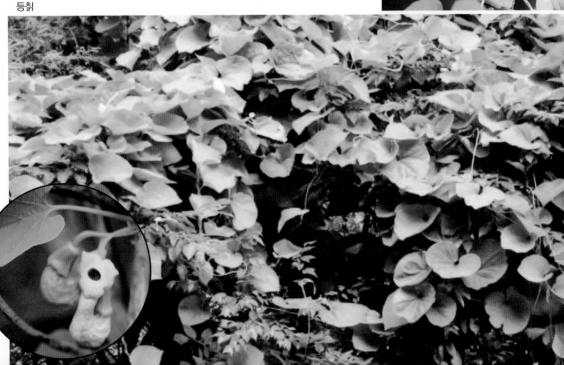

쥐방울덩굴과에는 8개 속 약 400여 종을 포함하고 있다.

유럽·아시아·아메리카의 열대와 온대 지방에 분포하고, 한국에는 2속 4종이 자란다.

속명은 여성생식기 구조에서 비롯하는데 꽃모양이 나팔관을 닮았고 부풀어 오르는 열매 모양은 자궁에 비유해서 출산에 좋다는 의미의 고대 희랍어에서 유래되었다.

이름은 꽃 모양과 열매 모양에서 유래하는데, 한방에서는 말린 열매를 '마두령(馬兜鈴, 열매 주머니 모양이 말에 달았던 방울을 닮은 데서 유래한다.

말린 뿌리를 '청목향(靑木香)' 이라 부르나, 이 약재에는 산모와 태아에게 위험한 성분이 함유돼 있다.

등칡 쥐방울덩굴과 속하는 낙엽 활엽 덩굴수이다.

등칡은 등나무와 칡을 섞어 놓은 것처럼 닮았다하여 붙인 이름으로 등나무와는 다르다.

등칡은 왼쪽으로, 칡은 오른쪽으로 감아오른다하여 반목한다는 뜻의 갈등이란 단어가 유래했다. 꽃은 트럼펫 관모양으로 3~5월에 피고, 열매는 삭과로 9~10월에 달린다.

등칡은 줄기를, 칡은 뿌리를 섭취한다.

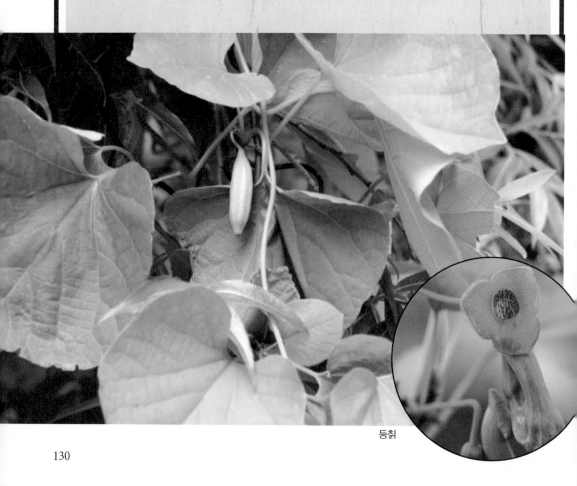

등칡

제5장
지혈에 좋은 산야초

● ○ ○ ■ ■ □

동백꽃은 옆이나 아래를 보고 다소 곳이 피어난다.
동백꽃은 꽃자루가 길어 꿀샘이 꽃 속 깊숙이 있고,
동박새의 부리는 꿀샘을 찾기에 안성맞춤이다.
동백꽃은 꿀을 먹이고 동박새는 꽃가루를 날라주며 서로 돕고 산다.
동백꽃은 너무 이른 봄에 피어 다른 곤충이 꽃가루를 날라줄 수 없기 때문이다.

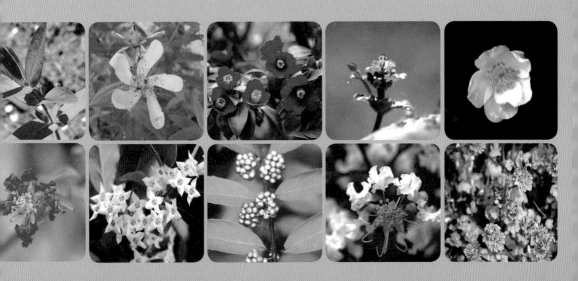

고 비

Osmunda japonica Thunb 자기|紫箕|

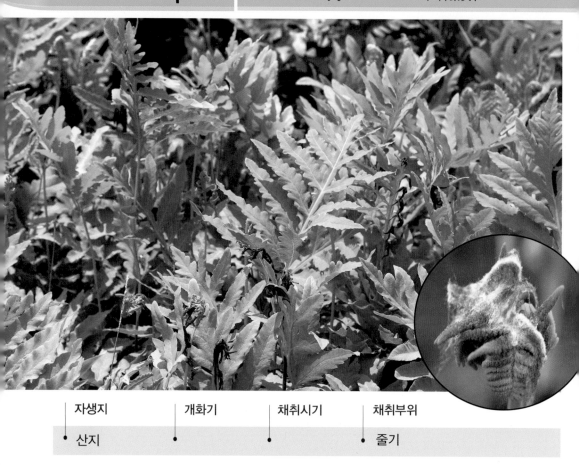

자생지	개화기	채취시기	채취부위
산지			줄기

특징

성질은 차고 맛은 쓰다. 지혈, 이뇨, 살충작용을 한다.

• 생 김 새 •

고비는 여러해살이의 양치식물로 주로 중부이남의 산과 들판의 풀밭에서 자란다. 속명은
북유럽의 신화에 나오는 우뢰와 농업의 신 토르에 대해 색슨족이 부르는 이름에서 나온 말이다.
덩어리진 뿌리줄기를 가지고 있으며 여러 장의 큰 잎이 한자리에서 자라난다.
어린잎은 아기의 주먹처럼 둥글게 감겨 있고 많은 털로 덮여 있으며 자라나면서 서서히 풀려
길이는 30cm가 넘는 큰 잎으로 변한다.
4월 하순부터 5월 중순에 자란 어린 잎줄기를 꺾어 말리거나 생으로 나물을 만들어 먹는다.
고비는 떫은맛이 매우 강하므로, 맛있게 먹으려면 우선 그릇에 고비를 두어 겹 정도 깔고 나무
재를 한줌 뿌리며 켜켜이 쌓은 다음 뜨거운 물을 붓고 들뜨지 않도록 돌을 얹어 놓는다.
이튿날 꺼내 연해질 때까지 삶아 3시간 우려내어 말린후, 데치거나 육계장에 넣으면 맛이 좋다.

· 효 능 ·

채취 방법 봄과 여름에 캐어서 줄기, 잎, 뿌리를 캐어 말려 보관하여 쓴다.

고비는 많은 양의 단백질과 베타카로틴, 비타민B2, C가 넉넉히 함유되어 있다.

잎은 여름에 무성하게 자란 잎은 성분이 너무 짙으므로 생잎을 사용하지 말고 반드시 데쳐서 말려 성분을 약화시킨 다음 소량씩 써야 한다. 하루에 9~15g 복용한다.

지혈 · 살충작용 주로 뿌리줄기를 약재로 쓰는데 지혈작용이 뛰어나 코피, 혈변, 토혈, 외상 출혈, 월경 과다를 멈추는 데 쓰인다.

기생충 제거에 말린 뿌리줄기를 달여 마시면 촌충을 없앤다.

장을 깨끗이 청소 여름에 전초를 거두어 건조시켰다가 달여서 복용하면 허리와 등이 굽고 다리가 무력해질 때, 간장이 나쁜 경우 효험을 본다.

뼈를 튼튼히 하고 간과 콩팥을 강하게 하며 대장과 소장을 청결하게 한다고 한다.

· 질병에 따라 먹는 방법 ·

감기, 몸살, 피부발진, 토혈, 코피, 혈변, 월경과다, 대하증에 좋다

인후통에 민간에서는 봄과 여름에 캐어서 말린 줄기와 잎은 인후통에 사용한다.

이뇨제로 사용 뿌리는 이뇨제로 사용한다. 말린 뿌리줄기를 2~4g씩 약 300㎖의 물을 넣고 약한 불에서 서서히 반으로 달여 한 달 정도 식후에 복용한다.

발의 습진, 종기에 어린 뿌리줄기를 달인 물에 발을 담가 씻는다.

유행성 감기 예방에 말린 뿌리줄기를 우려낸 물을 수시로 마신다.

도깨비쇠고비

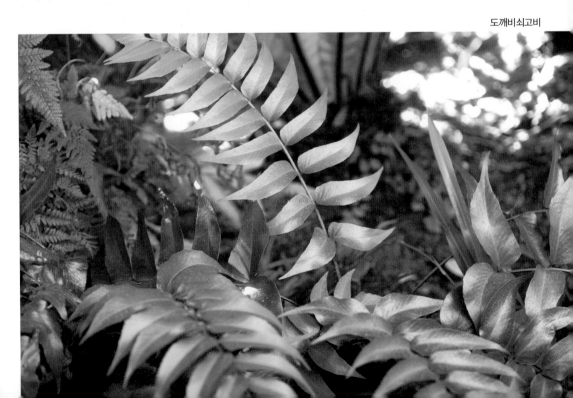

도깨비쇠고비 면마과 쇠고비속의 상록다년생초(관엽식물)로 분포지역은 일본, 중국, 대만, 인도에 분포하며, 우리나라는 제주도와 울릉도, 중부지방 해안가에서 자란다. 잎은 근경 끝에서 모여 우상으로 어긋나기 한다.,
잎의 엽병은 밑부분에 비늘조각이 밀포하고, 비늘조각은 달걀모양 또는 넓은 피침형이며 끝이 갑자기 뾰족해지고 좁아지며 흑갈색이다.
또한 잎은 억세고 가죽질이며 암록색에 광택이 난다. 어릴 때는 적갈색 비늘조각으로 덮여있지만 얼마 후 떨어진다 포자는 잎 뒷면과 전면에 산재해 있고, 포막은 둥글며, 익으면 중앙부가 검은 갈색으로 변한다.

쇠고비 면마과로 학명은 'Cyrtomium fortunei' 이며 개관중이라고 부른다.
속명(Cyrtomium：낫모양)은 희랍어인 cyrtoma으로 ‘굽은’ 의 뜻에서 유래했는데, 우편의 모양이 곡선으로 휘어져서 이름이 지어졌다.
종명 ‘falcatum’ 은 낫 모양이라는 뜻으로, 잎의 끝이 낫처럼 구부러져 올라간데서 비롯했다. 유사한 종으로 참쇠고비가 있다.

고비

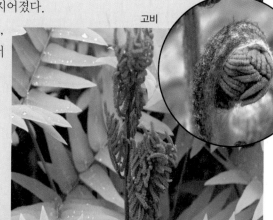

쇠고비

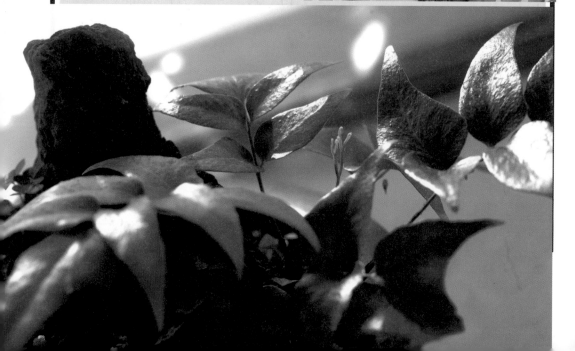

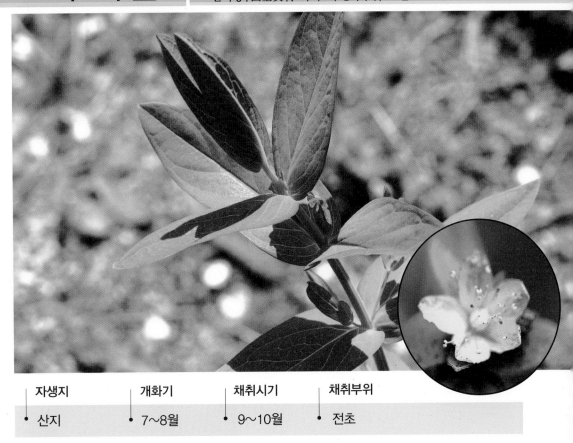

고추나물	Hypericum erectum Thunb. 제절초	弟切草	
	Hypericum japonicum Thunb. 애기고추나물
	전기황|田基黃|. 지이초|地耳草|, 소연

자생지	개화기	채취시기	채취부위
산지	7~8월	9~10월	전초

특징

성질은 평이하고 맛은 달고 또는 담백하다. 진정, 청열, 이뇨작용을 한다.

· 생 김 새 ·

고추나물의 속명은 그리스어의 옛 이름 'Hyperikon'에서 나온 말이다. '밑'이라는 뜻과 '풀숲'이란 뜻의 합성어이다. 종소명은 '곧은'이란 뜻이다.

고추나물은 각처의 산야의 습기가 있는 풀밭에서 자라는 물레나물과의 여러해살이풀이다.

줄기는 원추형이며 곧게 서고 털이 없으며 녹색이고 크기가 30~60cm이다.

잎은 마주보고 나며 길이가 3~5cm이다. 작은 검은 점이 있고 기부는 줄기를 감싸 안는다.

끝은 둔한 피침형이고 가장자리가 밋밋하다.

꽃은 노란색으로 7~9월에 피며 지름이 1.5~2cm로 가지 끝에 원추형 같은 화서를 이룬다.

꽃받침과 꽃잎은 5장이다. 꽃잎은 길이가 8~10mm이고 수술은 9개로 3개씩 모여 핀다.

개화시점은 맑은 날 오후 2시가 넘어야 피고 이른 저녁에 꽃을 닫는다.

열매는 삭과로 길이가 10mm 난형이며 3개로 갈라지며 작은 종자가 많이 들어 있다.

· 효 능 ·

습열제거, 이뇨작용 습열을 맑게 하며 담을 이롭게 풀며, 황달을 없애고 오줌을 잘 나가게 한다.
지혈 · 수렴 · 함수제 전제를 외용한다. 히페리씬은 피부염의 원인이 되므로 생즙을 내복해서는
안 된다. 신선한 잎 및 줄기의 즙은 창상, 타박상, 치질 등에 외용한다. 그 밖에 꽃을 건조하여
황달과 수종에 끓여서 복용한다.

· 질병에 따라 먹는 방법 ·

황달형 간염에 간염 초기에 황증이 있으면 전기황 60g, 시호 8g, 울금 12g, 인진 12g, 감초
3g을 넣고 끓여 5일간 복용한다. 복용 후 1시간이 지나면 소변이 많이 나오기 시작한다.
소변의 양이 많을수록 이뇨, 소염 작용의 효과를 얻고 있는것이다.
만성 감염에 전기황 40g, 오미자 8g, 인진 12g, 황련 4g을 끓여 환제로 장복한다.
편도선염, 인후염에 이때 열이 나는데 전기황 40g, 우방자 12g, 감초 8g을 끓여서 3일간 계속
복용하면 염증이 가라앉으며 열이 내린다.
담낭염에 전기황 40g, 인진 20g을 끓여 7~8일 정도 복용하면 소염, 이뇨의 효과가 난다.
방광염, 요도염에 소변이 붉고 잘 안나오면서 아프면 전기황 40g, 저령 12g, 차전자 20g을
끓여 5일간 복용하면 좋다.

● **고추나물 술**
① 건조시킨 줄기와 잎 200g을 씻어,
햇빛에 말려 2~3cm 정도로 자른다.
② 소주 1.8ℓ 설탕 50g을 3개월 숙성한다.

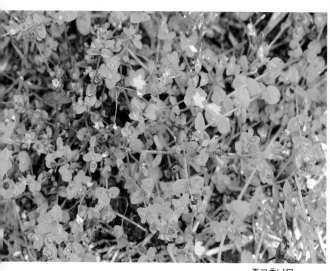

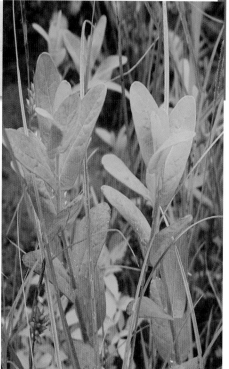

좀고추나물 　　　　　　　　　　　　　　　　　　　물고추나물

물레나물과 식물은 주로 열대에 45속 650종 이상이 산다.

온대에도 몇속 있고 우리나라엔 2속 8종이 산다. 그중 하나가 물고추나물속이며 속명이 triandenum이며 세개의 선체가 있다는 의미다. 이 속은 동아시아에 1종이 살며 우리나라에도 자라며, 이 종을 물고추나물이라 하고 종명은 japonicum이다

좀고추나물 좀고추나물과 애기고추나물의 구분은 까다롭다. 둘은 꽃의 지름이 7mm 정도로 아주 작아서 꽃을 접사해 보지 않으면 구분이 어렵다. 좀고추나물은 수술이 8-10 개정도이며, 애기고추나물은 수술의 수가 10-20개 정도로 좀 풍성하고 많아 보인다.

물고추나물 여러해살이풀로 습지에 드물게 자란다.

키 100cm에 줄기는 고추서며, 땅속 줄기는 가늘고 길다.

잎은 타원형으로 마주나고 길이 5cm, 폭2.5cm 내외이다.

꽃은 연한 붉은색으로 7~8월에 피고, 열매는 기둥 모양에 검은 갈색으로 익는다.

서양고추나물 물레나물과 북아메리카 원산이다.

높이 50cm의 다년생풀이다.

잎은 타원형으로 대생하며 투명한 선점이 있다.

꽃은 7~8월에 노란색으로 피며, 종자는 검고 둥글다.

물레나물

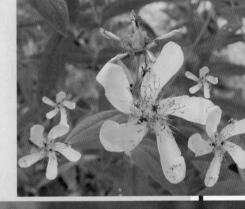

서양고추나물

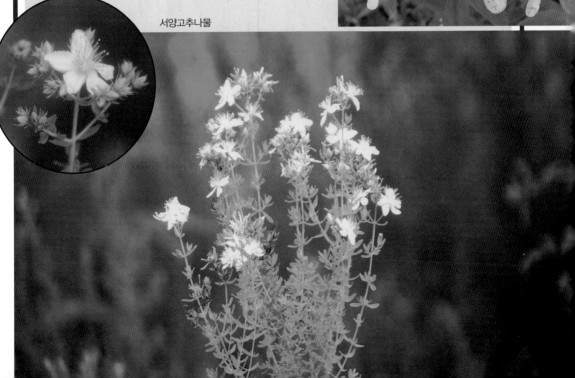

광대나물

Lamium amplexicaule L. 보개초│寶蓋草│

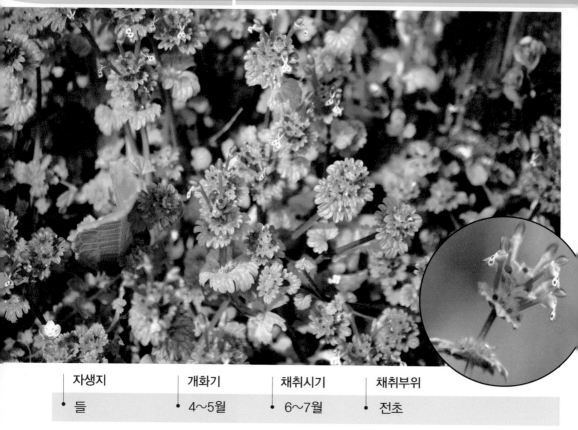

자생지	개화기	채취시기	채취부위
들	4~5월	6~7월	전초

특징

맛은 맵고 쓰며 성질은 따뜻하다. 진통, 지혈작용을 한다.

· 생 김 새 ·

밭둑이나 길가에서 흔히 자라는 꿀풀과의 두해살이풀로 방향성 식물이다. 속명은 쐐기풀과
비슷한 식물의 라틴어 이름에서 나왔으며, 화통이 길어 '목구멍'이란 말에서 유래했다 한다.
종소명은 라틴어 '껴안다'와 '줄기'를 합한 말이다. 영어로는 'Henbit'이라 한다.
높이는 10~30cm 정도 자라며 가늘고 네모난 줄기는 자줏빛이 돈다.
풀잎이 줄기 마디에 둥글게 주름져 나온다. 풀 전체에 가는 털이 많이 나며 한 군데에서 여러 대가
나와 땅바닥을 기면서 자라다가 꽃이 필 때면 위로 곧게 선다.
잎은 마주나며 밑 부분의 잎은 잎자루가 없는 반달 모양으로 원줄기를 완전히 둘러싸며 가장자리에
톱니가 있다. 위쪽에서 자라는 잎은 반원형이고 잎자루가 없다.
홍자색 꽃은 4~5월에 피고, 꽃받침은 5개로 갈라지고며 4개의 수술 중 2개는 길고 둘은 짧다.
꽃의 화관은 대롱부위가 길고, 아랫 입술 꽃잎이 3갈래지며 윗 입술 꽃잎은 옆으로 약간 굽는다.
열매는 6~7월에 수과로 능선이 3개에 전체 흰 반점이 있고, 종자는 닭의 모이로 자주 쓰였다.

·효 능·

채취 방법 광대나물의 전부를 약재로 쓴다. 초여름에 채취하여 햇볕에 말리거나 생품을 쓴다.

풍에 풍에 효가 좋으며, 풍을 없앤다.

진통, 소종, 지혈작용 간경, 심경, 폐경에 작용하여 주로 신경통, 관절염, 사지마목, 반신불수, 인후염, 결핵성 임파선염, 지혈약으로 쓴다.

약재는 1회 5~10g씩, 1일에 15~30g내에 쓴다.

식용법 주로 이른 봄에 어린 싹을 캐어다가 나물로 무쳐먹는다.

맵고 쓴 맛의 성분이 함유되어 있으므로 데친 다음 찬물에 여러 시간 담가 잘 우려내어 조리한다.

● **광대나물 꽃차**

① 광대나물 꽃을 따서 꽃만 쏙쏙 뽑아, 바람이 통하는 채반에 펴서 그늘에서 말린다.

② 말린 꽃은 밀폐 용기에 보관했다가 말린 것 1/2스푼을 찻잔에 넣고,
　　뜨거운 물을 부어 1~2분간 우려내어 마신다.

광대나물

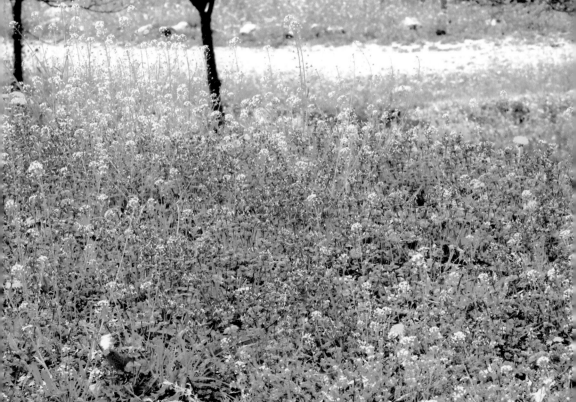

우리나라 광대나물은 꽃에 붉은 반점이 없는 편이고, 벌들이 없는 겨울에 폐쇄화 속에서 자가수분을 하는 경우가 많다.

따뜻한 지방에서 철새들의 발에 붙어온 광대나물 씨앗은 거름기 좋은 밭에 자리를 잡고 봄에 꽃망울을 맺었다. 이른 봄 농부가 쟁기로 밭을 갈아엎자, 뿌리가 뒤집히고 꽃망울은 땅에 처박혀 숨이 막혔다. 제대로 꽃도 피우지 못한 광대나물은 초능력을 발휘하여 미숙한 꽃 속에서 자가수분으로 씨앗을 만들었다. 천신만고 끝에 태어난 광대나물의 2세도 이듬해에 같은 운명에 처했다. 이런 일이 수천 년 거듭되며, 광대나물은 잡초의 숙명을 깨닫고 아주 이른 봄에 나와 서둘러 씨앗을 만들어 놓는 습관이 생겼다.

자주광대나물 (Lamium purpureum L.)

꿀풀과에 속하는 두해살이풀로 유럽, 아시아 지역에 분포하며 우리나라에는 전국에 분포하나 남부지방의 밭이나 길가에서 흔히 볼 수 있다.

높이 10~20cm로 줄기는 곧게 서나 아래쪽은 땅에 누워 분지한다.

잎은 마주나며 길이 1~3cm이고,

이른 봄에는 전체가 자주색이나 점차 녹색으로 변한다. 꽃은 3~5월에 총상꽃차례를 이루며 위쪽의 잎겨드랑이와 가지 끝에 달린다.

열매는 1.5mm의 분과로 능선이 3개 있다.

광대나물

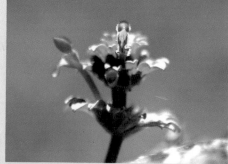

자주광대나물

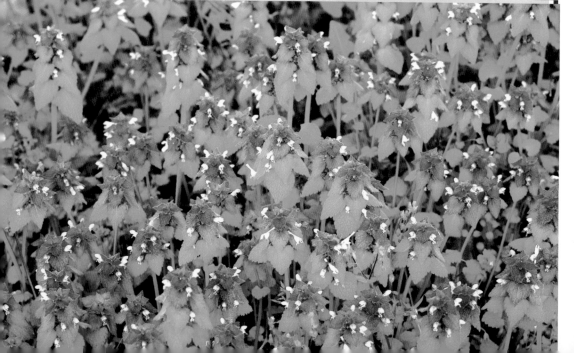

동백나무

Camellia japonica L 산다화|山茶花|

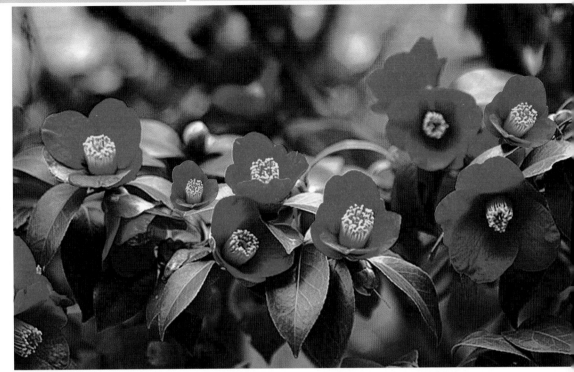

자생지	개화기	채취시기	채취부위
남부	2~4월	9~10월	열매, 꽃

특징

맛은 달고 쓰고 맵다. 성질은 서늘하다. 지혈작용을 한다.

• 생 김 새 •

동백나무는 차나무과에 속하는 늘 푸른 작은키나무이다.

동백꽃은 옆이나 아래를 보고 다소 곳이 피어난다.

동백은 이른 봄에 피어 다른 곤충이 꽃가루를 날라줄 수 없다. 동백꽃은 꽃자루가 길어 꿀샘이 꽃 속 깊숙이 있고 동박새의 부리는 꿀샘을 찾기에 안성맞춤이다. 동박새와 동백나무는 꿀을 먹이고 꽃가루를 날라주며 서로 돕고 산다.

동백나무의 높이는 보통 5~8m이다. 껍실은 회살 백색이 나며 삭은 가시는 홍갈색이나.

잎은 긴 달걀 모양으로 두껍고 반질거리고 가장자리에 잔 톱니가 있다.

꽃은 2~4월에 남쪽지방에서 먼저 피고 가지 끝이나 잎겨드랑이에 한 개씩 달리고 꿀샘이 발달해 있다. 꽃잎은 5~7장으로 조금씩 겹쳐져 아랫부분은 붙어 있다.

열매는 삭과로 구형이고 지름은 3~4cm이며 9~10월에 익고 세 갈래로 벌어진다. 여기에 암갈색의 종자가 들어 있다.

· 효 능 ·

채취 방법 꽃이 피기 전에 채취하여 불이나 볕에 말려 쓴다.

혈열을 내리는데 피나는 것을 멈추며 어혈을 없애고 부은 것을 내린다.

피를 게우는데 코피, 혈리, 타박상, 데인데, 자궁 출혈 등에도 쓴다. 보통 하루 5~9g을 달임약, 가루약 형태로 먹는다.

지혈 · 소종작용 멍든 피를 풀거나 식히는 작용을 하며 피를 토하거나 정염으로 인한 하혈, 월경과다, 산후출혈이 멎지 않을 때 물에 달이거나 가루로 빻아 쓴다.

· 질병에 따라 먹는 방법 ·

화상에 꽃을 말려 가루로 낸 다음 참기름이나 동백기름으로 반죽하여 붙이면 금방 차도를 볼 수 있으며 꽃이 없을 때는 동백기름만 써도 좋다.

아토피성 피부염에 동백기름이 약이다. 유전성인 이 병은 피부가 건조해졌을 때 증세가 더 나빠진다.

임질, 피를 토할 때, 소변을 원활하게 하려면 동백꽃을 그늘에서 말린 다음 하루 45g가량 달여 두고 아침, 점심, 저녁으로 식사 30분전쯤 마시면 된다.

이때는 활짝 핀 동백보다 반쯤 핀 동백이 좋다.

외용시 가루내서 참기름에 개어 붙인다.

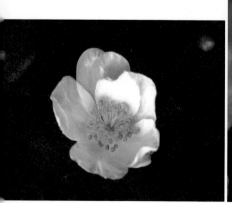

애기동백나무

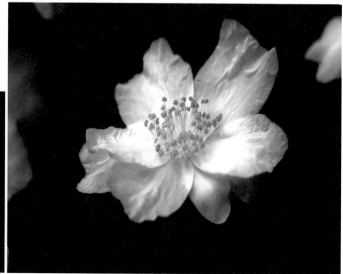

애기동백나무

차나무과 식물은 열대 온대 아열대에 걸쳐 무려 30속 500종이
넘게 사는데 교목 또는 관목으로 낙엽성이거나 상록성이다.
우리나라엔 5속 5종이 있으며 이중에 동백나무 camellia속은
동남아시아에 주로 100여종이 산다. 한국엔 이 속에 단 한종이
사는데 그것이 바로 동백나무다(camellia japonica).
동백나무는 재질이 견고하여 얼레빗, 다식판, 장기쪽 등 여러
기구를 만들어 사용한다.
잎을 태운 재는 자색을 내는 유약으로 썼다.
번식은 열매가 터질 때쯤 종자를 고르고 3~4일간 물에 담가
두었다가 젖은 모래 속에 묻어 봄에 파종한다.
추위를 싫어하고 배수가 잘 되고 비옥한 땅에서 잘 자란다.

애기동백나무 일본 원산의 애기동백은 닮은 점이 많아 혼동된다.
다른점은 동백의 줄기가 애기보다 크고 폭이 넓다.
동백은 어린 가지에 털이 없으나 애기는 털이 있다.
꽃도 흰빛이 대부분이고 개화기는 10~12월이며 꽃잎은 수평으로
활짝 벌어져 낙화시 산산히 흩어진다. 열매는 동백 보다 작고
껍질에 털이 있다.

동백나무

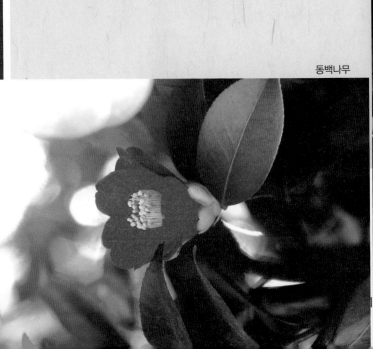

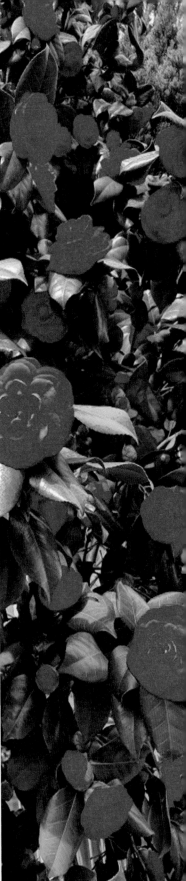

배롱나무

Lagerstroemia indica L.

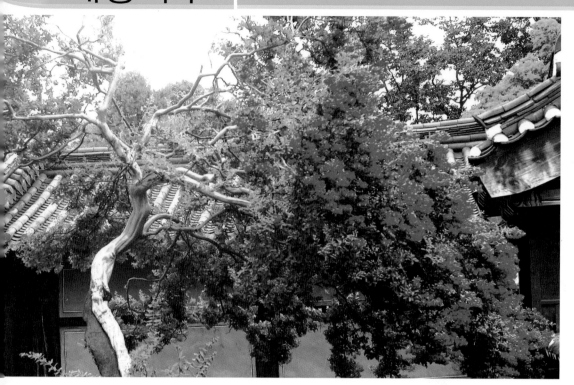

자생지	개화기	채취시기	채취부위
재배	7~8월	10월	뿌리, 가지 , 꽃

특징

맛은 시고 매우며 성질은 차다. 활혈, 지혈, 소종작용을 한다.

· 생 김 새 ·

배롱나무는 부처꽃과에 속하며 낙엽이 지는 넓은 잎의 큰키나무이다.

높이는 대개 3~7m 정도 되지만 10m까지도 자란다.

줄기는 갈색에서 담홍색을 띠며 간혹 흰색의 얼룩무늬가 생긴다. 껍질이 아주 얇아 매우 미끄럽다.

줄기에는 많은 가지가 옆으로 달리고 부채꼴 모양이며, 어린 가지들은 네모진 각이 있다.

잎은 둥근 타원형에 두껍고 윤기나는 짙은 녹색이며 마주 달리고 줄기에 바로 매달린다.

잎의 앞면은 광택이 나고 뒷면에는 맥을 따라 털이 나 있다.

붉은꽃은 7~8월에 피며 가지 끝에 화려한 꽃차례를 매달고 피우는데 간혹 흰색을 볼 수도 있다.

꽃받침은 6개로 갈라지며 여기에 바싹 붙어 6개로 갈라진 쭈글쭈글 주름진 꽃잎이 달린다. 그 속에

40여개 가까운 수술이 있고 가장자리의 6개는 특히 길다. 암술은 1개이며 암술대는 수술밖으로

나온다. 열매는 삭과로 타원형에 길이는 1cm 정도로서 6실로 나뉘어 종자가 들어있다.

· 효 능 ·

가지 방광염으로 인한 여성들의 오줌소태에 끓여 먹는다.

뿌리 그늘에 말려 두고 쓰는데 백일해, 기침 등에 약효가 있다.

지혈작용 자궁출혈이나 치질로 인한 출혈 등에 효과가 있다.

● **배롱나무 꽃차**

① 배롱나무 꽃을 따서 손질하여 용기에 꽃을 넣고 꿀 또는 설탕으로 겹겹이 재운다.

② 15일이 지나면 냉장고에 넣어 두고 사용한다. 찻잔에 배롱나무 꽃 1티스푼을 넣고 끓는 물을 부어 1~2분간 우려내어 마신다.

· 질병에 따라 먹는 방법 ·

방광염(오줌소태)에 가지 1냥(35~40g 정도)을 달여서 한번에 마시면 즉효를 본다. 붉은꽃 피는 나무보다는 흰꽃이 피는 나무가 약효가 더 높다.

어린아이의 백일해와 기침에 뿌리가 상당한 효과가 있다. 뿌리를 캐서 그늘에서 말려 두었다가 1냥쯤 달여서 하루 세 번으로 나누어 먹는다.

여성의 대하증, 냉증, 불임증에 뿌리가 좋다. 몸이 차서 임신이 잘 안되는 여성은 배롱나무 뿌리를 진하게 달여 복용하면 몸이 차츰 따뜻해지고 혈액순환이 좋아져서 임신이 가능하게 된다.

식용법 잎과 꽃을 식·약용으로 모두 쓸 수 있으며 활짝 피었을 때 따서 말려 쓴다. 가급적 그늘에서 말려 차로 달여 먹거나 기름에 튀기거나 국을 끓여 먹는다.

외용시 보통 하루에 6~12g내로 쓰며 내복으로 쓸 때는 끓여서 복용하고, 외상출혈 등 외용에 쓸 때는 말려 가루로 내든지 짓찧어서 환처에 바른다.

배롱나무

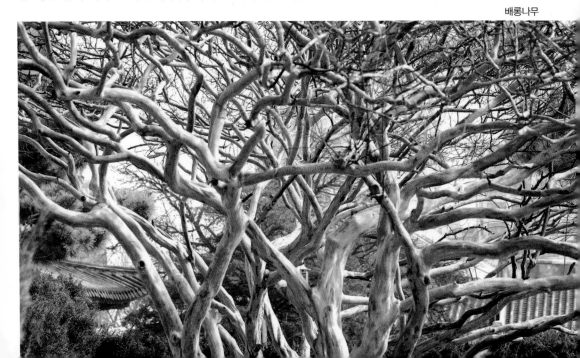

중국이 원산으로 양지 바른곳에 분포하는 낙엽관목이다.

붉은 빛을 띠는 수피 때문에 "백일홍나무" 또는 "자미" 라 부르기도한다.

꽃이 여러날 번갈아 피고 져서 오랫동안 핀 것처럼 보여 "백일홍" 이라 부르기도 한다.

열매는 삭과로 둥글며 털이있고 이듬해 가을에 익는다. 씨로 기름을 짜고 재목은 도구재 세공물로 쓴다. 배롱나무는 꽃이 여름철 내내 핀다. 여름내 장마와 무더위를 거뜬히 이겨 내면서 꽃을 피워내므로 나무백일홍(木百日紅)이라는 이름으로도 부른다. 배롱나무는 꽃도 좋거니와 약으로도 쓰임새가 많고 목재로도 쓰임새가 많다.

적피배롱나무 일본 원산으로 배롱나무에 비해 흔하지 않으나 천리포수목원, 양평 들꽃수목원에서 노지 월동하는 것을 볼 수 있다. 종소명 fauriei는 일본에서 선교활동을 하던 포리 신부를 기념하여 명명하였다.

적갈색 수피가 선명하고 꽃색상이 흰 것이 특징이다. 배롱나무보다 조금 더 큰 6~10m에 잎과 꽃도 크며 꽃은 7~8월에 핀다. 암술대 1개에 6개의 긴 수술과

많은 짧은 수술이 섞여 있다.

어린 가지와 화서에 털이 없는 반면에

남방배롱나무는 털이 많아 구분된다.

배롱나무

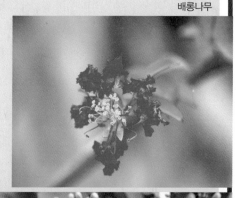

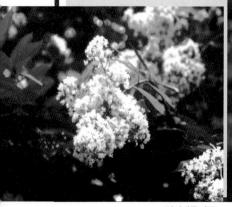

적피배롱나무

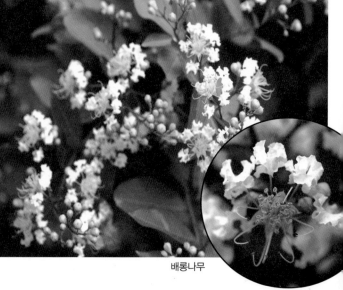

배롱나무

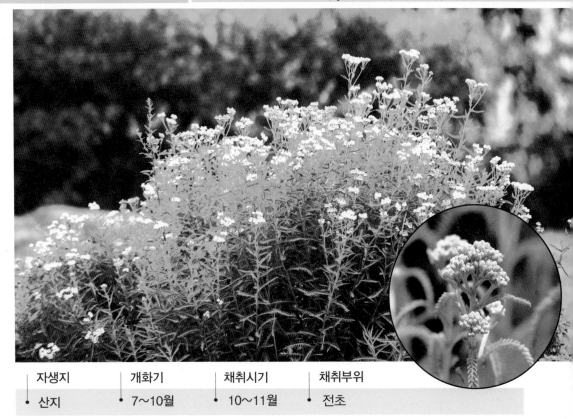

| 톱 풀 | Achillea sibirica Ledeb.
Achillea sibirica Alpine L.
Achillea millefolium L. yarrow 시초|蓍草|, 서양톱풀 |

자생지	개화기	채취시기	채취부위
산지	7~10월	10~11월	전초

특징

맛은 맵고 쓰고 성질은 약간 따뜻하다. 지혈작용을 한다.

· 생김새 ·

톱풀은 전국 산지의 풀밭에서 자라는 국화과의 여러해살이풀이다.

봄철에 흔히 먹는 푸성귀 중의 하나이며, 잎이 톱니처럼 생겨 '톱풀' 이라고 부른다.

옛날에는 '가새풀' 이라고도 불렀는데, 찢어진 잎 모양새가 가위처럼 갈라졌에 붙은 이름이다.

톱풀은 독특한 생김새와 꽃색깔이 흰색, 빨강, 노랑, 분홍 다양한 원예종이 등장하여 전세계인의 사랑을 받고 있다.

높이가 50~100cm 정도 되며 근경이 옆으로 길게 뻗으면서 간혹 여러 대기 힌곳에서 나오기도 한다. 윗부분에는 털이 많고 밑부분에 털이 없다.

잎은 자루가 있고 기부가 거의 줄기를 안는 것 같이 달리며 길이가 6~10cm이다.

꽃은 7~10월에 피며 지름이 7~9mm로서 가지 끝과 원줄기 끝의 산방화서로 달린다.

설상화는 5~7개이며 길이가 약 4mm이다.

수과는 길이가 약 3mm이고 긴 타원형이며 양끝이 편평하고 털이 없다.

· 효 능 ·

채취 방법 톱풀은 여름에서 가을 사이에 전초를 채취하여 햇볕에 말린 후, 그대로 썰어 쓰거나 술에 담가서 사용한다.

탁월한 지혈작용 톱풀에는 강한 살균, 수렴, 지혈작용이 있어서 상처 치료에 매우 효과가 좋다. 1차 세계대전 때에도 부상병들을 치료했다. 톱풀을 날로 짓찧어 붙이거나 말려서 가루 내어 쓰거나 고약을 만들어 붙이거나 달인 물로 상처를 소독했다.

두뇌기능 강화 『신농본초경』에 톱풀을 '신초'라 하여 '오래 먹으면 신선이 될 수 있는 약초'라고 적혀있다.

허약한 사람이 톱풀을 오래 먹으면 기력이 회복되고 살결이 옥처럼 고와지며 신의 세계와 통하게 되어 앞일을 내다보는 예지력이 생기고, 두뇌가 명석해지며, 음식을 먹지 않아도 배고프지 않게 된다고 하였다.

타박상에 날것을 짓찧어 소금을 조금 섞어 아픈 부위에 붙인다.

감기예방 말린 것을 차로 늘 마시면 몸에 힘이 나고, 밥맛이 좋아지며, 감기에 잘 걸리지 않는다.

· 질병에 따라 먹는 방법 ·

열, 감기, 소화장애, 월경통, 월경과다, 타박상에 효과가 좋다.

배가 아플 때 서양에서는 톱풀을 말려서 담배처럼 말아 붙여 그 열기를 들여 마시면 뱃속의 병을 고친다고 하기도 한다.

식용법 봄에 어린잎을 뜯어 살짝 데친 뒤 무쳐 먹기도 한다. 널리 먹는 봄나물은 아니지만 맛이 약간 쓰므로 소금물에 담가 우려내거나 기름에 볶아 먹으면 맛이 더욱 좋다.

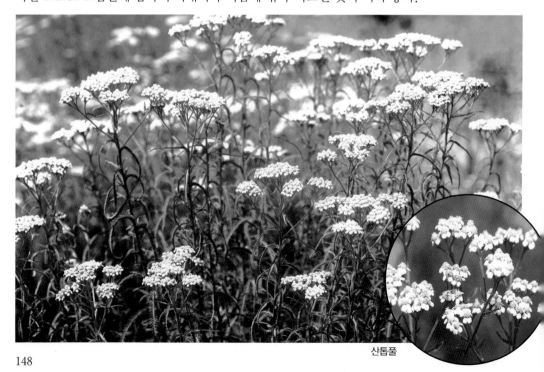

산톱풀

톱풀은 전세계에 약 200여종이 있다. 우리나라를 포함한 동북아시아 냉온대지역이나 유럽에 분포한다. 특이한 것은 고대 중국에서 주역점을 칠때 톱풀을 시초라 하여 사용한 신비스런 풀이었다. 우리나라엔 톱풀외에 큰톱풀, 산톱풀이 자생한다.

산톱풀 일본, 중국, 러시아, 한라산 1300m 이상과 북부지방 풀밭에 자생하는 여러해살이풀이다. 높이 50~100cm에 줄기는 고추 서며 위쪽에 털이 많다. 흰색꽃은 7~10월에 줄기 끝에서 지름 4mm의 머리 모양꽃이 여러개 모여 산방꽃차례를 이룬다.

서양톱풀 원예식물로 기르던 것이 들로 퍼졌으며 영어로는 야로우(yarrow)라고 부른다. 학명이 Achillea millefolium L.이며, 속명 Achillea는 그리스 바다의 신의 아들인 아킬레스에서 나왔는데, 트로이 전쟁 때 아킬레스가 부상한 병사들의 상처를 톱풀로 고쳤다고 한다.

프랑스에서는 연장에 다친 상처에 잘 듣는다고 '목수의 약초' 로 불린다.

서양에서 약용의 "허브차(茶)" 로 이용할 때는 "야로우차"(yarrow tea)라 하며,. Yarrow란 이름은 앵글로 색슨명인 "gearwe", 네덜란드명인 "yerw" 의 사투리라 한다. 영명 "milfoil" 은 "mille" 와 "folium" 의 합성어로 톱니가 많은 무수한 많은 우상복엽의 잎에서 유래한 것이다.

높이는 60~100cm이며 거미줄 같은 털로 덮인다. 잎은 어긋나고 밑 부분이 줄기를 감싸며 깊게 갈라진다. 꽃은 6~9월에 흰색으로 빽빽이 달린다. 케모마일과 효능이 비슷하며, 인디언들도 서양톱풀을 만병통치약으로 사용하였다.

서양톱풀

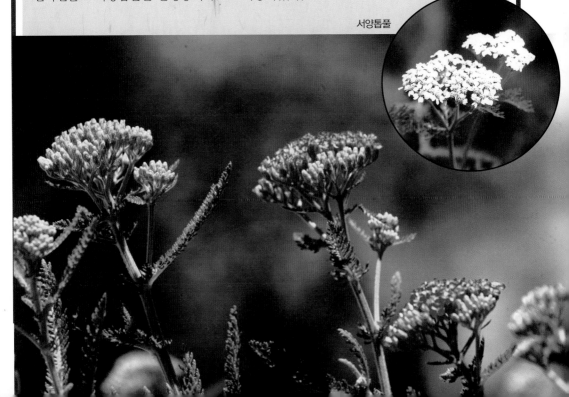

작살나무

Callicarpa dichotoma Raeusch. 좀작살
Callicarpa japoniea Thunb. 작살, 자주|紫珠|

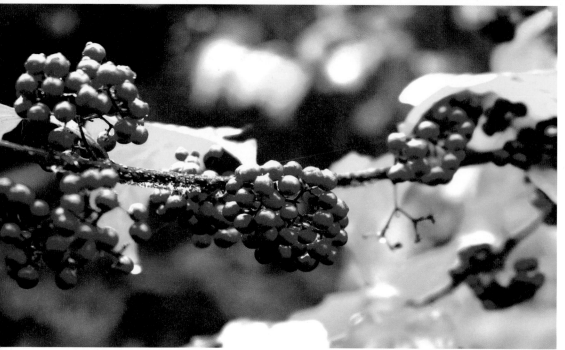

좀작살나무

자생지	개화기	채취시기	채취부위
산지	7~8월	10월	뿌리

특징

맛은 쓰고 성질은 차다. 수렴, 지혈, 청열,해독작용을 한다.

· 생 김 새 ·

작살나무는 마편초과의 낙엽이 지는 넓은 잎의 작은키나무로서 산기슭에서 주로 자란다.

열매의 자줏빛 구슬을 뜻하는 '자주(紫珠)'라고도부른다.

높이 2m에 어린 가지는 네모지고 별 모양의 털이 있고, 줄기는 여러 대가 모여 늘어지며 자란다.

나뭇가지가 원줄기를 가운데 두고 양쪽으로 갈라져 삼지창과 같은 모양이 된다.

잎은 달걀 모양으로 마주나며 끝과 밑이 뾰족하다.

잎의 뒷면은 연녹색으로 선점이 있으며 맥 위에는 별 모양의 털이 있다. 잎자루의 길이는 2~10mm되며 잎 가장자리에는 가는 톱니가 있다.

7~8월에 작고 연한 자주색 꽃들이 작은 깔때기처럼 아래에 붙어 피고, 윗부분은 다섯 갈래로 갈라져 있다. 꽃 속에는 샛노란 수술 4개가 길게 나온다.

열매는 둥근 모양의 핵과로 10월에 익는다. 처음엔 녹색이고 점차 연보랏빛으로 변한다.

번식은 열매 종자를 말려 밀봉하여 저온저장을 하거나 땅에 묻었다가 봄에 파종하면 싹이 난다.

· 효 능 ·

약용으로는 자줏빛 구슬을 뜻하는 '자주(紫珠)'라는 이름으로 쓰며 잎과 뿌리를 쓴다.
각종 내·외과 출혈증상에 사용한다.
특히 소화기와 호흡기 출혈의 치료에 좋은 효과가 있다고 한다.

> 『본초습유』에 자주는 해독작용이 있고 옹저, 후비, 충독을 치료한다.
> 『본초강목습유』에 자주는 해독의 효능이 있으며 옹종, 인후통을 치료한다.
> 『중약대사전』에 자주의 성분에는 플라본류, 축합 타닌을 함유한다.
> 그밖에 중성수지, 당류, 수산기화합물, 마그네슘, 칼슘이 함유되어 있다.

· 질병에 따라 먹는 방법 ·

폐결핵으로 인한 객혈에 자주 20g, 옻 12g, 백급 8g, 선학초 16g, 측백탄 20g을 사용하면
일시적인 지혈 효과가 있다.

위궤양의 갑작스런 발작으로 피를 많이 토하면 자주 32g, 옻 20g, 오배자 12g을 끓여 하루에
1첩씩 복용하는데 대변의 색이 노랗게 될 때까지 먹어도 좋다.

어린 아이가 갑자기 코피를 흘리면 자주 40g을 끓여 아침, 저녁에 한번씩 복용시킨다. 외용시
자주탄에 포황탄을 첨가하여 가루 내어 탈지면에 찍어 코에 넣어 두면 빠른 시간에 지혈된다.

잇몸 출혈에 자주탄 20g, 제비꽃 20g, 감초 3g의 분말을 진하게 끓여 하루에 5번으로 나누어
입속에 물고 있다가 10분 후에 뱉는다.

월경과다, 자궁출혈에 자주 40g, 제비꽃 32g, 천초근 12g, 측백탄 12g, 황금 16g, 목단피
12g, 적작약 12g을 끓여 복용한다. 하루 1첩씩 4~5일간 계속 마신다.

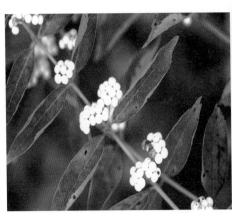

흰작살나무

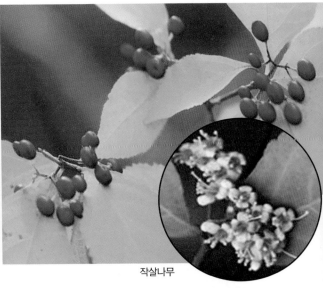

작살나무

작살나무류는 생육 환경이 척박한 그늘지고 건조한 땅에서도 자란다.
또한 내한성이 강해서 추위에도, 공해에도 잘 견디므로 조경수로 많이 심는다.
작살나무와 유사종으로 좀작살나무가 있고, 변종으로는 흰작살나무가 있다.

좀작살나무 조경관상용으로 많이 심는다.
좀작살나무는 어린 가지가 각이지는 편이고 겨울눈이 동그랗다.
꽃지고 잎지면서 겨울눈을 살펴보면 작살나무와는 뚜렷이 구별된다.
잎 가장자리의 중간 이하에는 톱니가 없으며,
열매가 좀 더 작고 촘촘히 모여 색깔이 더 진하다.
꽃차례는 잎겨드랑이 위쪽으로 조금 떨어져서 나온다.
목재의 색깔이 희고 무거우며 조직이 치밀하고 점성이 강해 가구재로 이용한다.

흰좀작살나무 한국에서 자생하며 전국의 산지에서 자란다.
어린가지는 둥글고 피목이 타원형으로 발달한다. 꽃과 열매가 흰 우유빛이다..

새비나무 털작살나무라고도 한다.
제주도 전남 전북지역의 남부지방의 섬, 산기슭에 잘 자란다.
작살나무보다 전체에 별 모양의 털이 더 많다.
줄기 잎 꽃받침 뒷면에 털이 밀생하며 열매
받침에도 털이 남아 있다.
꽃이 피기전 몽우리엔 완전히 털에 묻혀 있다.

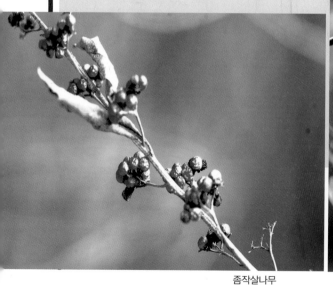

좀작살나무

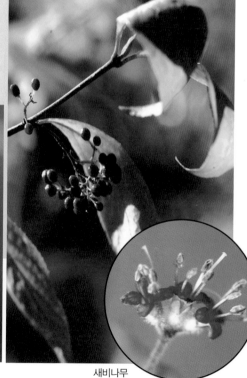

새비나무

보리수나무

Elaeagnus umbellata Thunb 우내자

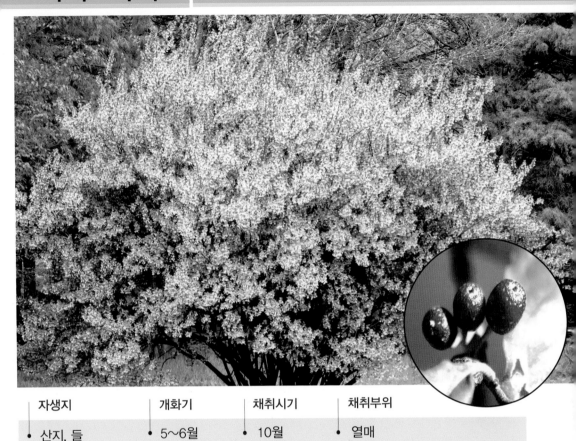

자생지	개화기	채취시기	채취부위
• 산지, 들	• 5~6월	• 10월	• 열매

특징

• 맛은 달고 성질은 평하다. 지혈, 지사, 진해작용을 한다.

· 생 김 새 ·

보리수나무는 보리수나무과에 속하는 낙엽이 지는 활엽수이다.

추위와 공해에도 강하며, 주로 산 가장자리나 논두렁가에서 잘 자란다.

높이가 3~4m쯤 자라는 관목으로 나무껍질은 회흑갈색이다.

잎은 어긋나기로 달리는 긴 타원형으로 밑은 좁고 끝은 뾰족하나 가장자리에 톱니가 없다.

5~6월 늦봄에 잎겨드랑에서 황백색의 작은 꽃이 피고,

9~10월에는 작고 붉은 열매가 열리는데 약간 떫으면서도 시고 달다. 과실주나 잼을 만든다.

보리수나무는 예로부터 목재 자체가 탄력이 있고 잘 쪼개지지 않아 농기구나 각종 연장을 만들기에 아주 좋다.

콩과 식물처럼 비료목 역할도 하며 정원수나 울타리용으로도 쓰인다.

· 효 능 ·

열매 자양, 진해, 지사, 지혈, 기침, 설사, 이질, 대하 및 월경이 멈추지 않을 때 물에 달여 복용한다. 특히 열매를 설탕에 재어 두었다가 마시면 천식에 큰 효과가 있다고 한다.

잎과 껍질 지혈의 효과 있다.

뿌리의 껍질 벗겨서 설탕이나 물에 재어 두었다가 먹으면 자양강장 효과를 얻을 수 있다.

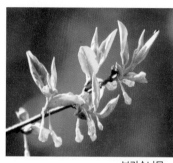
보리수나무

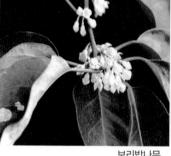
보리밥나무

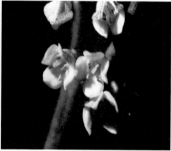
보리장나무

· 질병에 따라 먹는 방법 ·

소화제, 설사, 기침, 갈증에 하루에 9~15g을 달임약으로 먹는다.

각종 출혈에 하루에 9~15g을 달여 먹는다.

또 잎을 진하게 달이거나 잎이 없으면 나무껍질이라도 달여서 마시면 십이지장충를 없애주며 티눈이 난 곳에 발라도 효과가 있다.

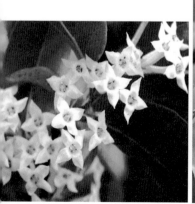
뜰보리수나무

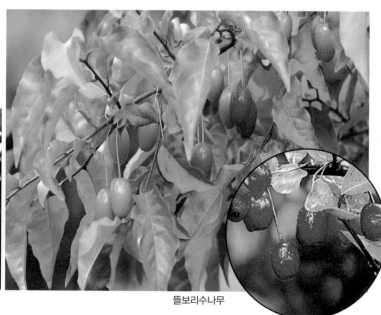
뜰보리수나무

154

보리수나무과를 영어로는 Elaegnaceae 라고 하며
중국어로는 호퇴과(胡頹科), 일본어로는 구미과 라고
부른다. 전세계적으로 약 60종이 있고, 우리나라에는 1속
6종이 3변종이 자란다.
보리수나무는 피나무과 식물을 보통 그리 부른다.
자생하는 것으로 찰피나무가 있고 외국종으로 구주피나무
유럽피나무 보리자나무 등이 있다.
보리수나무의 보리는 부처의 득도와 관련되어 붙여진
이름인데 중국에서 일본을 거쳐며 식물학적으로 빚어진
오류다.
진정한 의미의 보리수나무는 뽕나무과 ficus속을 말한다.
그중에 religiosa종을 인도보리수, 인도고무나무라고 부른다.

인도보리수 보리수나무과의 보리는 곡식의 한 종류인
보리를 뜻하는 말이다.
곧 보리가 익을 무렵에 꽃이 피거나 열매가 익는다고 하여
"보리수 나무" 라는 이름이 붙었다. 부처이전의 힌두교에서
신성한 나무로 여겨졌고 산스크리트어로 피팔라로 부른다.
영명으론 부디트리(bo tree)로 부른다.
부처와 관련된 나무는 이미 죽었고 그 어린 후손이
스리랑카에서 아주 크게 자라고 있다고 한다.
무화과속 ficus의 식물의 꽃과 열매는 특이하게 자란다.
꽃이 무화과나 모람처럼 외부에서 안보여 은두화라 한다.
인도보리수는 반얀나무 벵갈보리수라고도 부르지만,
인도고무나무와 같은 속일뿐 다르고,
실제 고무나무와는 완전히 다른 식구다.

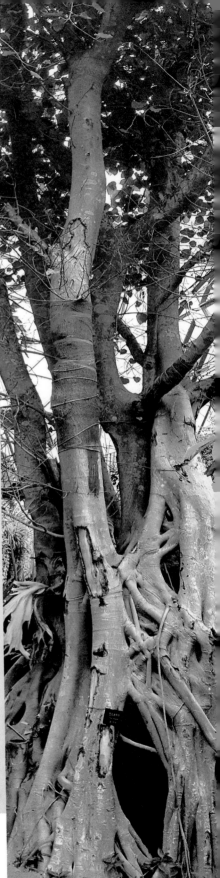

인도보리수

뜰보리수나무

일본에서 수입되어 정원이나 절에 심는다.

뜰보리수나무는 열매가 굵고 6~7월에 붉은 열매가 달린다.

보리밥나무

중부 해안가에 자라는 상록 덩굴나무로 줄기는 나무를 타고 3~8m로 오른다.

어린 가지와 잎에 은백색의 별모양털이 있고, 잎은 가죽질 넓은 난형에 어긋난다.

꽃은 9~10월에 흰색, 연한 노란색의 종상으로 잎겨드랑이에 몇개씩 무리지어 핀다.

꽃잎은 없고, 꽃받침이 종처럼 생겨 꽃처럼 보인다. 열매는 다음해 4~5월에 붉게 익는다.

보리장나무

상록 활엽관목으로 중부이난 산록 및 계곡에 자생하며, 덩굴볼레나무, 보리똥나무로도 불린다.

높이는 2m에 줄기는 비스듬히 자라고 덩굴성 잔가지에 은빛이 도는 갈색털이 있다. 줄기는 길게 뻗으나 다른 물체를 감지는 못한다.

꽃은 10~12월에 회갈색으로 새 잎겨드랑이에서 2~3개씩 황백색으로 핀다.

열매는 핵과 타원형으로 4~5월에 길이 15mm로 밑으로 늘어지며 붉게 익는다.

보리장나무

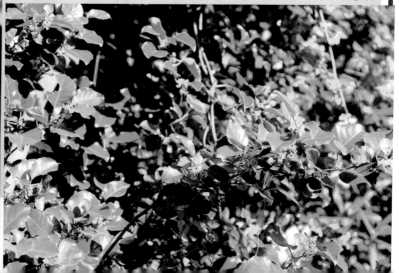

제6장
위 건강을 위한 산야초

● ○ ○ ■ ■ □

쓴풀은 전초에 쓴맛이 있어 '쓴풀'이라는 이름이 붙었다.
쓰기로 유명한 용담보다 쓴맛이 열 배나 더 강한 풀로
생선 쓸개처럼 쓰다고 해서 '어담초'라고도 불린다.
또한 너무나 쓰기 때문에
천번을 짜도 그대로 쓰다고 하여 '천진(千振)'이란 별명도 있다.

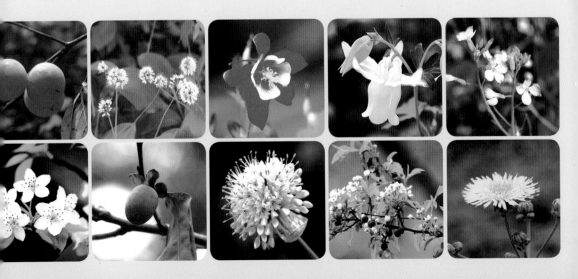

배 나 무

Pyrus pyrifolia Nakai var. culta Nakai

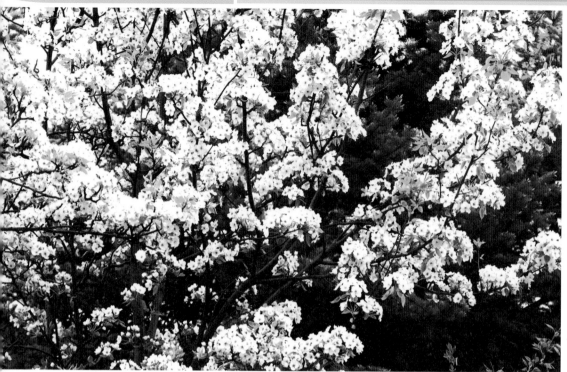

자생지	개화기	채취시기	채취부위
재배	4~5월	8~10월	열매

특징

성질은 차고 맛은 달고 시다. 건위, 거담작용을 한다.

· 생김새 ·

배나무는 장미과에 속하는 잎이지는 넓은 잎의 큰키나무이다.

높이는 10~15m에 이르며 나무껍질은 흑갈색이며 세로로 갈라진다.

어린 가지는 갈색이다.

잎은 어긋나며 둥글고 가장자리에 바늘 모양의 톱니가 촘촘하며, 잎자루에는 털이 없다.

꽃은 4~5월에 하얗게 피고, 5~7개씩 산방화서에 꽃받침잎은 피침형, 꽃잎은 도란형이다.

열매는 둥글고 8~10월에 황갈색으로 된다.

돌배나 산돌배는 재배하는 배나무에 비해 잎, 열매가 작다.

열매에 꽃받침이 없는 것은 '돌배나무'라 하고 꽃받침이 달려 있는 것은 '산돌배'라 한다.

콩배나무는 열매가 앵두만하게 열린다.

유사종인 야광나무는 사과나무에 가깝지만 모양이 돌배나무와 비슷하다. 열매가 작고 붉다.

잎은 돌배나무와 비슷하지만 그냥 톱니가 있고 돌배나무는 바늘 모양 톱니가 있다.

· 효 능 ·

배나무는 열을 내리고 진액을 불려주며 담을 삭인다. 소갈, 기침, 열격, 변비 등에 쓴다.
배의 당분은 과당이 대부분이고 포도당은 적다.
사과와는 달리 주석산, 구연산 등의 유기산이 적어 신맛이 거의 없다.
그래서 사과처럼 잼이 잘 만들어지지 않는다.

· 질병에 따라 먹는 방법 ·

훌륭한 소화, 건위제 배 속에는 효소가 많은 편이어서 소화를 돕는 작용을 한다.
불고기를 잴 때나 육회 등에 배를 섞으면 고기가 효소의 작용으로 연해 질 뿐 아니라 소화성도
좋아진다.
변비 치료제 배는 옛날부터 변비에 좋고 이뇨작용도 있다고 알려져 왔는데 변비에 좋은 것은
소화가 안 되는 석세포때문이라고 볼 수 있다.
이 석세포가 있기 때문에 배를 먹고 남은 속으로 이를 닦으면 이가 닦여진다.
갈증해소 한방에서는 배를 여러 가지로 쓴다. 담이 나오는 기침에는 배즙을 내서 생강즙과 꿀을
타먹으면 효과가 있다고 한다.
배는 갈증이 심하거나 술 먹고 난 다음의 조갈증에는 매우 좋은 과일이다. 근육통, 두통 증세에도
쓰인다.

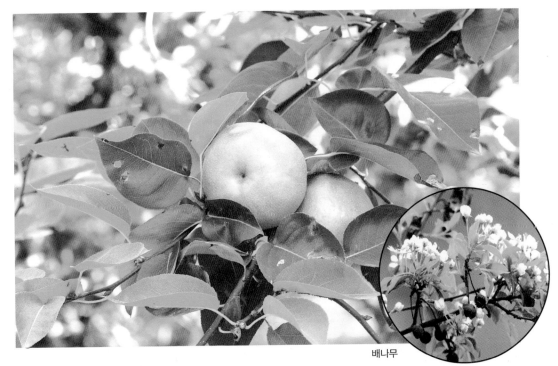

배나무

● 배죽 만들기

충분히 불린 현미찹쌀 100g을 먼저 팔팔 끓이다가 약한 불로 천천히 끓인다.
죽이 다 되면 배 500g(중간 크기 2개) 껍질을 벗겨, 강판에 갈은 배즙을 넣고 휘저어서 먹는다.
배죽은 목안을 부드럽게 해주며 타액을 충분하게 하고 진액 거담작용을 한다.
또한 배죽은 감기로 인해 목이 타고 가슴이 답답할 때, 소갈증, 소아의 신열로 인한 경풍, 만성
인후염, 쉰 목소리, 객혈, 변비 등을 치료한다.

● 배즙 만들기

① 크고 잘 익은 배를 반을 자른 후, 수저로 배 가운데 부분을 파낸다.
② 배 속을 조금씩 긁어서 배즙을 만들어 낸다.
③ 껍질이 5mm 남을 때까지 속을 긁어낸 후, 꿀을 적당히 섞어 약한 불로 은근히 곤다.
특히 배즙은 어른의 기침 가래 감기, 오래된 해수, 어린 아이의 천식에 특효이다.
소화가 안되고 답답할 때 좋으며, 유아에게 좋은데 급할 때는 배즙만 먹여도 효과가 있다.
여름에는 차게 해서 마시면 갈증이 해소되고, 겨울에는 따뜻하게 마시면 감기를 예방한다.
주의 변비, 이뇨, 기침 등에 좋다고 너무 많이 먹으면 속이 냉해진다.
또한 소화력이 약한 사람은 배를 먹으면 설사를 일으키기 쉬우며, 부스럼이 난 사람이나
산모에게는 좋지 않으므로 갈아서 주스로 먹는 것이 좋다.

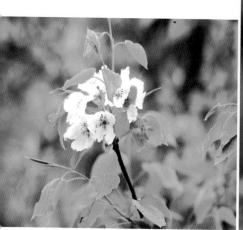

산돌배나무

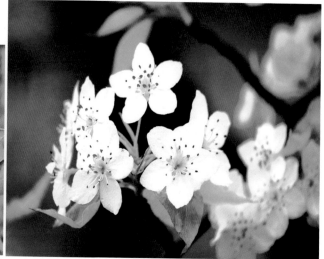

돌배나무

우리 토종 배는 70여 종이 되고 그중 콩배, 돌배, 산돌배 등의 야생종은 십여 종이 된다.

돌배나무 700m 이하 산지에 서식하며, 접붙이기의 밑그루(臺木)로 돌배나무를 이용한다.
키는 3m까지 자라며 잎은 어긋나며 타원형이다. 꽃은 4~5월에 흰색으로 핀다.
열매는 산리라 하고, 2cm정도이며 맛은 떫고 신맛이 강하다.
일반 배의 3~5배의 탁월한 약효가 있어 해독과 어혈을 풀어주고, 몸살 감기에 좋다.

산돌배나무 낙엽 큰키나무로서 높이는 15m까지 자란다.
수피는 어두운 회색이나, 어린 가지는 회색이며 묵은 가지는 황갈색이다.
잎은 난형으로 길이 5~10cm 폭 4~6cm이며, 끝은 날카롭고 가장자리에 톱니가 있다.
만성 아토피 피부질환에 잎 추출물이 좋다.

콩배나무 중부 산지에서 자생하는 소교목으로, 맹아력이 강해 떨기나무처럼 밑동에서
여러 줄기가 뻗는다. 잎은 넓은 달걀꼴로 가장자리에 앞으로 굽는 둔한 톱니가 있다.
어린잎은 앞뒷면과 잎자루와 새 가지에 잔털이 있다.
꽃은 4월에 잎이 나면서 피는데, 돌배꽃이나
산돌배꽃보다 크기가 작고 흰색 꽃잎이 듬성하다.
열매는 지름 1~1.5cm로 10월에 녹갈색으로 익는다.
열매는 약한 불에 삶아 이질을 치료하고, 가지와 잎을
달인 물은 배 아프고 토할 때 복용한다.

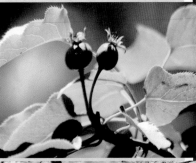

콩배나무

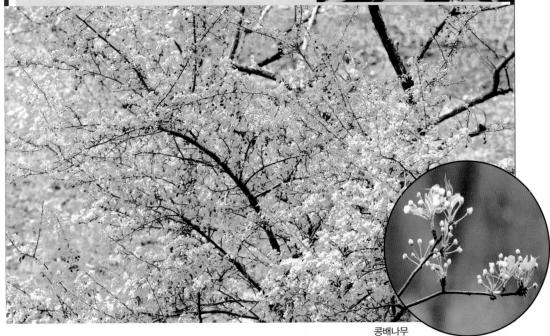

콩배나무

보 리

Hordeum vulgare L. 맥아|麥芽|, 동맥|冬麥|

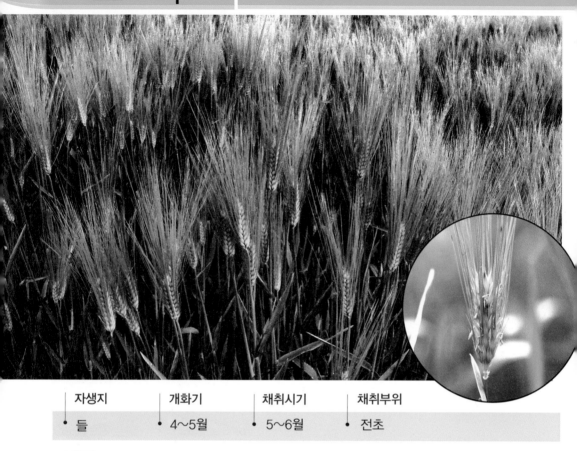

자생지	개화기	채취시기	채취부위
들	4~5월	5~6월	전초

특징

성질은 차고 맛은 달다. 건위작용, 신진대사 촉진작용을 한다.

• 생 김 새 •

보리는 볏과에 속하는 한두해살이의 재배식물로서 서남아시아, 이집트가 원산지이다.

전 세계의 온대지방에서 널리 재배되고 7,000~10,000년의 재배역사를 갖고 있다.

가을에 씨를 뿌리는 가을보리와 봄에 파종하는 봄보리가 있는데, 우리나라에는 가을보리가 많다.

성숙 후 껍질이 종실에 밀착되어 분리 않는 겉보리와 성숙 후 껍질이 분리되는 쌀보리가 있다.

1~2년생 초본으로써 1m 정도 자라며 마디 사이는 속이 비고 원주형이다.

잎은 서로 어긋나고 넓은 선상피침형으로써 녹색바탕에 흰빛이 돌고 밑부분이 원줄기를 둘러싼다.

꽃은 4~5월에 피고 총상화서이고, 과기는 5~6월로써 종자를 대맥이라 하고 약용한다.

이것을 발아시켜서 얻은 것이 '맥아'이다.

맥아는 길이가 약 8mm 정도 되며 끝에 황갈색의 새싹 마른 것이 붙어 있다.

표면이 황갈색이며 크고 통통한 것이 상품이다.

· 효 능 ·

겨울을 지난 어린 보릿잎을 '동맥(冬麥)'이라고 한다.

반드시 겨울을 지난 동맥은 예전부터 한방에서는 귀중한 약으로 써 왔다.

어린 보릿잎은 인체에 필요 영양소를 포함한 이상적인 식품인 동시에 만능에 가까운 약초이다.

위 기능 강화 보리는 오곡의 장(長)이며 약효나 영양가가 쌀이나 밀가루보다 훨씬 앞선다.

보리는 위를 강화하고 가루를 먹으면 체증을 제거하고 죽을 쑤어 먹으면 장을 이롭게 한다.

소화 촉진 맥아는 건위소식의 효능이 있는 약물로서 당질식품의 적체를 없애므로 각종 소화불량, 소화기 궤양, 위하수 등에 쓰인다.

맥아에 함유된 소화효소와 비타민B는 소화액의 분비를 촉진한다.

살짝 볶으면 디아스타제 함유량에 영향이 없으나 너무 볶으면 함유량이 많이 감소된다.

당뇨병 환자의 중요식품 충격흡수의 역할을 하기 때문에 혈당이 낮아져 당뇨병 환자에게 좋다.

해독 · 암 억제작용 어린 보릿잎에는 비타민, 효소, 엽록소 등 온갖 영양소가 풍부하게 들어 있으며, 몸 안에 쌓인 독을 풀어주는 효과도 있다.

신경계 원활 · 신진대사 촉진 보릿잎은 채소 중에서 미네랄이 가장 풍부하다는 시금치와 견주어 보더라도 칼슘이 11배, 마그네슘이 3배, 칼륨은 18배나 더 많이 들어 있다.

이들 미네랄은 신경계와 근육을 원활히 하고, 호르몬을 생성하는 데도 중요한 역할을 한다.

혈액성생 · 지혈작용 보릿잎에는 엽록소인 클로로필도 많이 들어 있다. 천연 엽록소는 혈액의 혈색소와 비슷한 분자 구조식을 갖고 있어서 녹색의 혈액으로 부를 정도로 증혈작용이 높다.

풍부한 비타민 비타민B1은 우유의 30배, 비타민C는 시금치의 33배, 카로틴은 시금치의 6.5배나 들어 있다. 비타민은 신진대사에 중요하며, 한 가지만 모자라도 병에 걸리기 쉽다.

· 질병에 따라 먹는 방법 ·

어린이 만성 소화불량에 음식물이 소화되지 않고 설사변에 잡물이 혼합되어 있으며 안색이 누렇게 뜨고 복창이 있게 된다. 이때 맥아 20g에 산약, 백출, 진피, 편두 등을 가미해 쓴다.

소화흡수가 좋지 않은 환자가 설사를 하면 지사약에 맥아를 20g 정도 끓여 복용시키며 곡아, 산사를 가미해 쓴다. 위산이 많이 나오면 산사는 안 쓴다.

만성 위통에 따뜻한 음식을 먹으면 통증이 감해지고 찬 음식을 먹으면 복부기 늘이니고 위부에 냉감을 느낄 때 맥아 40g, 황기40g, 백출 12g, 건강 4g을 환제로 하여 하루에 8g을 복용한다.

상시 복용하면 위가 건강해지고 소화력이 증강하여 궤양도 치유된다.

병후 원기회복에 맥아 20g, 진피 8g, 백출 8g을 환제 또는 산제로 쓴다

만성간염, 간 기능의 이상에 늘 간장 부위가 아프고 식욕이 없을 때는 맥아 20g을 끓인 후 당분을 조금 가미해 하루에 3번씩 10일간 계속 복용한다. 시호와 백작약을 같이 쓰면 좋다.

보리

보리의 학명은 Hordeum vulgareL.이다. 보리는 열매질이 씨에 달라붙어 떨어지지
않느냐, 쉽게 떨어지느냐에 따라 크게 껍질보리(겉보리)와 쌀보리로 구분한다.
겉보리가 추위에 더 잘 견딘다. 겉보리는 주로 영남에서, 쌀보리는 주로 호남에서 많이
재배된다. 또 열매에 줄이 두 개 있는 두줄보리와 여섯 개 있는 여섯줄보리 등으로
구분한다.
우리나라에서는 기원전 5-6세기 것으로 보이는 여섯줄보리의 일종인 껍질보리가
경기도 여주군에서 출토된 바 있어, 오래전에 중국을 거쳐 들어온 것으로 보인다.
쌀보리는 일본을 거쳐 들어온 것으로 여겨지는데 껍질보리에 비해 추위에 약하다.

보리 껍질을 벗기지 않은 겉보리에 물을 부어 인위적으로 싹을 틔운 다음, 이를 말린 것을
엿기름이라고 하는데, 지역에 따라 엿길금, 엿지름, 엿질금 등으로 다양하게 불리고 있다.
엿기름은 '엿을 만들기 위해 기른 보리 싹' 이라는 의미에서 '엿기름' 이라고 한
것이다. 엿기름은 '기르다' 라는 말에서 유래됐다. 이 말린 보리 싹은 녹말을 당분으로
변화되는 과정에서 아밀라아제라는 효소가 보리의 알맹이에 있는 아밀로스라는 녹말성분을
분해하여 엿당과 포도당을 만들기 때문에 단맛이 난다.
엿기름은 예로부터 엿을 만들거나 감주를 만들 때 주재료로 사용되었으며, 최고의
소화제로 사용되었으며, '엿고추장' 까지 소화를 돕기 위한 음식으로 많이 활용했다.

보리

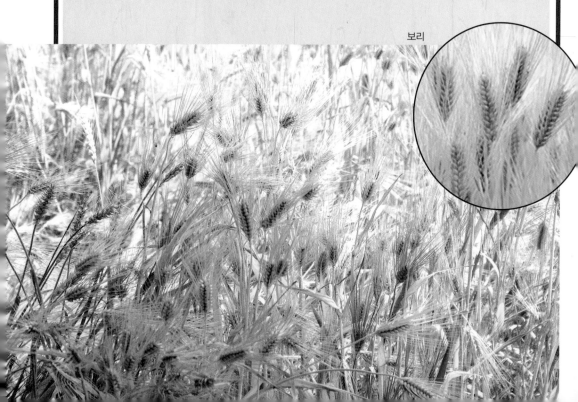

매발톱꽃

Aquilegia buergeriana var.
Oxysepala Kitamara 누두채 |漏斗菜|

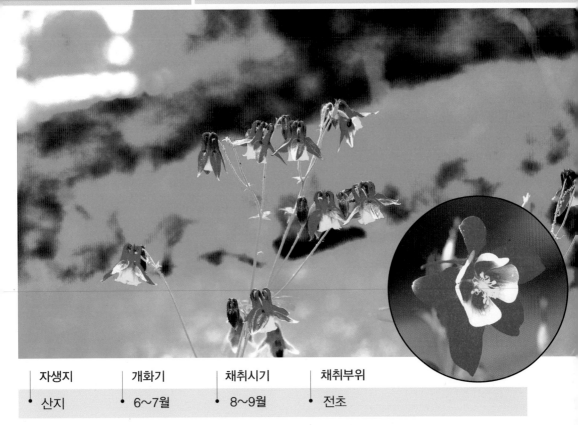

자생지	개화기	채취시기	채취부위
산지	6~7월	8~9월	전초

특징

성질은 평이하고 맛은 쓰다. 진경, 건위작용을 한다.

• 생 김 새 •

매발톱꽃은 미나리아재비과의 여러해살이풀로 햇볕이 잘 드는 깊은 산지의 계곡에서 자란다.
속명 Aquilegia는 라틴어의 aqua(물)와 legere(모으다)의 합성어로 '깔대기 모양의 꽃잎에
물방울을 담을 수 있다'는 의미로 붙여진 이름이다. 이에 반해 꽃의 뒷부분이 매의 발을
닮았으며 독수리란 뜻의 라틴어 아퀼리아(Aquilia)에서 속명이 유래되었다는 두 가지 설이 있다.
높이가 50~100cm이고 윗부분에서 가지가 갈라진다.
뿌리에서 나는 잎은 여러 장이 모여 나고, 3갈래씩 2번 갈라져 마치 9장의 작은 잎처럼 보인다.
소엽은 넓은 쐐기형이며 2~3개씩 얕게 갈라지고 다시 2~3개씩 갈라진다.
꽃은 6~7월에 황색으로 가지 끝에서 밑을 향해 피고, 꽃받침 자갈색이며 5장이다.
꽃잎은 5장인데 꽃받침과 교대로 늘어지고 꽃잎 밑둥에 자갈색의 구부러진 거(距, 꿀주머니)가
있다. 열매는 8~9월에 열리는데 길이가 1.5~2cm인 골돌로서 5개이며 털이 있다.
매발톱속의 꽃잎은 연한 노란색으로 거의 같으나 꽃받침 잎의 색깔따라 다른 색으로 보인다

· 효능 및 먹는 방법 ·

채취 방법 6~7월경에 채취하여 햇볕에 건조한다.

한방에선 매발톱꽃 전초를 '누두채' 라 하여 '통경, 활혈에 효능이 좋다' 하였다.

혈액순환 촉진 매발톱꽃은 햇볕을 좋아하고 추위에 강하지만 여름 고온 다습을 싫어한다.

혈액 순환을 촉진시켜 월경불순 등의 여성질환에 좋다.

나물로 먹기 이른 봄에 아린 잎은 나물로도 먹을 수 있다.

주의 매발톱꽃이 속한 미나리아재비과의 특징은 대개 꽃이 시선을 뺏을 만큼 아름답지만, 대신 식물체에는 독성이 있다.

매발톱꽃 마찬가지로 임산부는 독성을 주의해야 한다.

『약초의 성분과 이용』에 의하면

"매발톱꽃은 전초에 쿠마린, 플라보노이드, 알칼로이드가 있으며 뿌리줄기에 사포닌, 마그노플로린, 아쿠일레긴, 콜롬빈, 베르베린이 있다.

민간에서 전초를 마비, 신경발작, 머리아픔, 황달, 폐염, 위장염에 쓴다." 고 하였다.

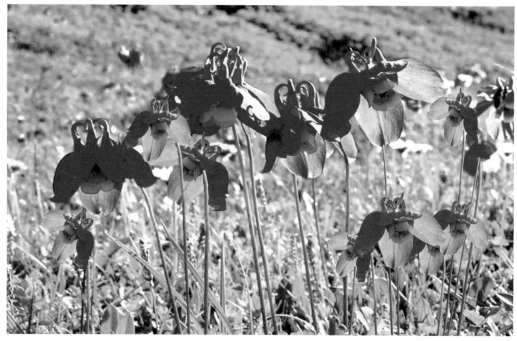

산매발톱꽃

Aquilegia 속은 70여종의 내한성 숙근초로서 아시아, 중앙유럽 및 북미주에 자생한다.
우리나라에서는 꽃잎 아래쪽이 원통 모양으로 되어 있는 거(距)가 있고 그 모양이
매발톱처럼 꼬부라져 있다고 해서 매발톱꽃이라고 이름지었다 한다.

거(距)가 있는 꽃모양이 비둘기와 같다 하여 영국에서는 매발톱꽃을 비둘기 같다는 뜻의
Columbine이라고 한다.

Aquilegia 속의 매발톱꽃류는 종간잡종(種間雜種)이 잘되고 저절로 씨앗이 떨어져 독특한
모양의 아름답고 화려한 품종들을 새롭게 피우기 때문에, 재배하는 사람들은 이를 모아
키우는 재미를 느낀다. 꽃 색도 다양하고, 모양이 긴 것, 짧은 것 등이 나온다.

한국에는 하늘매발톱, 매발톱(A. buergeriana var. oxysepala), 노랑매발톱(A. b. for.
pallidiflora)이 자생한다.

산매발톱꽃 산매발톱은 '하늘매발톱' 이라고도 부르며 우리나라 북부의 고산지대에서
자라며 키는 30cm 정도이다. 대체로 전체에 털이 없고 근생엽은 밀생하고 잎자루는 길다.
꽃은 7~8월에 피고 지름이 3~4cm로서 밝은 하늘색 꽃이 1~3개씩 원줄기 끝에 달린다.

노랑매발톱 높이는 30~90cm, 잎이 3개씩 달리고 각각 3개로 갈라져 있다.
꽃은 늦봄부터 초여름에 노란색의 꽃잎과 꽃받침을 각각 5개씩 달고 나오며, 다른 매발톱과
다르게 꿀주머니는 뒤로 길고 뾰족하게 나와 있다.

흰매발톱꽃 전국 고산지대에서 자라는 여러해살이풀로 관상용 약용으로 쓰인다.
유럽 품종과 북미 품종을 교배하여 만들었고, 추위에 강하나 고온다습에 약하다.
높이는 50~100cm에, 꽃은 5~8월에 흰색으로 핀다.

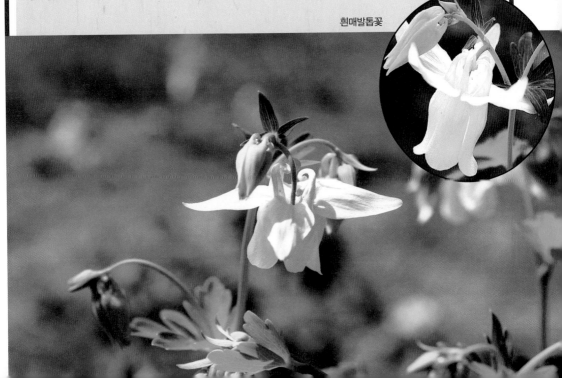

흰매발톱꽃

무

Raphanus sativus L. 내복자|萊蔔子|

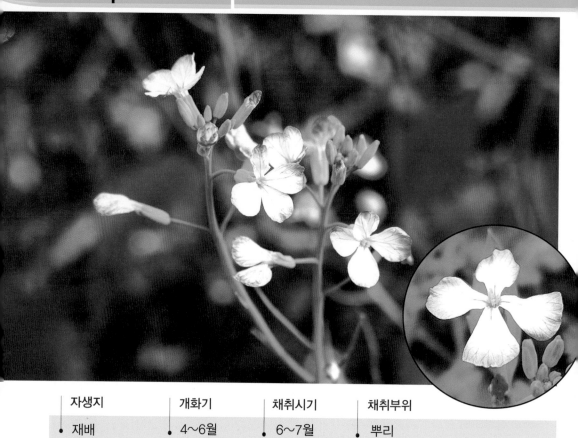

자생지	개화기	채취시기	채취부위
재배	4~6월	6~7월	뿌리

특징

성질은 평하고 맛은 달고 쓰다. 건위, 거담, 통변작용을 한다.

· 생 김 새 ·

무는 1~2년생 초본으로써 1m까지 곧게 자라며, 뿌리는 원주형으로 두껍고 육질이다.

근생엽은 1회 우상복엽으로 모여 나고, 경생엽은 서로 어긋난다.

4~6월에 담자색 내지 백색꽃이 피고 열매는 6~7월에 열린다.

한약을 복용할 때 무를 피해야 한다고 알고 있으나 모든 한약을 먹을 때 그런 것은 아니다.

음기를 보하는 약재에 많이 들어가는 '지황(地黃)' 이 들어간 경우에 생무를 먹게 되면 머리가

희어지게 되는데 지황과 무가 상극이기 때문이다. 그러나 무를 익혀 먹으면 괜찮다.

또한 무는 기를 가라앉게 하므로 기가 허약한 사람은 주의해야 하고 특히 비, 위장이 허약하고

차서 소화가 잘 되지 않는 사람은 적게 먹어야 한다.

무 껍질에 비타민C가 많이 들어있으므로 무채나 무즙을 만들거나 요리할 때는 되도록 껍질을

버리지 말아야 한다.

· 효 능 ·

사하 · 화담 · 이기지통 무는 즙을 내어 먹으면 지해 · 지혈 · 소독 · 해열이 된다. 삶아서
먹으면 담증을 없애고 위액의 분비를 촉진하여 식적(食積)을 제거한다.

소화촉진 무는 잘 알려진 바와 같이 디아스타제 같은 전분 소화효소를 비롯하여 단백질
분해효소도 가지고 있어 소화작용을 돕는 아주 좋은 식품이다.

고기나 생선회를 먹을 때 무와 함께 먹거나 무즙을 내서 찍어 먹어도 좋다.

감기 예방, 해독작용 또한 무즙은 담을 삭이는 작용을 하기 때문에 감기에 걸렸을 때 엿을 넣고
즙을 내서 먹으면 좋고, 니코틴을 중화하는 해독작용을 한다.

> 허준의 동의보감(東醫寶鑑)에 「무는 봄에는 새싹을 먹고, 여름에는 잎을 먹으며,
> 가을에는 줄기를 먹는 순무는 황달을 치료하고 오장에 이로우며 씨를 말려서 오래 먹으면
> 장생할 수 있다」

· 질병에 따라 먹는 방법 ·

과식에 육류, 면류의 과식으로 배가 부르고 트림과 위산을 토하면 내복자 12g, 신곡 12g을
진하게 끓여 복용하면 소화력 증강과 팽만감을 없앨 수 있다.

육류 과식으로 인한 소화불량에 산사 12g을 가미하고 국수류를 과식한 경우에는 맥아 12g,
진피 8g을 가미해 쓴다.

만성 소화불량에 내복자에 계내금, 백출을 가미해 산제나 환제로 하여 저녁 식사 후에 12g씩
복용하면 건위효과가 난다.

음식을 잘못 먹었을 경우 구토, 설사 후에 소화 흡수 기능의 회복이 늦고 윗배가 답답할 때는
내복자 12g에 선사 12g, 지실 8g을 가미해 사용하면 식욕이 증진되고 변통도 순조롭게 된다.

설사하며 수분만 나오거나 복통이 심해도 대변은 나오지 않으면 내복자에 황금을 가미해 사용한다.

장폐색에 내복자 30~40g을 군약으로 사용하고 대황 8~16g, 후박 8g을 가미해 20분 끓인 후
다시 망초 12g을 가미해 끓인다.

끓여 이것이 용해되면 여러 차례 나누어 1시간 이내에 마신다.

복용 후 1시간 내 복명이 증강하고 복통은 경감한다. 3시간 후에는 배변이 시작된다.

폐색증상이 심하면 12시간 후에 제2첩을 사용하고 내변이 동하면 복약을 중지한다.

기침가래에 담이 많으면서 기침이 자주 나고 끈끈한 담이 잘 나오지 않는 만성 기관지천식에
내복자를 사용하면 거담지해 효과가 좋다.

백개자, 소자를 가미한 〈삼자양친탕〉이 있다.

습관성 변비에 내복자의 상복이 효과적이다.

내복자 12g을 끓인 것을 2일에 1번, 저녁식사 후 한 달 동안 계속 복용한다.

순무 순무의 생김새는 팽이모양의 둥근형으로 회백색 또는 자백색이고, 강화지역에서는 오늘날까지 김치의 재료로 가장 보편화된 채소의 일종이다.

강화순무는 그 맛이 매우 독특하여 처음 먹어보는 사람도 매료되며 한번 입맛을 익히면 두고두고 찾게 되는 훌륭한 식품이다.

순무의 맛은 일반적으로 달면서도 겨자향의 인삼맛이 나며, 한편으로는 배추뿌리의 진한 맛을 느끼게도 한다.

순무는 한방에서 오장을 이롭게 하고 몸이 가벼워지며 기(氣)를 늘려준다고 하였으며 씨는 볶아 기름을 짜서 하루에 한 숟가락씩 먹으면 눈이 밝아지고 눈빛이 영롱해진다고 알려져 있다.

갯무 지중해 원산의 2년생 초본으로 제주도 경상도 등지의 바닷가 모래땅에서 자란다. 무가 야생화된 것으로 무와 비슷하나 뿌리가 가늘고 딱딱하며 잎도 무보다 작다

꽃대는 높이 1m정도로 고추서며 드문드문 가지가 나온다.

잎은 어긋나며 갈라진 잎은 2~7쌍이고 양면에 털이 있다.

꽃은 4~5월에 흰색 또는 자주색으로 줄기와 가지 끝에 총상꽃차례로 피고, 꽃받침과 꽃잎은 각각 4장이다.

열매는 길이 4~6cm의 염주 모양으로 2~5개의 씨가 들어 있다.

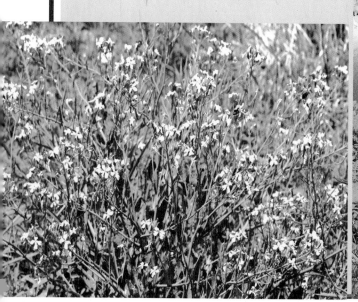

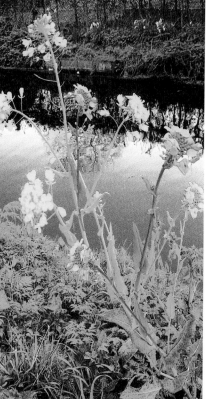

갯무   순무

생 강

Zingiber officinale Rosc. |生薑|

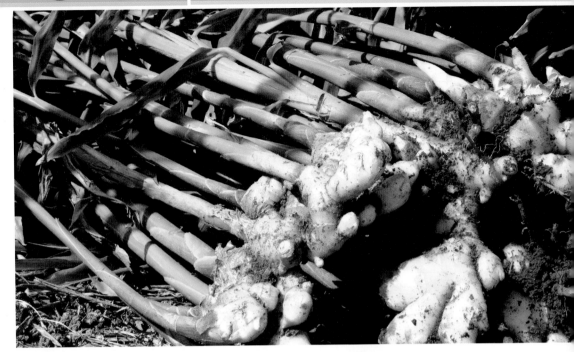

자생지	개화기	채취시기	채취부위
재배	7~8월		뿌리

특징

성질은 뜨겁고 맛은 아주 맵다. 건위, 항균, 해독작용을 한다.

· 생 김 새 ·

생강은 열대아시아가 원산지이며 여러해살이풀로 '새앙, 새양, 생'이라고도 한다.

건조시킨 뿌리를 '건강(乾薑)'이라 한다.

키는 30~60cm, 곧추서며 뿌리줄기는 굵고 옆으로 자란다.

잎은 줄기 위쪽에 두 줄로 어긋나고 선상 피침형으로 대나무 잎처럼 양 끝이 좁다.

꽃은 온대인 우리나라는 피지 않으나, 열대에서는 8월 잎집에 싸인 꽃줄기 끝에 황록색의

잔꽃이 수상꽃차례로 달린다.

꽃생강

꽃생강

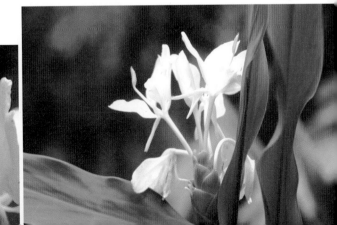

· 효 능 ·

식욕증진의 효과 생강의 주성분은 구강점막 및 위점막을 자극하여 소화액의 분비를
촉진시키고 위산을 억제한다.

항균작용 세균 및 기생충에 의한 질병치료에 사용된다.

해독작용 약물의 독을 제거한다.

생강으로 약물을 조제하면 독성이 사라지거나 아주 약해져서 인체에 특성반응을 일으키지
않는다. 생강의 외피는 수종을 없애는 작용이 있다.

부자, 반하, 남성의 독을 다량으로 과용하면 생강즙으로 독을 풀고 독성을 중화한다.

지사 · 지혈작용 포강은 건강을 외측이 검게 되고 내부가 황갈색이 되도록 볶은 것으로 허한에
의한 설사 및 체허에 의한 출혈을 치료한다.

· 질병에 따라 먹는 방법 ·

감기로 인한 오한, 발열에 생강을 얇게 자르고 자소엽을 4 : 1로 가미해 복용하면 땀샘을
자극하여 땀을 내고 열을 내린다.

코막힘, 두통, 해수, 담다에 생강에 전호, 형개, 행인, 반하를 배합해 쓴다.

음식을 잘못 먹어 몸이 차서 생긴 구토, 오심에 생강즙을 몇 방울 물에 타서 복용하거나 생강을
한 조각 씹어 먹으면 효과가 있다.

몸이 차지고 식욕부진과 복부가 팽만하면 생강을 음식에 넣어 조리하거나 계내금, 맥아, 신곡
등과 배합해 쓴다.

자궁출혈에 소량의 선홍색 출혈이 있고 사지가 차며, 맥상이 미약하면 포강 4g을 아교, 하수오,
당귀 등을 기혈을 보익하는 약에 쓴다.

월경기의 하복동통, 냉한, 지체 불온에 포강 4g, 익모초 12g, 쑥 12g, 현호색 12g을 끓여
따뜻하게 마신다. 다음 월경이 시작되기 전 1주간 예방을 위해 소량 복용하면 좋다.

외용시 생강즙을 바르면 소염, 진통효과를 낼 수 있다. 같은 양의 생강과 저두(苧頭)를 사용한다.

양하

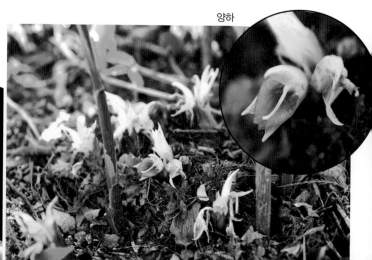

나도생강

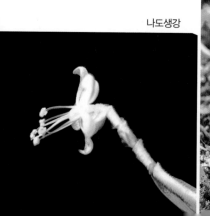

꽃생강 여러해살이풀로 인도, 말레이시아, 중국과 히말라야의 더운 지방에 난다.

잎은 생강 잎과 닮았고 길이 20-60㎝, 폭은 5-10㎝이다.

꽃은 흰색으로 9~10월에 피며, 꽃모양은 나비모양이고 향기가 나며 줄기 끝에

이삭꽃차례를 이룬다. 화관통은 길이 5-8㎝로 입술모양꽃부리는 반달 모양이다.

양하(Zingiber mioga) 생강과의 여러해살이풀로서 동남아시아가 원산지이다.

높이 40~100cm로 뿌리줄기가 옆으로 벋어가며 번식한다.

8~10월에 땅속 뿌리줄기 끝에서 자주색 비늘 조각 모양의 잎에 싸여 나온 꽃줄기에 연한

황색 꽃이 핀다.

꽃은 약 5㎝ 크기로 꽃받침은 통 모양이고, 화관은 3개로 갈라진다.

제주에서는 추석에 땅에서 솟은 자줏빛 꽃봉오리를 채취해서 데쳐 무침을 만든다.

뿌리줄기는 진해, 생리불순에 사용하고 종자는 복통에 설탕과 물을 넣고 달여서 복용한다.

진기베르 스펙타빌레 생강과에 속하는 여러해살이풀로 학명은 Zingiber Spectabible

이고 영명은 Beehive Ginger(벌집생강)이라 한다. 원산지는 동남아로 꽃차례가 벌집 또는

솔방울을 닮아서 붙여진 이름이고 뿌리를 약용으로 한다.

높이는 5m정도이고 꽃은 잎사이에서 굵고 긴 꽃자루가 나와 벌집 또는

솔방울 모양의 향기가 없는 꽃을 피운다.

나도생강 닭의장풀과의 여러해살이풀로 학명은 Pollia Japonica이고 제주도, 전남 해안가,

을릉도에서 볼 수 있다.

생강하고 잎이 유사하게 생겼다고 붙여진 이름인데, 생강잎보다는 크고 양하잎 보다는 좁고

가늘다. 높이는 1m 정도이다.

줄기는 고추서며 땅속줄기가 옆으로 뻗으며 줄기마다 수염뿌리가 난다.

꽃은 7~9월에 흰색으로 피며 꽃잎과 꽃받침은 3개이고 수술은 6개이다.

진기베르 스펙타빌레

나도생강

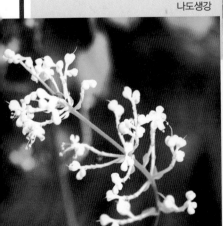

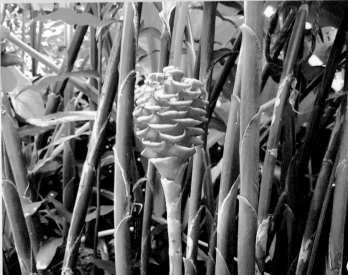

Allium sativum L.
Allium sativum Scorodoprasum L. 대산

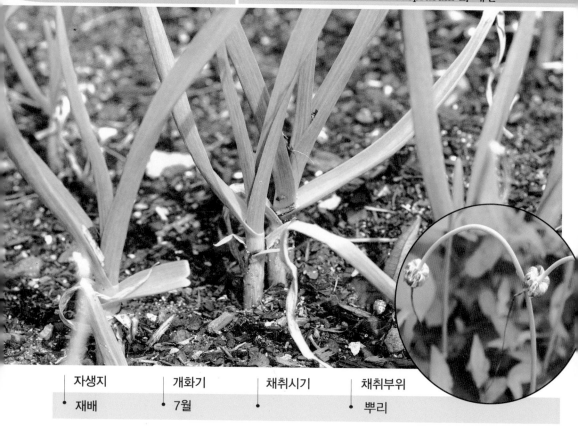

자생지	개화기	채취시기	채취부위
재배	7월		뿌리

특징

성질은 따뜻고 맛은 맵다. 동맥경화, 혈액순환 촉진작용을 한다.

· 생 김 새 ·

백합목 백합과의 여러해살이풀이다.

수염뿌리는 얕게 뻗고 줄기 끝에 비늘줄기를 형성한다.

비늘줄기는 연한 갈색의 껍질 같은 잎으로 싸여 있으며, 안쪽에 5~6개의 작은 비늘줄기가 들어 있다. 이 비늘줄기 말린 것을 '대산(大蒜)' 이라고 한다.

꽃줄기는 높이 60㎝ 정도로 3~4개의 잎이 어긋나며 잎 밑부분이 칼집으로 되어 서로 감싼다.

7월에 잎 속에서 꽃줄기가 나와 그 끝에 1개의 큰 꽃이 산형꽃차례로 달린다.

마늘은 고대 이집트의 피라미드 비문에도 남아 있을 정도로 스태미나를 강화하는 강정제이다.

혈액순환개선, 정력증진, 피로회복에 효능을 내는 의약품 또는 건강보조품으로 사용한다..

마늘의 성분은 대개 황화합물(유황성분) 특유의 냄새가 나고 항산화작용으로 세포노화와 암발생을 예방하는 효과를 기대할 수 있다.

근거는 확실하지 않으나 마늘을 갈았을 때 나오는 휘발성 황화합물은 암예방 효과가 있다.

· 효 능 ·

강력한 강정제 대산에는 약 0.2%의 휘발유가 함유되어 있고 독특한 냄새가 있다.
이 속에는 알리신 및 알릴기, 프로필기, 메틸기로 조성된 황산에테르 화합물이 함유되어 있다.
대산의 약용성분은 알리신이다. 신선한 대산 중에는 알리신은 없고 알리닌이 함유되어 있다.
고지혈증 예방 임상에서도 고지혈증 예방효과가 입증 되었다.
암 예방 셀레늄을 보충으로 심혈관 질환의 예방과 치료, 위암, 식도암, 대장암의 발병률을 줄인다.
동맥경화를 없앤다 혈압을 내리고 콜레스테롤을 제거하며 음식의 비린내와 독성을 없앤다.
마늘을 가열했을 때 2차적으로 생성되는 아호엔이라는 물질은 동맥경화에 유효한 것으로 알려져
있다. 마늘에는 기름기 있는 음식을 좋아하는 사람의 혈관에 고이는 혈중지질을 없앤다.

> 명(明)시대의 본초학자(本草學者) 이시진이 엮은 약학서 《본초강목》에 "산에서 나는 마늘을
> 산산(山蒜), 들에서 나는 것을 야산, 재배한 것을 산(蒜)"이라 하였다.
> 후에 서역에서 톨이 굵은 산(大蒜)이 들어오며 전에 있던 산을 소산이라 하였다는 기록이 있다.

· 질병에 따라 먹는 방법 ·

감기 초기에 오한, 발열, 두통, 비색의 증상에 대산, 총백, 생강 등을 끓여 따뜻할 때 복용한다.
인후에 종통에 생마늘을 하루에 여러 차례 씹으면 좋다. 또한 대산은 구강 염증에 좋다.
피부습진, 신경성 피부염, 백선에 마늘을 찧어 적당히 식초를 가미하여 환부에 바른다.
기침과 가래가 많이 나면 마늘1개를 삶아 짓찧어 달걀 1개에 섞어서 먹는다.
또는 껍질 채 약한 불에 구어서 그대로 먹는다.
천식, 기침병에 짓찧은 마늘 반근을 꿀 한 근에 3일간 재웠다가 1회/한 수저씩 하루 3번 먹는다.
배가 살살 아플 때 마늘을 짓찧어 설탕을 넣고 물을 부어 약한 불로 끓여 식후에 먹는다.
치통을 완화하려면 마늘을 살짝 구워서 아픈 이에 넣어둔다.

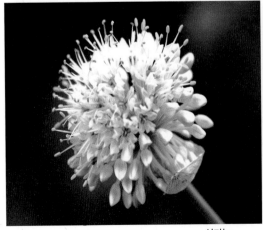
산마늘

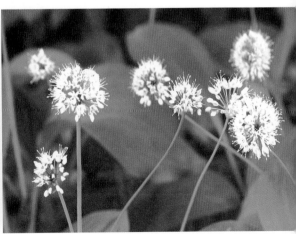
산마늘

마늘의 학명은 마늘의 냄새성분에서 유래된 알리움 사티붐(allium sativum)이다.
알리움이란 냄새를 의미하는 말(olere)에서 유래하였으며, 사티붐이란 경작(cultivated)
이란 뜻이다.

영어로 마늘을 의미하는 갈릭(garlic)의 유래는 뾰족한 창이나 칼(spear)을 뜻하는 갈(gar)
과 부추과의 식물을 뜻하는 영어 리크(leek)에서 파생된 릭(lic)의 합성어이다.

산마늘 지리산, 설악산, 울릉도의 숲 속이나 우리나라 북부에서 자라는 다년생 초본이다.
부엽질이 풍부하고 약간 습기가 있는 반그늘에서 자란다.
키는 25~40㎝이고, 잎은 2~3장이 줄기 밑에 붙어서 난다.
잎은 약간 흰빛을 띤 녹색으로, 길이는 20~30㎝, 폭은 3~10㎝가량이다.
꽃은 줄기 꼭대기에서 흰색으로 뭉쳐서 피며 둥글다.
산마늘은 잎을 주로 식용 부위로 하고, 전체에서 마늘 냄새가 난다.
뿌리는 한줄기로 되어 있기 때문에 다른 마늘과도 쉽게 구분이 가능하다. 관상용으로
쓰이며, 전초는 식용, 알뿌리는 약용으로 쓰인다.

코끼리마늘 부추속 백합과의 여러해살이 구근으로 미국과 영국에서 주로 재배된다.
보통 마늘과 다르고, 리크나 구슬양파와 종이 같다.
왕마늘, 옹녀마늘로도 알려져 있으며, 보통 마늘보다
알이 5배 크기인 10cm에 이르기에 붙여진 이름이다.
키는 1m 내외로 보통 마늘보다 30cm정도 크다.
맛은 보통 마늘보다 맵고 아린 맛은 적고 향도
덜하나, 구우면 단 맛이 난다.

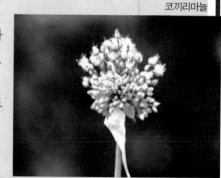
코끼리마늘

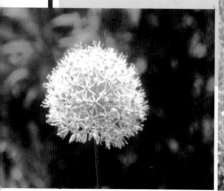
코끼리마늘

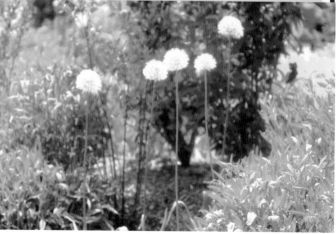
코끼리마늘

방가지똥

Sonchus oleraceus L. 고거채|苦　菜|

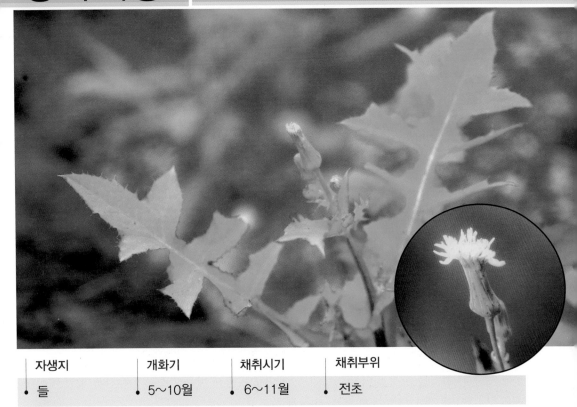

자생지	개화기	채취시기	채취부위
들	5~10월	6~11월	전초

특징

맛은 쓰고 성질은 차다. 살충, 청열 작용을 한다.

· 생 김 새 ·

방가지똥은 전국의 들이나 산에서 흔히 자라는 국화과의 두해살이풀이다.

유럽 원산의 귀화식물로 세계적으로 분포하며, 국내에서는 어디서나 볼 수 있다.

종명은 '삶아서 먹는 채소'라는 뜻이다. 속명은 그리스어의 '구멍'이란 뜻에서 나왔다.

종명은 라틴어로서 '까칠까칠하다'란 뜻이다.

높이는 30~100cm되도록 자라고 속이 비어있다. 줄기나 잎을 자르면 흰 유액이 나온다.

근생엽 밑 부분은 긴 타원형이며 길이가 15~25cm이다.

너비는 5~8cm로서 가장자리에 불규칙한 톱니가 있으며 톱니 끝이 바늘처럼 뾰족히고

잎자루에 날개가 있다.

꽃은 5~10월에 피고 꽃은 지름이 2cm 정도이고 꽃차례는 거의 산형이고 꽃대는 2~6cm로서

선모가 있다. 통부는 길이가 0.6cm 정도로 흰털이 있고 설상화가 여러 개 있다.

10월에 맺는 열매는 갈색이며 수과인데 길이는 0.3cm 정도로 홈이 세 개있고 관모는 길이가

0.6cm 정도로 흰털이 있다.

채취 방법 방가지똥은 잎, 줄기, 뿌리 등을 사용하며, 꽃이 필 때에 전초를 채취하여 햇볕에 건조시킨 것을 4cm의 길이로 잘라 보관한다.

오장의 사기 제거 민들레처럼 꺾으면 흰 유액이 나오고 씹으면 꽤 쓴맛이 난다. 이 때문에 '고초(苦草)' 라고도 불린다.

특히 우수한 약초는 아니지만 『본초강목』이나 『신농본초경』 등에는 몸을 가볍게 하고, 시력을 높이며 마음을 편하게 하여 오장의 사기를 제거한다고 되어 있다.

· 질병에 따라 먹는 방법 ·

불면, 위장병, 시력향상에 건조시킨 잎, 줄기를 20~30g을 하루의 양으로 하여 이것을 3컵의 물에 넣어 약한 불로 반이 될 때까지 달여 차 대신 마신다.

방가지똥 10g, 질경이 10g, 감초 2g을 혼합하여 같은 요령으로 달여 마시면 한층 효과가 있다.

인후염에 한방에서는 지상부를 '속단국' 이라 하며 인후염, 해열에 사용한다.

임질, 종기에 줄기 및 뿌리를 건조시켜 잘게 썬 것 약 20g을 하루 양으로 하여 달여 먹는다. 벌레에 물렸을 때는 생것을 비벼 그 즙을 바른다.

나물로 먹기 줄기가 일어나기 전의 어린 것을 채취, 소금을 한줌 넣은 끓는 물에 살짝 데쳐 물에 헹군다. 물기를 짜서 썰어 가다랭이포, 뱅어포와 함께 버무려 간장으로 간을 맞춰 먹는다.

깨무침 나물과 같이 데쳐 잘게 썬 것을 깨소금, 간장으로 무친다.

기름 지짐 끓는 물에 살짝 데쳐 썬 것을 기름으로 지져 된장 또는 간장으로 맛을 낸다.

샐러리 아주 어린잎을 뜯어 깨끗이 씻고 마요네즈나 드레싱을 해서 먹는다.

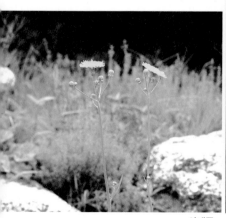

사데풀

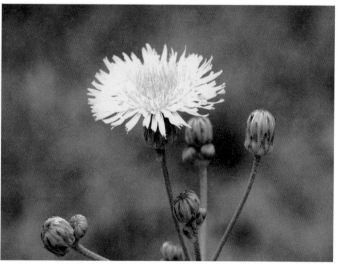

사데풀

충청도 방언으로 '방아개비'를 '방가지'라고 하는데 꽃을 싸고 있는 총포의 뾰족한 모습이 꽃이 지고 나면 방아개비의 똥과 흡사하다 하여 붙여진 이름이다.

방가지풀, 고거채(苦苣菜), 천향채(天香菜), 속단국(續斷菊) 이라고도 한다.

큰방가지똥 유럽이 원산이며, 높이가 40~120cm 정도로 자란다.

큰(도깨비) 방가지똥은 일본명에서 유래하며, 개방가지똥, 큰방가지풀이라고도 한다.

둥근 줄기는 굵고 속이 비어 있으며 보라색이 도는 녹색으로 자르면 유액이 나온다.

근생엽은 모여 나고 어긋나는 경생엽은 길이 7~21cm 정도의 긴 타원형으로 밑부분이 줄기를 감싸며 깃모양으로 갈라지거나 날카롭고 불규칙한 톱니가 가시처럼 보인다.

꽃은 6~10월에 산형으로 달리는 두상화는 지름 1~2cm 정도로 황색이다.

열매는 수과이며 길이는 3mm 정도의 난상 타원형으로 세 개의 능선과 흰색의 관모가 있다. 잎 가장자리의 가시는 굵고 수과의 옆줄은 뚜렷하지 않다.

자주방가지똥 주로 북부 지방 및 백두산지역에 자라는 여러해살이식물이다. 높이는 50~100cm 정도이다. 줄기는 털이 없으며 가지를 친다.

사데풀 국화과의 여러해살이풀로 근경이나 종자로 번식하며 전국 들에 분포한다.

원줄기는 30~90cm이고 가지가 갈라진다.

잎은 어긋나기하며 근생엽은 꽃이 필 때 없어지고 줄기잎은 잎 사이가 길이는 10~18cm 의 긴 타원형이다.

꽃은 7~10월에 산형으로 설상화로 구성되고 화경은 2~6cm 황색으로 핀다.

열매는 갈색 타원형으로 길이 4mm로서 양면에 5개의 능선이 있다.

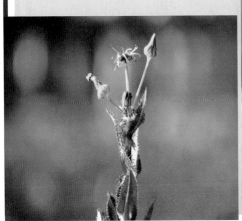

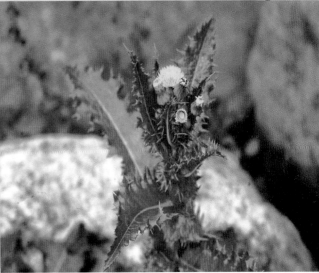

큰방가지똥   큰방가지똥

쓴 풀

Swertia japonica Makino 쓴풀, 당약|當藥|

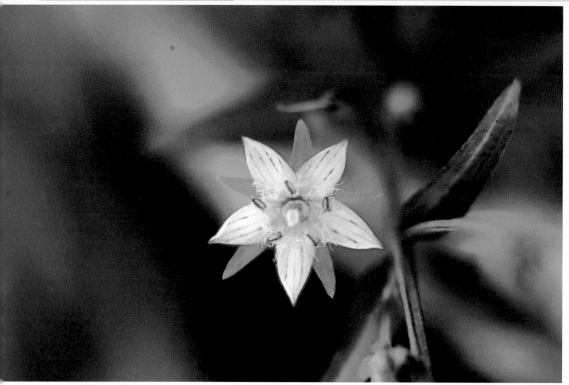

개쓴풀

자생지	개화기	채취시기	채취부위
산지	9~10월	10~11월	전초

특징

성질은 차고 맛은 쓰다. 건위, 청열작용을 한다.

· 생 김 새 ·

쓴풀은 우리나라의 산야에 자라는 용담과의 한두해살이풀이다.

쓴풀은 쓰기로 유명한 용담보다 쓴맛이 열 배나 강하고, 생선 쓸개처럼 쓰다고 해서 '어담초'라고도 불린다. 전초에 쓴맛이 있어 쓴풀이라 하고, 천번을 짜도 그대로 쓰다고 하여 '천진(千振)'이란 별명이 있다.

줄기는 바로 서며 높이 5~20cm이고, 네모지고 연한 보라색이다.

잎은 마주나며 엽병이 없으며 선형이며 가장자리가 약간 뒤로 말린다.

꽃은 9~10월에 피며, 꽃잎은 5개로 되며 흰색 바탕에 보라색 줄무늬가 있다.

쓴풀과 쓴풀의 유사식물인 자주쓴풀의 전초를 '당약'이라고 하며, 이 이름은 꽃부리가 푸르고 병을 잘 이겨낸다 하여 붙여진 이름이다.

당약은 한약은 아니지만 일본 사람들이 개발한 일본 민간약으로 사용되는 대표적인 약물이다.

· 효 능 ·

채취 방법 쓴풀은 한방에서는 위장을 튼튼히 하고 식욕을 촉진할 때 많이 이용해 왔다. 꽃이 하얗게 피는 가을에 뿌리까지 채취하여 그늘에 잘 말려놓은 뒤 그때그때 쓰면 된다.

건위작용 당약은 소화불량, 위염, 복통, 설사 등 소화기장애에 쓰인다.

간 기능 개선 바이러스성 간염치료에 황변이 감퇴하고, 효소강하작용도 현저하다.

피부재생 효과 탁월 스웰티아마린 성분은 피부 표면에서 용이하게 흡수되고, 흡수 후 분해되어 모세혈관을 확장하고 피부세포를 활성화하여 피부조직의 생화학적 기능을 높인다.

청열 · 제습작용 눈의 충혈로 생긴 염증이나 치통, 구내염, 골수염, 인후염, 편도선염 등에 두루 쓰인다. 그 외에도 정신안정, 항암, 강장, 강정작용 등을 한다.

· 질병에 따라 먹는 방법 ·

위염이나 설사, 식중독에 쓴풀을 적당한 크기로 썰어 넣고 뜨거운 물을 부은 뒤 우려내 마시면 약이 되는데 쓴맛이 없어질 때까지 계속 우려내어 마실 수 있다.

잘 낫지 않는 괴로운 만성 위병에 말린 쓴풀을 잘게 썰어 4g 가량 달인 다음 복용하면 좋다. 달이는 것이 번거롭다면 말린 다음 가루 내어 하루에 1~2g씩 두세 번에 걸쳐 따뜻한 물로 복용해도 마찬가지 효과를 볼 수 있다.

결막염이나 안질에 달인 물로 세수를 하면 증상이 가라앉고 머리에 바르면 머리카락이 빠지는 것을 미리 막을 수 있다.

탈모증에 당약의 수용액을 정맥 주사하면 피부 온도를 높일 수 있으며, 이것은 부교감신경 흥분약의 작용과 비슷하다. 따라서 탈모증도 치료할 수 있다. 쓴풀을 달인 물에 참기름을 섞어 두피가 끈적이도록 바른 뒤 따뜻한 수건으로 감쌌다가 씻어 내면 머리카락이 덜 빠진다.

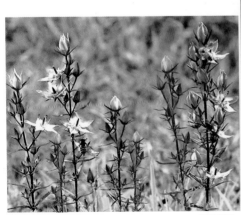

자주쓴풀

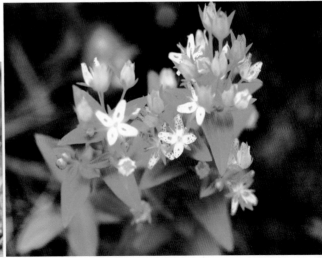

네귀쓴풀

자주쓴풀 줄기가 짙은 보라색이며, 보라색의 꽃이 핀다.

자주쓴풀은 곧고 네모진 자주색 줄기에 자루가 없는 잎이 피침형으로 마주 나온다.

흰색 바탕에 보라색 줄무늬가 들어가 별 모양의 꽃이 가을에 핀다.

뿌리의 냄새는 거의 없으나 잔류성 쓴 맛이 매우 강하다.

자주쓴풀은 swertiamarin를 약 2-4%를 함유하며 또 swertisin, gentisin도 함유한다.

약효는 淸熱, 해독의 효능이 있다. 骨髓炎, 喉炎, 편도선염, 결막염, 疥癬을 치료하며 苦味健胃藥으로서 식욕부진, 소화불량에 쓰인다. 1-3g을 달여서 복용하거나 散劑로 쓴다.

네귀쓴풀 주로 높은 산 통풍이 잘되고 양지바른 곳에서 자생한다.

제주도 한라산, 경상도 높은산, 강원도 높은산에서 자생한다.

4장의 꽃잎이 살짝 벌린 듯한 모습을 하고 있어 네귀쓴풀이란 이름을 가졌다.

개쓴풀 나도쓴풀이라 부르기도 한다.

양지를 좋아하는 다른 쓴풀과 달리 유일하게 습지에서 자생하는 쓴풀이다.

개쓴풀은 쓴풀 중에서 솜털 같은 꽃술이 가장 발달한 꽃이다.

기본종인 쓴풀과 유사하지만 꽃잎에 갈색 줄무늬가 없는게 쓴풀과 다르다.

꽃받침조각이 피침형으로 조금 넓고 잎도 좀 넓다. 꿀샘덩이에 난 털이 구불구불하다.

큰잎쓴풀 꽃이 네귀쓴풀처럼 아주 작은데 잎이 크다는 이유로 큰잎쓴풀이란 이름을 가졌다. 주로 산지의 통풍이 잘되고 양지 바른 곳에서 잘 자란다

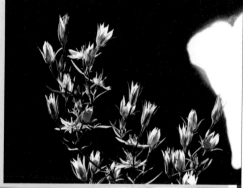

자주쓴풀

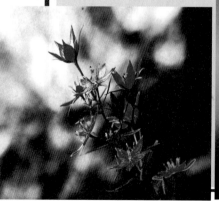
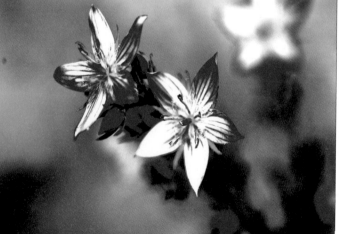

자주쓴풀

자주쓴풀

후 박

Magnolia officinalis R. et W. 후박|厚朴|

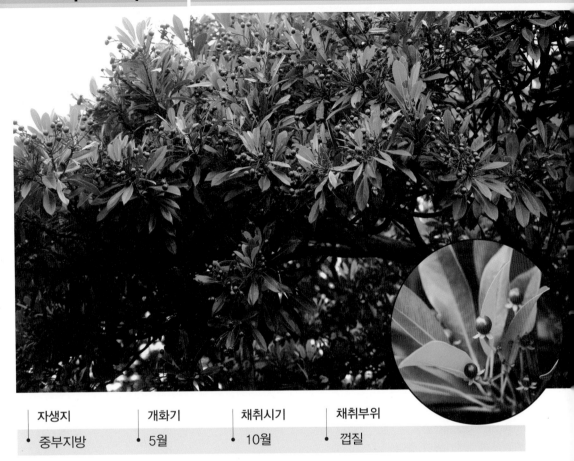

자생지	개화기	채취시기	채취부위
중부지방	5월	10월	껍질

특징

성질은 따뜻하고 맛은 맵고 쓰다. 건위작용을 한다.

· 생 김 새 ·

높이는 15m 정도 되고 줄기의 직경은 1m 정도 자란다.

껍질은 황갈색에 가지에 털이 없고 비늘눈으로 싸여 있다.

잎은 두껍고 윤이 나며 표면은 녹색, 뒷면은 흰빛이 돈다.

5~6월에 꽃차례에 다섯 장의 꽃잎을 가진 황록색으로 꽃이 가득 피며 양성화다.

열매는 지름 1cm이고 흑자색으로 다음해 7월에 성숙한다.

잎에 독성이 있어 곤충이 모이지 않는다. 바닷바람에 강해 풍치수와 방풍림 역할을 한다.

· 효 능 ·

후박의 주요 기능은 습기를 말리고 배속의 거북한 것을 제거한다. 장중경은 창만의 증세를
치료하는데 후박을 사용한다 하였으며 『금궤요략』 의 〈후박3물탕〉에서 후박이 군약이다.

최고의 소화제 후박은 위를 튼튼하게 하고 음식을 소화시키는 작용이 있어 위장 질환의
상용약으로 쓰인다.

대기 중의 습도가 높아 소화흡수에 장애가 생겼을 경우 후박을 쓰면 좋다.

후박에 지실을 더해 군약으로 하고 산사, 신곡, 대황을 넣어 쓰면 위장의 유동을 강화하고 소화를
촉진하며 대변을 잘 통하게 한다.

한약재는 중국 약재를 그대로 쓰는 경우가 많으나 후박나무는 우리나라가 독자 개발하여
사용하는 토종 향약(鄕藥)이다. "세종 5년(1422) 중국에서 생산되지 않는 향약인 단삼, 방기,
후박, 자완 등은 지금부터 쓰지 못하게 하였다.
세종 12년(1429) 중국 의사 주영중이 우리나라 향약을 검사 결과 합격된 약재는 후박 등 열
가지이다." 라는 『조선왕조실록』 의 기록이 있다.

· 질병에 따라 먹는 방법 ·

위통, 트림, 식욕감소에 곽향, 백두구, 오수유를 배합하여 쓰면 좋다. 통증이 멎은 후 황기,
당귀, 백작약 등을 넣고 환으로 만들어 복용하면 위를 강하게 하고 통증을 없앤다.

대변이 안 통하고 배가 부르면 대황, 망초, 지실을 넣어 쓴다.(대승기탕)

어린이 만성 장염에 설사가 오랫동안 낫지 않고 배에서 소리도 나는 경우 당삼, 백출, 산약,
백편두를 넣어 쓰면 좋다.

심한 가래에 후박은 가래가 많고 가벼운 천식을 치료한다. 가래가 많아 똑바로 눕지 못할 때는
마황, 행인, 소자 등을 배합하여 쓰면 좋다.

| 후박 | 일본목련 | 일본목련 |

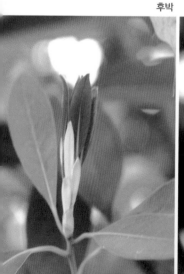
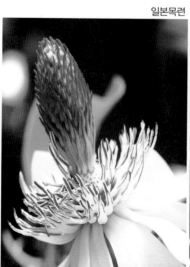
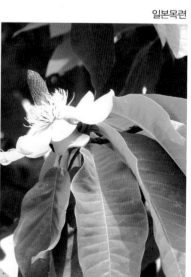

후박나무의 속명 Machilus는 스웨덴 학자 Thunberg, C. P.에서 연유된 이름이다.
후박나무 껍질로 모기향을 만든다 하여 섬지방 후박나무 껍질은 마구 벗겨지곤 한다.
후박(厚朴)이라고 할 때 흔히 일본목련(Magnolia obovata Thunberg)을 지칭하는 수가
많은데 후박나무는 녹나무과 식물이고, 일본 목련은 목련과에 속한다.

일본목련은 중부이남지역에 관상용으로 심어져 일본목련의 수피를 후박이라하며 약용한다.
이것은 중부이남지역에 관상용으로 심어져 있어 쉽게 꽃을 볼 수 있다.
그러나 약용식물로서 후박의 기원은 일본목련이 아닌 중국목련이다.
이의 변종인 요엽목련도 후박으로 이용된다.
이들 목련은 한국에서 쉽게 볼 수 없으나 일본목련과 비교하면 꽃이 보다 일찍 피고
하얀색을 띠며 꽃이 보다 크지만 잎의 크기는 비슷하다.
요엽목련은 잎의 끝부분이 쏙 들어가 있어 구별된다.

요엽목련

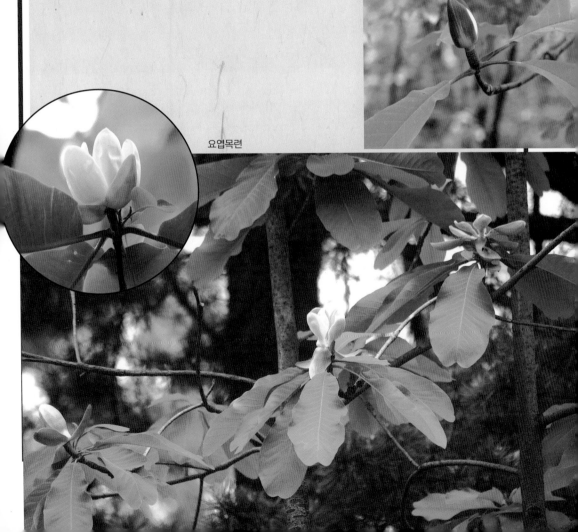

요엽목련

감나무

Diospyros kari Thunberg

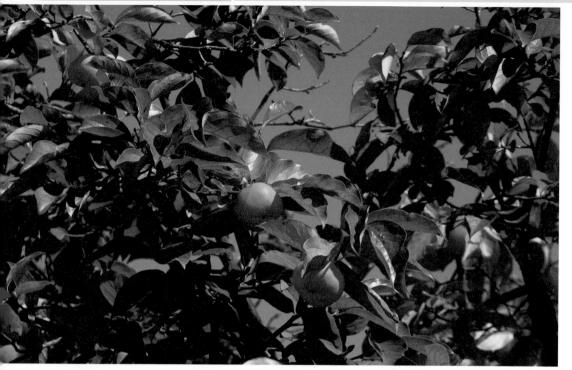

자생지	개화기	채취시기	채취부위
재배	5~6월	10월	열매

특징
성질은 평하고 맛은 쓰고 떫다. 건위작용을 한다.

· 생 김 새 ·

감나무는 낙엽이 지는 큰키나무로써 10여m에 이르며 어린 가지에는 부드러운 털이 있다.

잎은 서로 어긋나며 타원형 또는 도란형으로 끝이 뾰족하다.

잎을 '시엽'이라 하고 꽃을 '시화'라 하여 모두 약용한다.

꽃은 오뉴월에 황백색 꽃이 피며, 꽃받침 아래에 통 모양으로 달린다.

열매는 10월에 노랗게 익는다.

『동의보감』에 "홍시는 맛이 달고 심장과 폐를 튼튼하게 하고 갈증을 없애며 소화기능을 좋게 하고 숙취를 풀어 준다.

곶감은 몸을 따뜻하게 하고 보하며 위와 장을 튼튼하게 하고 비위장 소화기기능을 촉진한다. 이밖에 얼굴의 기미를 없애고 목소리를 맑게 한다."고 하였다.

주의 『동의보감』에는 "감과 게를 함께 먹으면 복통, 구토, 설사가 일어난다."고 하였다. 이것은 감 속에 타닌산이 게의 단백질과 결합하면 딱딱하게 굳은 채 장에 남기 때문이다.

· 효 능 ·

풋감의 떫은 즙과 감나무의 잎을 중풍, 고혈압의 치료에 쓰고, 감꼭지와 감나무 껍질, 뿌리 등이 두루 활용된다. 감식초, 감떡, 곶감 등 식품들도 건강을 지키는 데 좋은 약이 된다.

건위작용 감은 위장기능을 활발하게 하고 장을 튼튼하게 하는 작용을 한다.

· 질병에 따라 먹는 방법 ·

설사나 배탈에 감 한 개에 우유 한 컵을 부은 뒤 꿀을 한 숟가락 넣고 감이 흐물거릴 때까지 달인 다음 마시면 잘 낫는다. 감을 믹서에 갈아 우유 한 컵과 섞고 꿀을 타서 마셔도 같다.

중풍에 감즙 30ml와 무즙 30ml를 섞어 하루 3번 7일 동안 마시면 좋은 효과가 나타난다. 장이 약한 사람은 곶감을 쌀가루와 함께 갈아 죽을 쑨 뒤 먹으면 좋다.

심한 불면증에 곶감 세 개에 물 세 홉을 붓고 약한 불에서 20~30분가량 끓인 다음 먹으면 신경이 안정되고 편히 잠을 잘 수 있다. 곶감은 신경을 안정시키는 작용을 하기 때문이다.

중풍 예방에 중풍을 미리 막으려면 감을 갈아 즙을 낸 뒤 같은 양의 무즙과 섞어 두고 하루 두세 번에 걸쳐 소주잔으로 한잔씩 빈속에 마시면 좋다.

곶감죽 만들기 곶감을 잘게 썰어 처음부터 쌀과 함께 죽을 쑤어 여름과 겨울에 먹는다.

주의 위가 찬 사람은 먹지 않도록 한다. 곶감 죽을 먹은 후에는 게를 먹지 않도록 한다.

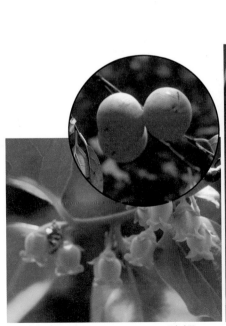

감나무

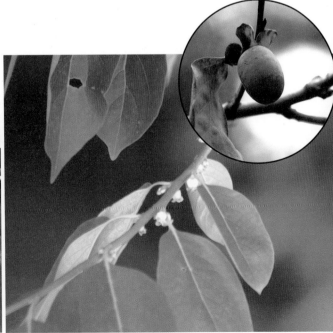

고욤

감나무 종류로는 대봉, 둥시, 차량단감, 흑감이 있고, 유사종으로 고욤이 있다.
대봉시는 감나무의 인기종으로 홍시로 소비하고, 둥시감은 곶감용으로 많이 사용된다.
단감으로는 시브르크단감, 부유단감, 차량단감은 딱딱한 과실일때 먹는것이 일반적이다.
또한 단감은 대봉, 둥시감보다 당도가 좋아서 단감으로 감말랭이를 하면 더 맛있다.
먹감나무는 먹물이 묻은 듯 한데, 곶감용으로 사용되던 감으로 씨도 많고 감크기도 작다.
고욤 고욤나무라고도 하며, 중국, 일본, 한국 중부 이남에 분포하는 낙엽활엽교목이다.
높이는 10m내외로 잎은 어긋나며 타원형이고 가장자리가 밋밋하며 뒷면은 회색이 도는
녹색이다. 꽃은 6월에 암수딴그루로 피며, 화관은 종 모양이다. 수꽃은 2~3개씩 달리며
수술이 16개이고, 암꽃은 헛수술 8개와 암술 1개이다.
열매는 장과이며 지름 2cm의 구슬 크기로 둥글고, 10~11월에 노랗게 익는다. .

감즙 만들기

떫은 풋감을 절구에 넣고 짓찧은 다음 여기에 감 부피의 1/10 분량의 물을 붓고 통에 옮겨
담은 뒤에 5~6일 날마다 한번씩 저어서 고운체로 잘 거른 감즙을 5~6개월 동안 두었다가
약으로 쓴다.
감즙 만들 때 썩은 감이나 익은 감이 한 개라도 들어가면 떫은맛이 없어지고 약효도 없다.
감즙은 화상, 동상, 타박상 치료에 쓰며, 숙취에 감즙을 마시면 좋다.

감잎차 만들기

말린 감잎차에는 100g마다 1,000~2,000g의 비타민C가 들어 있다. 감잎은 비타민C
가 많아 차로 마시면 고혈압, 각기, 궤양, 괴혈병에 효험을 낸다. 특히 혈관이 딱딱하게
굳지 않도록 막는 작용을 하여 혈소판 감소증으로 멍이 들기 쉬운 사람에게 좋다.

감잎차를 만들 때는 깨끗이 씻은 감잎을 3cm로 썰어 찜통에 1분가량 찐 다음 그늘에서
말려 바삭바삭하게 만들어 두면 된다.
단감이든 홍시든 상관없지만 감잎은 5~6월쯤이 잎도 크고 영양 성분도 가장 많으니 이때
감잎차를 만드는 것이 좋다. 감잎 속의 비타민C는 프로비타민의 형태로 있다가 몸속에
들어가서 비타민C로 바뀐다. 특히 감잎에는 카페인이 들어 있지 않아 밤잠을 못 자는
일도 없다. 하루 5g 정도의 감잎차에 물 1.8ℓ 를 부어 차를 끓여서 생각날 때마다 마신다.

주의 덜 익은 떫은 감은 소화 효소의 작용을 방해하기에 가능한 먹지 않는 것이 좋다.
감은 장기능을 튼튼히 하지만 굳은 대변을 보는 경우에는 좋지 않다.
또 감에 들어있는 탄닌 성분은 철분이 몸 안에 흡수되는 것을 막는 성질이 있어 철
결핍성 빈혈 환자나 철 성분이 있는 약을 쓰고 있으면 피하는 것이 좋다.

제7장
통변에 좋은 산야초

● ○ ○ ■ ■ □

메꽃은 가늘고 긴 덩굴성 줄기가 왼돌이로 감겨 올라가기 때문에 '
선회하는 풀꽃' 이라는 의미로 '선화' 라고도 하며,
영어로는 '감겨 묶는 풀' 이라고 한다.
또한 잎의 모양이 칼날처럼 가늘고 뾰족하다고 하여서
'하늘 검의 풀(천검초)' 라고도 한다..

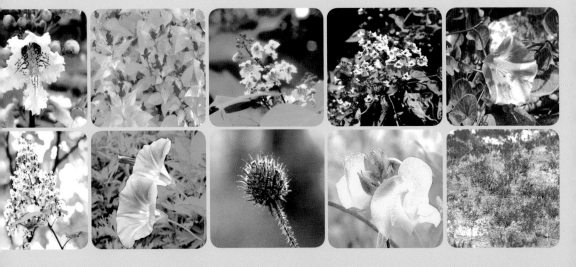

개비름

Amaranthus lividus L.
Amaranthus mangostanus 비름, 야현

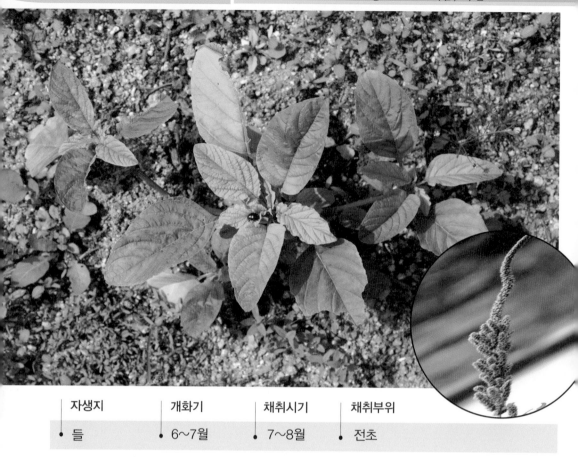

자생지	개화기	채취시기	채취부위
들	6~7월	7~8월	전초

특징

맛은 달고 성질은 차다. 해열, 이뇨작용을 한다.

· 생 김 새 ·

유럽원산으로 길가에서 흔한 비름과의 한해살이풀로 종명은 '푸른색을 띤' 이란 뜻이다.

한방에서 비름의 약효에 대해, 오래 먹으면 더위 병에 걸리지 않으며 몸이 가벼워지고 병의

원인이 되는 나쁜 기운을 없애는 동시에 정신을 맑게 한다는 기록이 있다.

높이는 30~80cm이고 줄기는 곧게 서고 전체에 털이 없고 기부에서 많은 가지가 갈라진다.

잎은 갈자색에 길이가 4~8cm이며 긴자루가 있고 잎몸은 난형이며 가장자리는 밋밋하다.

꽃은 6~7월에 피는데 양성으로서 수꽃과 암꽃이 줄기 상부와 잎겨드랑이에 혼생하여 길이가

2~8cm인 이삭 모양의 화서를 이룬다.

꽃은 꽃잎이 없고 3개의 작은 단녹색 막질 꽃받침이 있고, 수술은 3개 암술은 1개이다.

열매는 포과로서 둥글며 꽃받침보다 다소 길고 주름살이 없으며 흑색 종자가 1개 들어 있다.

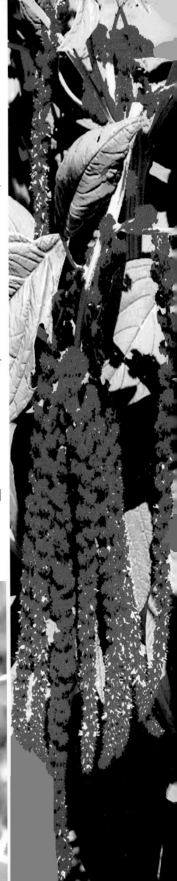
줄맨드라미

· 효 능 ·

채취 방법 비름은 재배식물인 탓인지 약의 효능에 대해서는 꽤 알려져 있다. 가을에 여문 씨앗을 털어서 햇볕에 말려 쓴다.

씨앗 해열, 해독의 작용을 하는데 감기, 이질, 눈의 충혈, 젖앓이, 치질, 이뇨제로 쓰이며 변비에도 효과가 있다.

잎과 줄기 씨앗과 같은 목적으로 이용된다. 상처, 종기 등에는 생잎을 짓찧어 붙인다.

· 질병에 따라 먹는 방법 ·

나물이나 국거리 3월에 씨앗을 뿌리면 잘 자라 봄부터 가을까지 어린잎을 계속 식용할 수 있다.

시금치보다 구미를 돋우며, 맛이 순하고 부드러워 나물로 무쳐 먹거나 국거리로 이용하기에 좋다. 파를 조금 넣고 참기름과 고추장에 버무리는 것이 우리 식성에 맞다.

볶음이나 튀김 쓰고 떫은 기운이 없어 가볍게 데쳐 조리한다.

기름으로 볶든지, 튀김, 된장찌개 또는 두부와 함께 버무린다.

녹즙용 어린 것은 생식하는데, 녹즙용으로도 이용된다.

맛은 담백하여 시금치와 흡사하다.

차로 마시기 여름의 성숙한 개비름은 맛이 없고 다소 질긴 기운이 있어 나물보다는 잎을 달여 차로 마시는 것이 좋다.

줄맨드라미

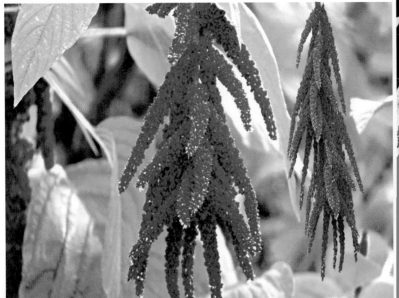

비름 참비름이라고도 하며 유사종으로 털비름, 쇠비름, 청비름, 눈비름 등 60종이 있다.
여름철 길가나 밭둑에 흔한 남새로 어린 비름을 뿌리 채 시금치처럼 무치면 향긋하며,
여름에는 여린 부분만을 잘라 먹는 여름시금치라고 부른다.

인도원산으로 집 근처에 자라는 비름과의 한해살이 풀이다.
높이가 1m에 굵은 가지가 뻗는다. 잎은 호생하고 넓은 난형으로 길이가 4~12cm이다.
꽃은 7월경에 줄기 끝이나 잎겨드랑이에 원추화서로 원줄기 끝에 길게 붙는다.
열매는 타원형으로 옆으로 뚜껑처럼 갈라지며 흑갈색의 윤기나는 종자가 들어 있다.

털비름 털비름은 억세고 나물로는 먹지를 않는다. 참비름보다 좀 더 크고 억세며,
이름처럼 줄기에 잔털이 있다. 참비름은 잎 끝이 안으로, 털비름은 끝으로 나와 있다.

색비름 열대아시아 원산지로 색맨드라미라고도 불리며, 북한에선 삼색비름이라 부른다.
높이 100cm에 곧추서며 가지가 약간 갈라진다. 비름과 비슷하나,
꽃차례가 잎겨드랑이에 모여 달리며 잎은 홍색 또는 황색이다.

줄맨드라미 비름속에 속하며, 한해살이풀이다.
잎은 어긋나기에 길이 5cm, 폭 4cm정도로 사각상 달걀 모양이다.
꽃은 8~9월에 이삭꽃차례가 잎겨드랑이에서
나와 길게 처진다.
꽃받침 조각은 긴 타원형에 5개로 홍색 또는
백색이다.

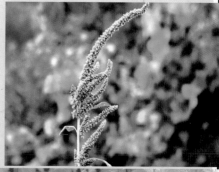

털비름

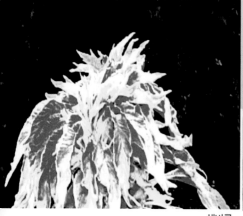

색비름

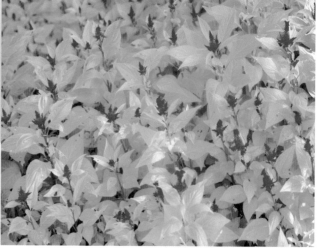

맨드라미

개오동나무

Catalpa ovata G. Don

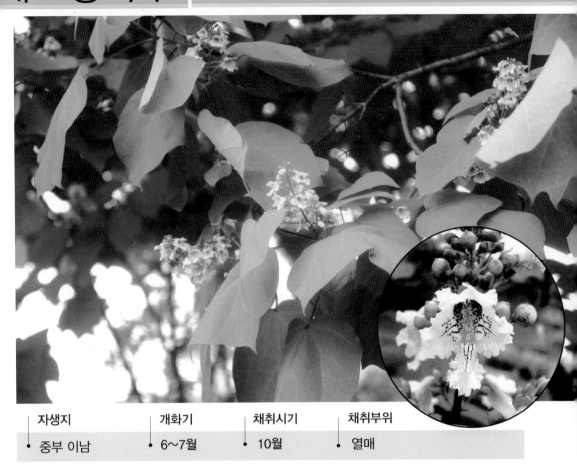

자생지	개화기	채취시기	채취부위
중부 이남	6~7월	10월	열매

특징

맛은 달고 성질은 평이하다. 이뇨작용을 한다.

· 생 김 새 ·

능소화과의 낙엽지는 큰키나무이다. 우리나라 중부이남에 심는다.

잎이나 꽃의 생김이 오동나무와 비슷하고 목질도 오동나무처럼 윤이 나고 냄새도 비슷하다.

열매는 동부콩과 비슷하며 노끈처럼 길게(30cm) 자란다 하여 '노나무'라고도 부른다.

나무의 지름은 약 1m까지 자란다. 나뭇가지가 굵고 수가 적으며 퍼진다.

잎은 마주나거나 돌려나고 넓은 타원형이며, 얕게 3~5개로 갈라진 조각은 끝이 뾰족하다.

가장자리에는 물결 모양의 톱니가 있다. 초여름에 가지 끝의 꽃차례에 깔때기 모양의 꽃이 암수 따로 연한 황색으로 여러 개 달리며, 끝이 얕게 5개로 갈라진다.

열매는 삭과로 여러 개씩 모여 길게 늘어난다. 꼬뚜리 열매는 30~60cm 정도 되며 겨울에 주렁주렁 달린다.

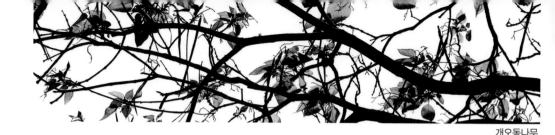

개오동나무

· 효 능 ·

채취 방법 9월 하순경 열매가 검은색을 띨 때 따서 말린다.

열매 '재실(梓實)'이라 하며 어릴 때는 식용으로 쓴다. 열매는 문둥병, 위궤양, 위암에 쓴다.

껍질 열나기, 황달, 게우기, 피부병 등에 쓰는데 달여 먹거나 가루 내어 기초제에 개어

목질부 풍으로 팔다리가 아픈 데 찜질약으로 쓰며 잎은 달여서 피부병과 씻는 약으로 쓴다.

잎 무좀의 특효약이다.,

이뇨작용 열매 말린 것은 목각두(木角豆)라 하며, 오줌 누게하는 이뇨제로 신장염, 당뇨에 쓴다.

· 질병에 따라 먹는 방법 ·

신부전증 치료에 노나무 잎과 접골목, 옥수수 수염을 같은 양으로 한데 넣고 달여 마신다.

신장염, 소변기능 저하에 재실을 하루에 6~15g을 달여 먹는다.

간암, 간경화, 백혈병에 잎과 줄기, 가지, 뿌리 등 어느 부분이나 약으로 쓸 수 있으며 하루에 30~40g을 푹 달여 두고 아침저녁으로 마신다.

체질이 민감한 소양체질은 부작용이 있을 수 있어 처음에는 조금씩 마시고 차츰 양을 늘린다.

백혈병에 노나무 말린 것 1200g, 다슬기 9ℓ, 산머루 덩굴이나 뿌리 말린 것 1200g을 한데 넣고 오래 달여서 그 탕액을 하루에 2번 아침저녁으로 밥 먹기 전에 먹는다.

꽃개오동나무

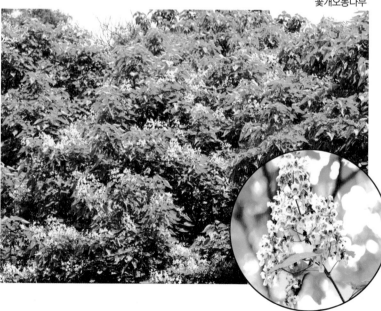

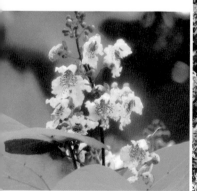

개오동나무

중국 원산으로 높이 20m, 가지는 퍼지고 일년생가지에 털이 없거나 또는 있다.
꽃은 황백색으로 안쪽 양측엔 황색 선과 자주색 점이 있다. 북아메리카 원산으로
1905년 평북 宣川에 있는 선교사가 처음 도입했으며 각지에 심고 있다

꽃개오동나무 북아메리카 원산의 낙엽 큰키나무이다. .
높이 30m까지 자라며, 각지에서 관상용으로 기른다
잎은 마주나거나 돌려나며, 난형 또는 난상 타원형, 밑은 심장 모양이며, 끝이 갈라지지
않고 길게 뾰족하다. 꽃은 흰색으로 6월에 가지 끝에서 원추꽃차례로 달린다.

미국개오동나무(양개오동) 학명은 Catalpa speciosa 이다. .
내한성이 강하고 각종 공해에 강하고 해풍에도 잘 견뎌 전국 각지에 심고 있다
토심이 깊고 비옥적윤한 곳에서 생장이 양호하나 습기가 많은 곳에서 더 잘 자란다.
높이 30m 내외로 자란다.

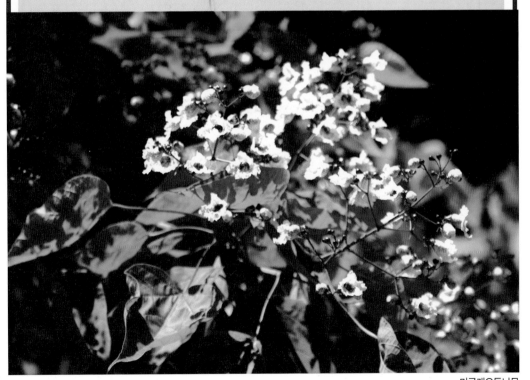

미국개오동나무

메 꽃

Calystegia japonica Chois. 선화 | 旋花 |

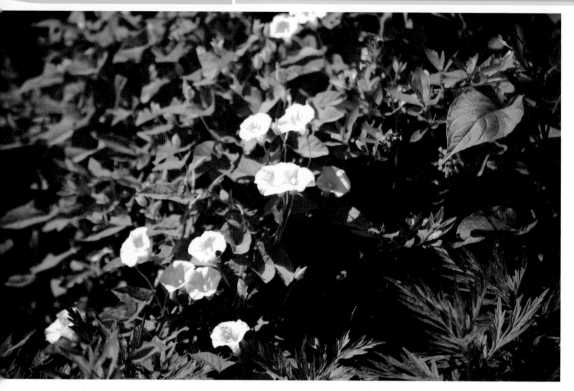

자생지	개화기	채취시기	채취부위
들	6~8월	7~9월	전초

특징

맛이 쓰고 성질은 차다. 이뇨, 통변작용을 한다.

· 생 김 새 ·

전국 각처의 햇볕이 잘 드는 풀밭에서 자라나는 메꽃과의 덩굴성 여러해살이 풀이다.

메꽃은 가늘고 긴 덩굴성 줄기가 왼돌이로 감겨 올라가기 때문에 '선회하는 풀꽃'이라는 의미로 '선화'라고 하며, 영어로는 '감겨 묶는 풀'이라고 한다.

또한 잎의 모양이 칼날처럼 가늘고 뾰족하다고 해서 '하늘 검의 풀(천검초)'라고도 한다.

땅속줄기는 흰색이며 사방으로 길게 뻗고 군데군데에서 순이 나와 길이 2m 까지 자란다.

잎은 서로 어긋나고 길이 5~10cm 폭 2~7cm로 잎자루가 길며 긴 타원형이다.

나팔꽃 모양의 꽃은 6~8월에 잎겨드랑이에서 1송이씩 연한 홍색으로 아침에 피고 저녁에 시든다. 꽃자루는 길고 꽃받침 밑에 달린 2개의 포는 녹색이고 달걀꼴이다.

꽃받침은 길이가 5~6cm, 지름이 5cm로서 깔대기 모양이며 5개의 수술과 1개의 암술이 있다.

꽃이 진 뒤에 윤기 있는 둥근 열매를 맺고 난원형의 씨가 까만색으로 익는다.

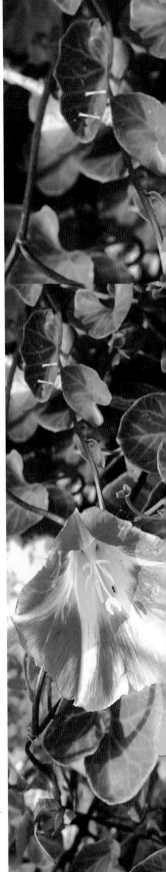

· 효 능 ·

채취 방법 꽃 필 무렵에 채취하여 햇볕에 말리거나,
생물을 사용하기도 한다.
뿌리, 잎, 줄기 전체가 이뇨, 강장, 피로회복 등에 효능이 있다.
각종 근육질환 치료 메꽃의 뿌리는 색이 희고 사람의 힘줄과 비슷해 '
근근' 이라 부르지만, 일명 '속속근' 이라고 불린다.
끊어진 근육을 이어준다고 해서 붙인 이름이다.
특히 힘줄이 절단된 데나 골절된 데, 힘줄과 뼈를 이어주는 효과가 좋다.
정액을 비장하고, 골수를 보익함 『동의보감』에 '오래 먹으면 주림을
모르고, 기를 늘려 허약한 것을 보한다' 고 했다.
저항력이 떨어지거나 정력이 현저히 저하된 경우에 도움이 된다.
이뇨작용 메꽃에 함유된 캠프페롤 성분이 이뇨를 촉진하여 방광염,
신장병에 도움이 된다.
통변작용 뿌리와 잎에는 아프젤린, 트리폴린, 사포닌 성분 때문에 약한
설사로 변비를 없앤다.

· 질병에 따라 먹는 방법 ·

특히 고혈압, 당뇨병에 말린 전초를 11g에 300㎖의 물에 넣고 약한 불에
반으로 달여 마신다.
특히 메꽃 뿌리는 혈압을 낮추고 당뇨병의 혈당치를 낮추므로 뿌리를 쪄서
먹거나 날로 생즙을 내어 먹으면 좋다.
감기에 말린 전초 20g에 500cc의 물을 붓고 달여
하루 동안 차처럼 마신다.
단독에 신선한 메꽃을 짓찧어 즙을 내어
1회 100~150cc씩, 1일 2~3회 꾸준히 마시면,
머리나 종아리의 피부가 빨개지며 화끈거리는
단독에 어린 아이의 열독을 떨어뜨린다.
신경통, 관절염에 뿌리를 말려 가루 내어 기름에 개어 아픈 부위에 바르면
통증이 완화된다.
남녀의 성기능 강화 남성의 음위증이나 양기 부족, 여성의 불감증에
메꽃을 뿌리째 뽑아서 말려 잘게 썬 후, 하루 20~30g에 물 1.8ℓ 를 붓고
물이 반이 되게 달여서 여러 차례 마신다.

갯메꽃

메꽃은 나팔꽃과 비슷하나, 나팔꽃은 귀화식물이지만 메꽃은 토종이다.

메꽃은 봄부터 가을까지 잎을 쌈, 나물, 생즙으로 먹는다.

면발같은 뿌리줄기는 메라고 하여 밥 지을 때 넣으면 밥맛이 달고 맛있다,

가루내어 쌀가루와 함께 죽을 쑤거나 떡을 해 먹는다. 어린 순이나 꽃은 데치거나 튀기거나 볶으면 약간 미끈거리는 맛이 있다.

메꽃에는 큰메꽃, 갯메꽃, 애기메꽃 등이 있는데 갯메꽃만 약간 독이 있어서 먹을 수 없다.

큰메꽃과 애기메꽃의 잎은 화살촉 모양이며 아래쪽 양끝이 2~3개로 갈라진다.

갯메꽃 덩굴성 여러해살이 염색 식물로 약간 독성이 있다.

햇볕과 물이 잘 빠지는 모래 많은 해안가에서 자라며 땅속 줄기가 옆으로 길게 뻗는다.

잎은 길이가 2cm, 폭 4cm내외로 끝이 오목하거나 둥글다.

메꽃은 잎이 창 모양으로 약간 길쭉하나, 갯메꽃은 둥근 모양이고 잎에 윤기가 돈다.

꽃은 5~6월에 깔때기 모양으로 연한 홍색으로 핀다. 아침애 꽃을 피우고 저녁에 오므라든다.

꽃이 질 때는 꽃뭉치 전체가 쑥 빠진다. 뿌리는 효선초근이라 하여 약재로 이용한다.

애기메꽃 잎의 아래쪽 양끝이 2~3개로 갈라지며 꽃자루에 좁은 날개가 있다.

뿌리줄기는 조금 굵고 길며 면발처럼 흰색이고 사방으로 벋는다.

꽃은 선화(旋花), 뿌리줄기는 선화근(旋花根), 잎은 선화묘(旋花苗)라 하여 약용한다.

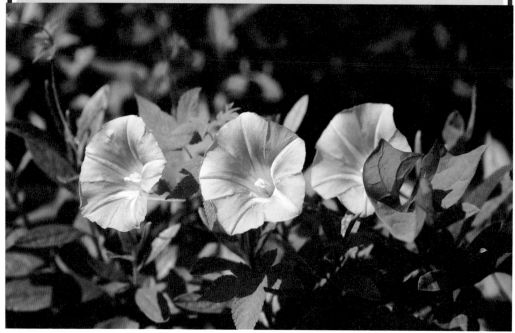

애기메꽃

적소두

Phaseolus calcaratus Roxb. 적소두 | 赤小豆 |, 팥
Phaseolus angularis Wight

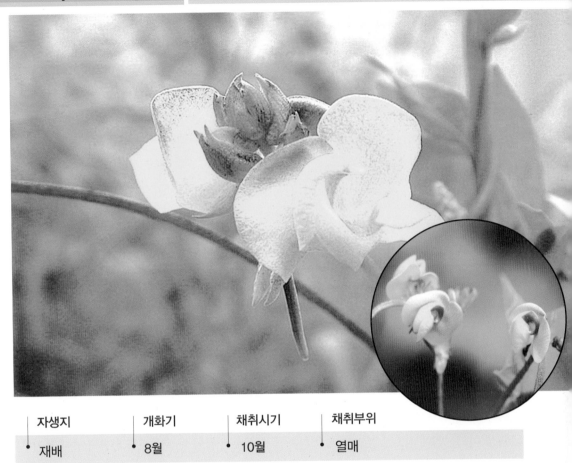

자생지	개화기	채취시기	채취부위
재배	8월	10월	열매

특징

맛은 달고 성질은 평이하다. 이뇨, 이수작용을 한다.

· 생김새 ·

중국원산으로 풀밭에서 흔히 자라는 덩굴성 한해살이풀로 '팥' 또는 '소두' 라고도 한다.

키는 50~70cm이고, 줄기에 긴털이 퍼져난다.

줄기에 어긋나는 잎은 3출엽으로 잎자루가 길다.

작은 잎은 달걀형으로 끝이 뾰족하고 가장자리가 밋밋하다.

8~9월에 잎겨드랑이에서 나온 꽃대에 나비 모양의 노란색 꽃이 2~3개씩 총상화서로

옆을 향해 핀다.

바깥쪽 꽃잎은 둥글고 밑에 있는 꽃잎은 2개가 합쳐져서 오른쪽으로 꼬인다.

열매는 꼬투리 속에 6~10개의 광택이 나는 씨가 들어 있다.

· 효 능 ·

팥에는 단백질, 지방, 탄수화물, 비타민A, 비타민B, 칼슘, 인, 철 등의 영양소가 들어 있고, 약물로서의 성질은 자극성이 없고 온화하다.

따라서 약효를 높이려면 비교적 많은 양과 오랜 기간에 먹는 것이 옛날부터 통례로 되어 있다.

자양 · 이수제(부종제거) 적소두는 약성이 부드럽고 하행하는 성질이 있고, 대량의 단백질, 지방을 함유하고 있다.

적소두는 몸 안의 불필요한 물을 배출하여 부종을 없애고, 비허로 부종이 없어지지 않고 식욕부진, 오심, 구토를 하는 경우에 건비 · 보익작용을 한다.

청열해독 · 배농소종에 탁월 습증이 심하여 생기는 핍뇨(乏尿), 부종, 마비, 소양에 사용한다. 단미나 복방으로 모두 사용해도 좋으며, 약이요법 뿐 아니라 식이요법으로도 사용한다.

급만성 신염에 적소두에는 신염에 의한 부종을 없애는 작용을 하므로 급만성 신염에 사용한다.

· 질병에 따라 먹는 방법 ·

배뇨이상에 오줌을 시원하게 보지 못하면 적소두에 의이인, 복령을 가미해 끓여 마신다.

풍습으로 인한 관절통증에 급만성 염증, 근육염, 말초 신경염으로 환부에 통증이 오고 부기가 있고 굴신하기 어려운 경우에 적소두에 오가피, 진교, 모과 등을 배합해 쓴다.

심각한 중증 종기에 발열, 동통이 있고 이미 화농된 경우에는 적소두에 금은화, 천화분, 생지황을 더해 쓴다.

화농이 안 되었으면 적소두, 대황을 부수어 식초와 혼합하여 환부에 바르면 좋다.

유행성 이하선염에 적소두 분말을 계란 흰자에 죽 쑤듯이 끓여 환부에 매일 한번씩 갈아 붙인다.

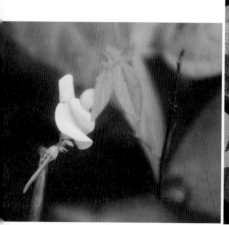

새팥

적소두

200

여우팥

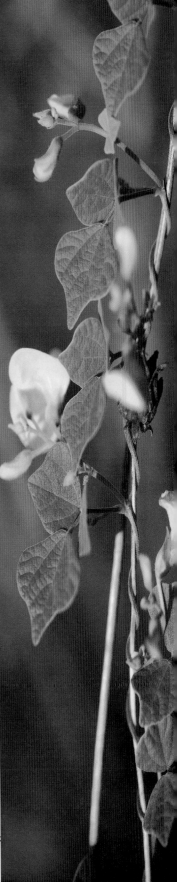

중국 한의사들은 팥을 이뇨제로, 주로 심장성, 신성 부종과 간경변 복수, 각기에서 오는 하퇴부 부종 치료에 사용한다.

중국에서 팥죽은 매우 역사가 깊은데,

원조 시대에 나온 한방약학서인 「일용본초」 라는 책에서 "팥죽은 수종을 없앤다." 라고 쓰여 있다.

또한 세계적으로 유명한 명대의 약학서 「본초강목」 에는 "팥죽은 이뇨에 좋고 각기 수종을 없앤다." 라고 쓰여 있다.

또 팽조라는 사람의 「복식경」 이라는 책에 "동짓날 팥죽을 먹으면 역병신이 그 사람을 싫어하여 피한다." 라는 재미있는 이야기도 나온다.

여우팥 여러해살이 덩굴풀로 세모꼴 모양의 잎이 여우 얼굴을 닮아 여우팥이라 한다. 잎은 어긋나기하며 3출엽에 길이와 폭이 2~3cm로 둥근 모양이다.

꽃은 7~8월에 마디에 1개씩 노란색으로 핀다.

협과는 편평한 선형이며 길이 5cm 폭 8mm로서 6~8개의 종자를 9~10월경에 수확한다.

새팥 일년생 초본의 덩굴 식물로 전국 풀밭에서 자란다.

원줄기는 밑에서 가지가 많이 갈라지고 전체에 털이 퍼진다.

꽃은 황색아고, 꼬투리는 밑으로 쳐지며 길이 5cm에 원추형 흑갈색이다.

여우팥

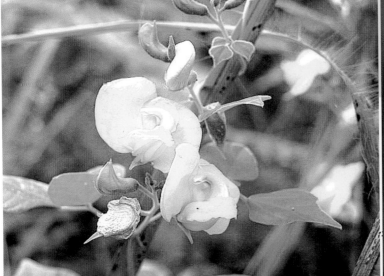

산토끼꽃

Dispacus japonicus Miq
Dispacus asper Wall 천속단 | 川續斷 |

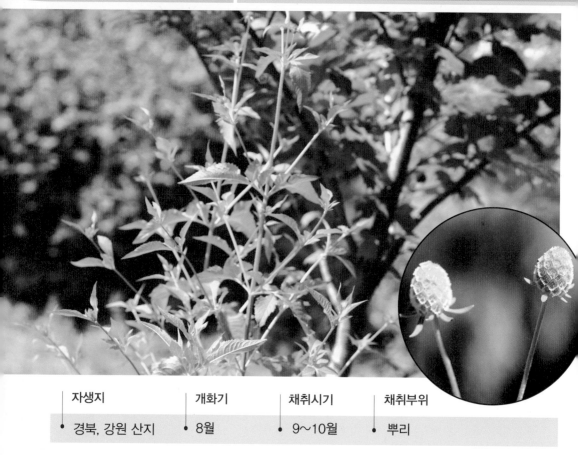

자생지	개화기	채취시기	채취부위
경북, 강원 산지	8월	9~10월	뿌리

특징

성질은 따뜻하고 맛은 쓰다. 이뇨, 진통, 소염, 안태직용을 한다.

· 생 김 새 ·

산토끼꽃은 경북, 강원 등의 중부지방 산지에서 자라는
산토끼꽃과의 2년생 초본으로 종자로 번식한다.
줄기는 곧추서며 가지가 갈라지고 높이가 80~120cm이다.
근생엽은 모여나고 긴 타원형으로 길이가 10~15cm이며 가장자리는 3갈래로 갈라진다.
경생엽은 마주나며 3~5갈래로 깊게 갈라지고 갈래는 끝의 것이 가장 크다.
꽃은 8월에 피며 홍자색이고 긴 꽃대 끝의 두상꽃차례로 달린다.
지름이 2~4cm인 공처럼 둥근 모양이고 모두 같은 형태다.
열매는 수과로 9~10월에 달리며, 길이 6mm 정도로서 상반부에 털이 약간 있다.

202

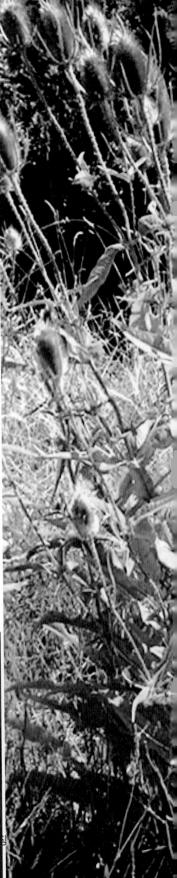

티젤

· 효 능 ·

채취 방법 가을에 1년생 뿌리를 채취하여 잔털과 줄기를 제거하고
그늘에 말려 사용하거나 소금물에 담근 후 볶아 쓴다.

보신의 기능을 갖춘 거습약 류머티즘가 장기간 치유되지 않고 체질이
허약해졌을 때 쓴다. 근골을 강화시키기 위해서는 구척, 두중을 배합
사용하면 상승효과가 있다.

장양과 보신약 얼굴색이 누렇고 윤기가 없으며, 정신이 피로하고
사지가 힘이 없는 허약증상에 보익약을 가미해서 쓴다.

안태(安胎)의 효능 태아를 보호하는데 사용하기 좋은 약이다.

· 질병에 따라 먹는 방법 ·

노인 소변불리에 신체가 쇠약하여 비뇨기능이 감퇴하고, 밤낮
오줌이 그냥 흘러나오면 용골, 모려, 익지인을 가미해 사용한다.

각종 풍습성 관절염에 빈혈, 심계, 근육 위축 등의 증상이 있을 때는
보신약을 주로하며 풍습을 제거 한다. 이때 황기, 당귀, 오가피 등과
함께 사용한다.

유산을 방지하려면 유산의 징후가 있거나 습관성 유산 경향이 있고
출혈이 나고 허리가 시큰거리면 당귀, 백출, 토사자 등을 배합해 유산
방지약으로 사용하면 좋다.

어혈제거에 일반 지통약으로 효과가 없는 경우 천속단을 쓴다.
천속단에는 어혈을 제거하고 새 혈액을 만들어내는 작용이 있다.
단삼, 천궁, 적작약 등을 배합하면 좋다.

산토끼꽃

산토끼꽃

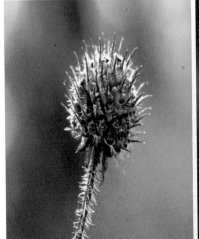

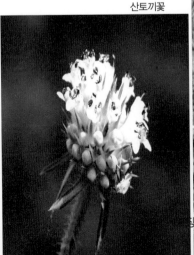

이 과에는 전세계에 9속 300여 종이 아프리카를 비롯해 대부분 온대와 지중해지역에
자생한다. 한국엔 2속이 사는데 산토끼꽃, 솔체꽃이 해당되는 식물이다.

이중 dipsacus속은 유럽 아시아 아프리카에 12종이 있는데 한국엔 1종이 있다.

한방에서는 산토끼꽃을 '속단' 또는 '천속단' 이라고 한다.

꿀풀과의 속단과는 다른 식물이다.

함유성분은 알칼로이드, 휘발유, 비타민E 등이다.

약리적 작용은 종기를 삭혀 고름을 내보내고, 지혈과 진통작용을 하며, 조직의 재생을
촉진시킨다.

티젤 Dipsacus fullonum이며, 구대륙의 온대를 중심으로 분포하며, 특히 지중해 연안에서
많은 종을 볼 수 있다.

이 과의 식물은 마타리과와 비슷하지만, 씨방이 2개의 심피로 이루어져 있으며,
1개의 방을 갖다.

국화꽃과 비슷하게 두상화가 되는 것으로 구별할 수 있다.

국화과는 꽃밥이 붙어 있으나, 이 과는 꽃밥이 떨어진다.

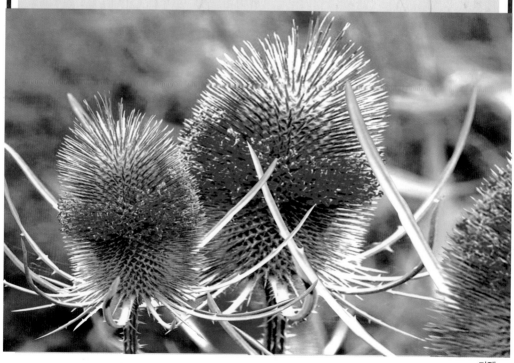

티젤

줄

Zizania latifolia Turcz. 고초│菰草│

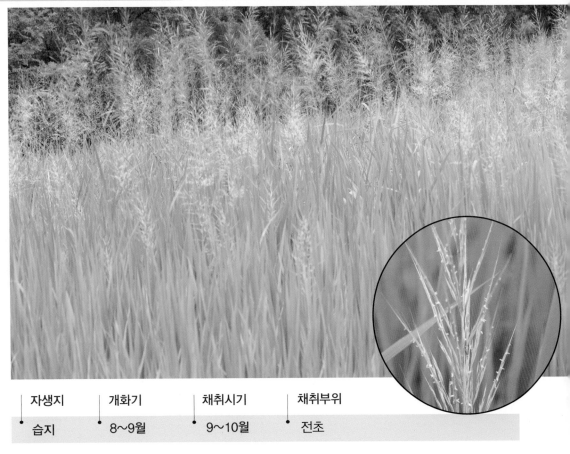

자생지	개화기	채취시기	채취부위
습지	8~9월	9~10월	전초

특징

성질은 서늘하고 맛은 달다. 이뇨, 해독작용을 한다.

· 생 김 새 ·

줄은 벼과에 딸린 여러해살이풀로 강 옆이나 연못, 방죽 같은 데에 무리를 지어 흔히 자란다.

잎은 갈대를 닮았는데 갈대보다 훨씬 넓고 키도 갈대보다 크다.

줄의 열매는 옛날에 구황식품으로 흔히 먹었다.

서양에서는 줄풀의 열매를 '야생쌀'이라고 부른다.

한자로는 고미(苽米), 또는 교백자(狡白子), 고실(孤實)로도 부른다.

줄의 키는 1~2m쯤 자라고 진흙 속에 굵고 짧은 뿌리가 옆으로 뻗으면서 자란다.

잎의 길이는 50cm~1m, 넓이는 2~3cm쯤이며 아래쪽은 둥글고 끝이 뾰족하다.

꽃은 8~9월에 30~50cm 되는 싹이 올라와서 황록색으로 핀다.

열매는 10월에 길쭉하게 길이가 2cm쯤 되어 익는다.

· 효 능 ·

채취 방법 봄철에 햇순이 올라올 때 전초를 채취해 햇빛에 말려 썰어서 쓴다.

줄의 잎과 뿌리, 줄기 단백질과 정유, 회분, 미량 원소가 다량 함유되어 있다.

해독 작용 몸 안에 온갖 독을 푼다. 당뇨, 고혈압, 중풍, 동맥경화 온갖 질병에 효과가 있다.

장 건강하게 특히 위와 장을 튼튼하게 한다.

· 질병에 따라 먹는 방법 ·

이뇨제, 당뇨병 치료제 줄의 열매는 가을철에 따서 겉껍질을 벗기고 햇볕에 말려 먹는다.
쌀 대신 밥을 지어 먹을 수도 있다.
열을 내리며 소변을 잘 나오게 하고 위와 장을 고르게 하여 설사와 변비를 없애고 허약한
체질을 튼튼하게 바꾸어 준다. 줄 열매를 오래 먹으면 당뇨병을 고칠 수 있다.

줄은 최고의 해독제 농약 중독증이나 식중독, 술 중독, 화학약품 중독에 줄 뿌리를
생즙을 내어 마시거나 달여서 마시면 신기하다 싶을 만큼 효과를 본다.

면역력 증강 줄 잎이나 뿌리를 잘게 썰어 그늘에 말려 차로 끓여 마시면 노화를 막고 젊음을
유지하는데 도움이 된다.

과음 해독제 알코올 중독에는 신선한 줄의 뿌리 35~70g을 생즙 내어 마시거나 달여서 마신다.
술을 오래 마시거나 간이 나빠졌을 때에도 효과가 좋다.
줄 뿌리를 달인 물을 마신후 술을 마시면 잘 취하지 않는다.
또 술에 취한 사람이 줄의 뿌리 생즙이나 달인 물을 마시면 곧 깨어난다

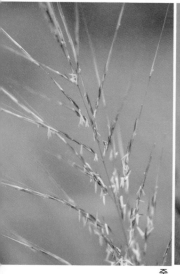
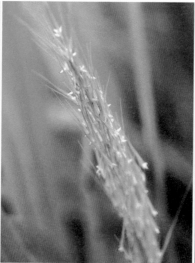
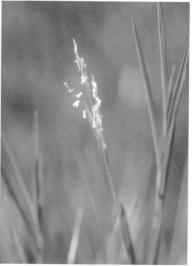

줄   줄   나도겨풀

7월 상순에 벤 줄풀에는 거친 단백질이 14.5%나 들어 있어 가축 사료로 유용하다.
줄쌀 껍질은 흑갈색이나, 속의 쌀은 하얗고 기름져서 밥으로 지으면 향기가 난다한다.
줄풀의 꽃줄기가 깜부기 병에 걸리는데, 그 속에서 자라는 균은 마치 오이처럼 생겼는데
그래서 이것을 고라고 부르게 되었다고 기록하였다.

〈본초강목〉에서 도홍경은 줄쌀로 떡을 만들어서 먹는다고 기록하고 있다.

"성질은 미끄럽고 냉기를 발생시키므로 하초를 차게 하고 양도를 손상시킨다.
꿀이나 파두와 함께 먹는 것을 금하고, 설사시 먹어서는 안 된다." 라고 적고 있다.
줄풀의 '접촉효과' 는 몸속에 들어와 인간의 분비물과 접촉하면 혈액에 산소를 보급하고
혈액정화작용을 행하여 여러 노폐물이나 유해물질을 몸 밖으로 배출한다.

"줄풀" 은 병을 치료한다기 보다 오히려 체질을 개선시키는 약으로 효과가 크다.
또 아메리카에서도 원주민이 〈들의 쌀〉이라 해서 먹고 있고 중국에서는 식품으로 시판된다.

나도겨풀 겨풀속 여러해살이풀로 중국, 한국 전역의 연못, 저수지
물가에서 자란다.
높이 30~50cm에 곧게 자라며, 옆으로 뻗으며 가지를 치고
마디에서 수염뿌리가 내린다.
잎은 어긋나기하며 편평하고 길이 10cm, 폭 5mm내외로 털이
없고 연한 녹색의 연질이다.
꽃은 자줏빛이 도는 연한 녹색으로 8~9월에 피며 줄기 끝에서
원추꽃차례가 나온다.

실새풀 벼과 산새풀속에 여러해살이풀로 한국 전역에 분포하고
근경이나 종자로 번식한다.
높이 80~140cm에 곧추서고, 가지는 없으며 뿌리 근경은 짧고
기부에 싹눈이 있다.
잎은 윗 부분이 약간 안으로 말리거나 편평하며 길이 40~60cm,
폭 10mm내외로 표면에 털이 있고 잎혀는 길이 5mm내외이고
막질이다.
꽃은 8~9월에 원추꽃차례는 길이 30cm내외이고 자주색이나
백색으로 핀다.

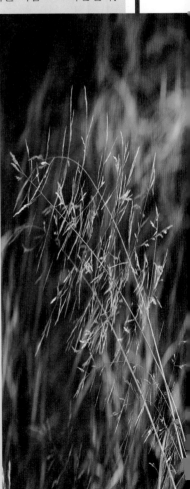

실새풀

함초

Salicornia europaea L . 鹹草 퉁퉁마디

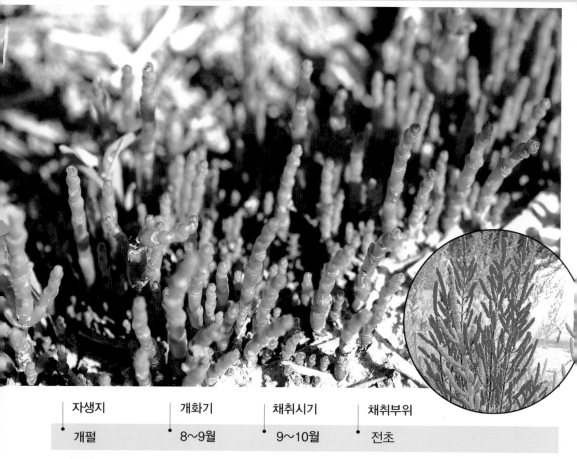

자생지	개화기	채취시기	채취부위
개펄	8~9월	9~10월	전초

특징

맛은 짜고 성질은 차다. 혈기순환작용을 한다.

· 생 김 새 ·

함초는 우리나라 서남해안지대의 개펄이나 염전주변 등에서 자라는 명아주과의 1년생
초본식물로서 그 이름대로 맛이 몹시 짜다.

함초는 지구상에서 거의 유일하게 소금을 흡수하면서 자라는 식물이다.

주로 바닷물과 가까운 곳에서 자라기 때문에 그 맛이 매우 짜며 줄기에 마디가 많고,
가지가 1~2번 갈라지며 잎과 가지의 구별이 거의 없다.

봄(4월 초순경)에 싹이 터 여름 내내 진녹색으로 성장하다가 8~9월경에 보일 듯 말 듯한 흰색의
아주 작은 꽃이 피며 곧 열매를 맺는다.

이 무렵부터 진녹색의 함초는 빨간색으로 변하며, 초가을(9~10월경)에 많은 열매를 맺게 되는데,
납작하고 둥근 열매가 바람에 날려 무리지어 자라게 된다.

· 효 능 ·

채취 방법 4~5월 새싹이 부드럽고 맛이 좋으며 한 여름철에 채취한 것은 약간 쓴맛이 난다.
가을에 채취한 것은 약간 맵다. 이른 봄에 돋아난 새싹은 콩팥과 방광 질병, 양기부족, 생리통에
효력이 있다. 늦은 봄철에 채취한 것은 간염, 간경화증, 지방간 등의 간 질환에 효과가 좋다.

미네랄과 효소 다량 함유 육지에서 자라며, 바닷물에 들어 있는 칼슘, 칼륨 등의 미량원소와
갖가지 독소가 녹아 있는데 함초는 인체에 유익한 미량 원소와 효소만을 흡수하며 자란다.

고혈압, 저혈압 치료 함초는 혈액순환을 좋게 하고 피를 맑게 하고 혈관을 튼튼히 한다.

축농증, 신장염, 관절염에 효과 함초에는 화농성 염증을 치료하고 갖가지 균을 죽이는 작용이
있어 갖가지 염증과 관절염으로 인한 수종 등을 치료한다.

피부미용 함초는 먹는 화장품이라 할 만큼 피부 미용에 효과적이고, 기미, 주근깨 치료에 좋다.

위장 기능 촉진 함초는 장의 기능을 활발하게 하여 변비, 숙변, 탈항, 치질 등을 치료한다.

갑상선 치료 갑상선 기능저하, 갑상선 기능항진증에 효과가 있다.

기관지 천식 완치 함초는 기관지 점막의 기능을 회복하여 기관지 천식을 완화하거나 완치한다.

· 질병에 따라 먹는 방법 ·

함초는 8~9월 무렵에 채취하여 말려 먹거나 날 생즙, 나물이나 가루를 내어 먹기도 한다.

말려서 먹을 때 처음에는 하루에 4~6mg씩 먹다가 4~5일에는 6~8mg으로 늘리고 15일쯤
에는 10~15mg으로 늘린다. 하루에 두세 번 빈속에 먹는 것이 좋다.
말린 것을 가루 내어 3~5g씩 하루 세 번 밥 먹기 전에 먹거나 알약을
만들어 먹어도 된다.

날것으로 먹을 때 즙으로 한 번에 300mg 하루 2~4번 빈속에 먹는다.

주의 함초를 먹으면 장 부위가 뻐근하고 몸에서 냄새가 난다.
이것은 간장, 신장 기능이 허약해 몸 안에 분해된 독소를 간장과 신장이
처리하지 못하고 독소가 피부를 통해 밖으로 배출되기에 일어나는
명현현상이다.

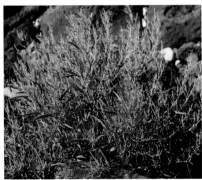
갯능쟁이

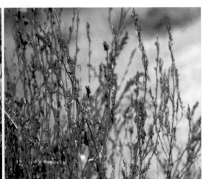
가는갯능쟁이

칠면초

함초는 항산화물질과 플라보노이드 성분이 다량 함유되어 잇몸치료제, 치약, 비누 등 미용소재로, 변비치료 등에 활용하고, 전립선 비대증 치료제로도 쓰인다.

칼슘이 고등어의 30배, 우유의 8배, 잔멸치의 91%라 하는데, 10g만으로 성인 남성의 하루 권장량을 채울 정도로 영양 만점 식물이기에 외국에서도 샐러드로 애용한다.

칠면초 통통마디와 달리 마디 같은 잎이 있는데, 통통마디 줄기에 비해 길고 불룩감이 약하며 밋밋하다. 서해 갯가에 흔한 1년생 염생식물로 성장중 여러 번 색깔을 바꾸다가 대규모로 붉게 물들어 장관을 이룬다.

뿌리를 제외한 전체를 약으로 쓰며 위열을 내리므로 소화를 돕는다.

간에 탁월하여 간경화와 지방간을 억제하고 독성 배출에도 쓰인다.

갯능쟁이 갯는쟁이. 갯명아주라고도 하며, 염분을 염선이라는 세포에 모아 낙엽으로 떨군다. 뿌리를 잘라내거나 낙엽을 떨구어 몸의 일부를 고사시켜 다른 미생물 먹이가 된다. 흔한 통통마디나 칠면초는 식물 내에 여러 무기질을 농축하여 농도를 주위보다 높게 유지한다. 이로써 다육질의 줄기에 존재하는 세포의 액포에 많은 물을 저장하게 되어 염농도를 조절한다.

해홍나물

해홍나물 명아주과 한해살이풀로 개펄이나 바닷가 모래땅에서 자라고, 종자로 번식한다.

높이는 30~60cm로 곧추서며 가지가 많이 갈라진다. 잎은 2cm내외의 선형으로 어긋나며 흰가루로 덮인 다육질이며, 가을에 통통해지고 붉은색으로 변한다. 꽃은 7~8월에 잎겨드랑이에서 3~5개씩 모여 노란빛이 도는 녹색으로 피나 화경은 없다.

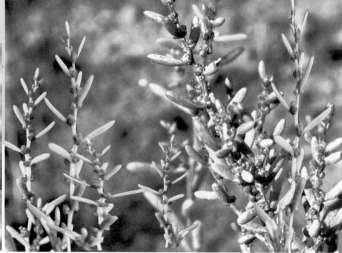

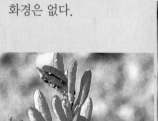
해홍나물

해홍나물

210

제8장

기혈소통을 위한
산야초

● ○ ○ ■ ■ □

은방울꽃의 색은 유백색이고

은으로 만든 종 모양을 닮았다 해서 '은방울꽃'이라 불리며,

혹은 '방울란'이라는 뜻으로 '영란'이라고 한다.

밤새도록 와인을 마시며 춤추던 작은 요정들이 아침이 밝아오자 깜짝 놀라

와인잔을 은방울꽃잎에 걸어두고 사라졌다 해서,

또는 꽃이 와인잔을 엎어놓은 것 같다고 해서 '요정들의 찻잔'이라고도 한다.

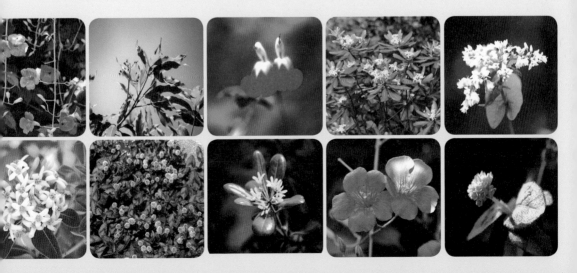

능소화

Campsis grandiflora (Thunb.) K. Schum. |凌霄花|

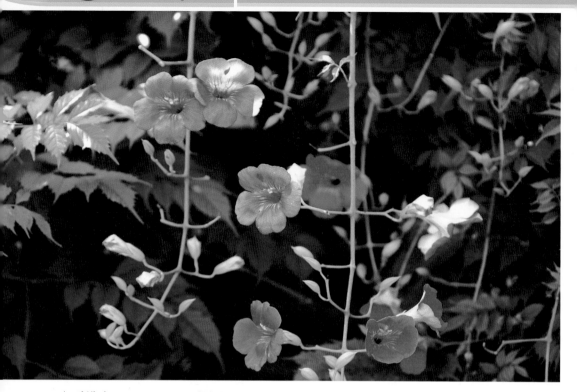

자생지	개화기	채취시기	채취부위
재배	7~8월	10월	꽃

특징

맛은 달고 성질은 차다. 통경, 활혈작용을 한다.

· 생 김 새 ·

능소화과에 낙엽 지는 덩굴성 나무이다. 중국 원산으로 『신농본초경』 중품에 '자위' 라고
기록되었으나 현재는 능소화로 불리며, 꽃이 아름다워 북송 때부터 그림 소재로 이용된다.
능소화는 '하늘을 능가하는 꽃' 이란 뜻이며, 양반들이 좋아해서 '양반꽃' 이라고도 했다.
줄기는 10m까지 자라며, 줄기가 꼬이며 오르다가 마디에서 흡반이 나와 뿌리가 벽이나 다른
나무에 붙어 가며 타고 오른다.
잎은 마주보며, 큰 잎자루에 작은 잎이 7~9개 달리며 기수우상복엽이고, 가장자리에 톱니가 있다.
꽃은 7~8월 지름 6~8cm에 가지 끝의 꽃대에 5~15개씩 큰 꽃송이가 원추화서로 달린다.
꽃받침은 종 모양으로 녹색이며 5개로 갈라진다. 꽃의 색은 겉은 연주홍이고 안은 진주홍빛이다.
꽃 속에 1개의 암술과 4개의 수술이 있는데, 이 노란 수술은 끝이 구부러져 있다.
열매는 10월에 성숙하여 삭과로 네모지고 2개로 갈라지며 씨앗이 드러난다.

· 효 능 ·

능소화 줄기, 뿌리, 잎 모두 약재로 쓰인다. 일찍부터 부인병에
널리 쓰인다.
능소화 꽃 민간에서 생혈약, 통경약으로 신우염,
월경불능에 쓴다.
또한 오줌나기, 열 내림약으로 쓴다.

· 질병에 따라 먹는 방법 ·

부인병에 특효 『본초경』에 '부인출산의 여병|餘病|, 붕중,
징가, 혈폐, 한열을 치료하며 태아를 돕는다.'고 기록되어 있다.
당귀, 홍화, 적작약과 혼합하여 혈을 잘 통하게 한다. 또한 이뇨,
통경약으로서 대소변불리, 붕중대하에도 응용한다.
『동의보감』에 '몸을 푼 뒤에 깨끗지 못하고 어혈이 뭉치고
자궁출혈 및 대하를 낮게하고 혈을 보하고 대소변을 잘 나가게
한다.'라고 기록했다.

능소화 차

능소화 꽃을 봉오리째 따서 깨끗이 손질하여 7~15일 정도 말린다.
완전히 마르면 프라이팬에 살짝 볶아, 밀폐 용기에 넣고 냉장 또는
냉동 보관한다.
능소화꽃 1송이를 찻잔에 넣고 끓는 물을 부어 2~3분간 우려내어
마신다.

주의 임신 중에는 사용을 금한다.

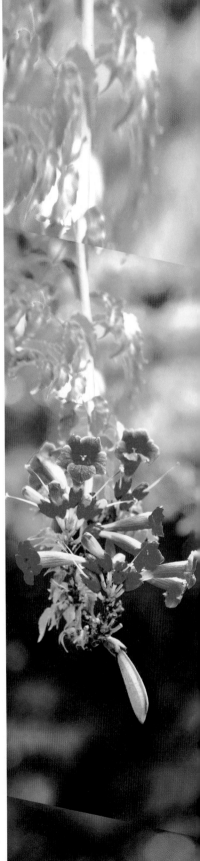

미국능소화

미국능소화

주로 열대 지방에 분포하고 있으며 세계적으로 100속의 600여 종 정도가 알려져 있다.

능소화는 대부분 교목 또는 관목이지만 종에 따라서는 초본인 것도 있다.

잎은 턱잎이 없는 손꼴 또는 깃꼴 겹잎으로, 보통 마주나지만 때로는 어긋나는 것도 있다.

꽃은 좌우대칭인 양성화로, 꽃부리는 통 모양인데 끝이 5갈래로 나뉘어 있다.

수술은 2개 또는 4개로 꽃부리통에 붙어 있다.

씨방은 상위이며 대부분 2개의 방으로 나뉘어 있는데, 안에는 여러 개의 밑씨가 만들어진다.

열매는 삭과 또는 장과이며, 씨는 날개를 가지고 있다.

흔히 능소화 꽃가루에는 갈고리가 달려 있어 눈에 들어가면 실명한다고 잘못 알려져 있으나, 전자 현미경으로 보면 꽃가루는 표면이 그물 모양인 0.02~0.05mm의 타원형으로, 가끔 돌기가 있을 뿐이다.

미국능소화 미국능소화는 능소화속, 능소화과에 속하는 중국 원산의 덩굴식물이다.

능소화는 7~8월에 주황색으로 꽃이 피며, 지름이 크고 둥글둥글하여 연한 느낌이다.

반면 미국능소화는 6~7월에 강한 붉은색으로 꽃이 피고, 꽃부리의 대롱이 나팔꽃처럼 길다. 꽃의 크기는 작고 꽃색은 화려하며, 꽃이 한 곳에 모여 달린다.

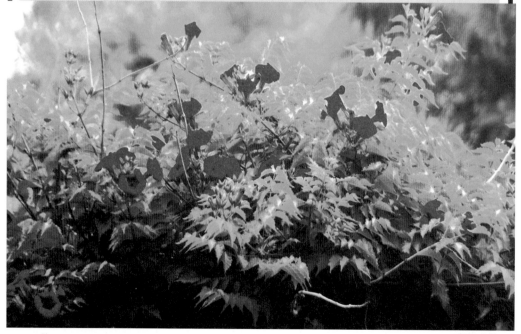

미국능소화

단 삼

Salvia miltiorrhiza Bunge. |丹蔘|

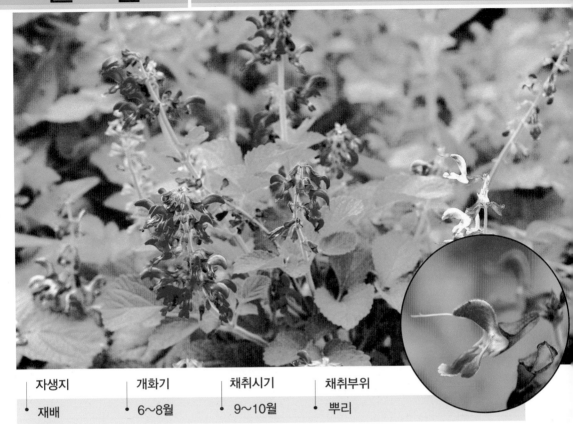

자생지	개화기	채취시기	채취부위
재배	6~8월	9~10월	뿌리

특징

맛이 쓰고 성질은 차다. 통경작용을 한다.

· 생 김 새 ·

중국 원산으로 꿀풀과의 여러해살이풀이다.

이시진은 오행설에 근거하여 인삼은 비장(脾藏)에 들어가기 때문에 '황삼'이라 하고, 사삼은 폐(肺)에 들어가기에 '백삼'이라 하고, 현삼은 신(腎)에 들어가기에 '흑삼'이라 하고, 단삼은 심(心)에 들어가기에 '적삼'이라 한다.

단삼은 키가 40~80㎝이며 전체에 털이 밀생하며 뿌리가 붉은색이다.

『명의별록』에 별명을 '적삼(赤蔘)'이라 한다. 잎은 대생하고 홑잎 또는 2회 깃꼴 겹잎이다. 잎자루는 길고 소엽은 1~3쌍에 난형 또는 피침형이다. 끝이 뾰족하고 가장자리에 톱니가 있다. 꽃은 6~8월에 피는데 보라색으로 줄기 끝에 층층으로 달리고 화축에 선모가 밀생한다. 꽃받침은 통 모양으로 자줏빛이고, 화관은 입술 모양인데 하순 꽃잎은 3갈래이고 가운데 갈래가 가장 길다. 끝이 오목하게 들어가며 가장자리에 잔 톱니가 있다. 수술은 길게 밖으로 나온다. 열매는 2~3개의 소견과로 난상 원형이며 밋밋하다. 특이한 냄새가 나고 약간 쓴맛이 난다.

· 효 능 ·

채취 방법 늦가을부터 다음해 3월 사이에 뿌리를 채취하여 토사와 수염뿌리를 제거하고 햇볕에 말려 썰어서 사용하거나 볶아서 사용한다.

어혈제거 단삼은 혈액순환을 원활하게 하고 어혈을 흩어뜨리는 작용이 우수하다.
각종 어혈증에 이용한다. 아울러 보익을 겸하므로 특히 부인과 질환에 사용하는 일이 많다.

심혈관 치료제 단삼은 심장혈관질환의 치료에 효과가 있다.
미세혈관의 혈액순환을 빠르게 하고 관상동맥의 확장, 심근의 수축력 증가,
심박률 조정을 한다.

· 질병에 따라 먹는 방법 ·

월경시 심한 복부 통증에 단삼에 현호색, 도인, 향부자, 익모초를 배합해서 사용한다.
그 뒤에 순조로워지면 단삼에 사물탕을 배합해 현호색, 향부자를 가미해 환제로 상복한다.

월경불순과 통증에 장기 월경불순과 자궁이나 난소에 관련 질환은 어혈의 원인이 된다.
이런 경우 단삼, 당귀, 천궁, 숙지황, 백작약을 환제로 하여 상복하면 좋다.

관상동맥 심장병치료에 단삼에 택사, 천궁, 갈근을 배합하면 더욱 좋은 효과를 낸다.
심혈관 및 뇌혈관이 막히는 질환에 효과가 좋고, 피를 맑게 한다.

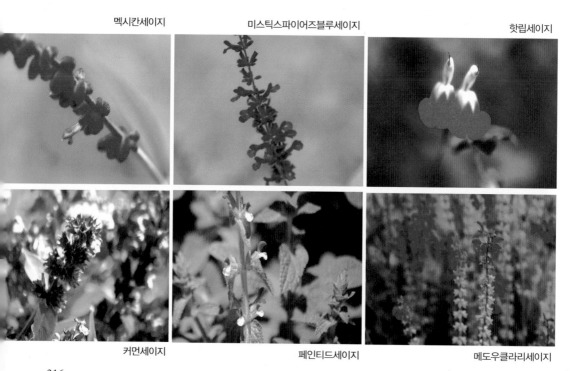

멕시칸세이지
미스틱스파이어즈블루세이지
핫립세이지
커먼세이지
페인티드세이지
메도우클라리세이지

단삼은 전세계에 700여종이 있으며 주로 열대 온대 지역에 산다.

서양에선 유사종으로 여러 종들이 있는데 그중 학명이 Salvia officinalis인 것이 널리 약용한다. 보통 Common Sage, Garden Sage 라고도 하며 흔히 Salvia로도 불린다.

정유의 주성분은 알파피넨, 세스퀴데르펜 등으로 향기가 있어 소스, 카레, 돼지 요리 등의 향미료로 사용한다. 방부, 항균, 항염 등 살균 소독제, 소염제로 이용한다. 각국에서 가정용 향초(좀초)로 널리 재배한다.

클라리세이지 꿀풀과로 클라리, 포도주 빛깔 세이지라고도 부른다.

클라리세이지의 잎과 꽃 끝 부분에서 추출한 에센셜 오일에는 에스테르가 풍부하다.

허브계의 향은 진정작용, 신경성 피로 회복, 분만시 진통 및 촉진, 릴렉싱 효과가 있다.

참배암차조기 한해살이풀로 잎은 진한 보라색에 깻잎과 유사하고 향이 좋아 즐겨 먹는다.
꽃 모양은 뱀이 아가리를 벌리고 독니가 길쭉하게 뻗어 있는 모습이다.

참배암차조기

핫립세이지 미국, 멕시코 원산으로 살비아 마이크로필라의 변종으로, 크기는 1m 내외이다. 꽃은 5~9월 까지 피우며 색깔은 흰색, 체리색 등으로 다양하고 향이 강하다.

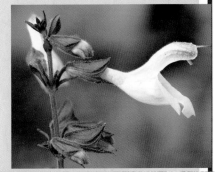

클라리세이지

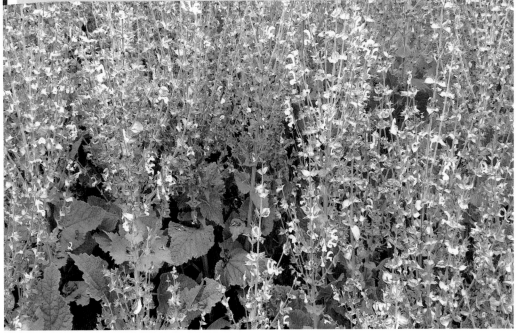

돈나무

Pittosporum tobira Ait. 칠리향|七里香|

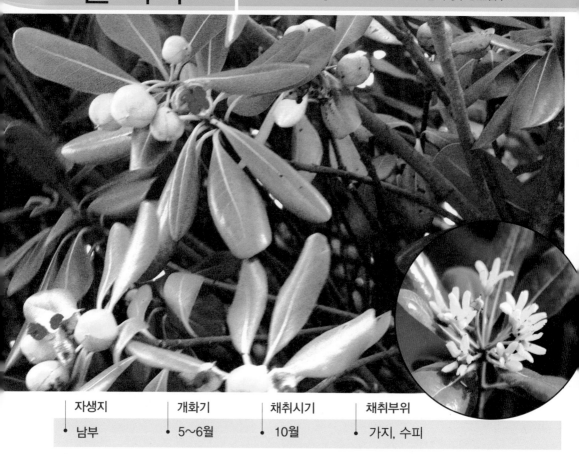

자생지	개화기	채취시기	채취부위
남부	5~6월	10월	가지, 수피

특징
성질은 차고 맛은 시고 짜다. 혈액순환, 이뇨작용을 한다.

· 생 김 새 ·

우리나라 남부 해안가, 중국, 일본에서 자생하는 상록 활엽 관목으로 꽃향기가 강해 칠리향
(七里香)으로도 불린다. 돈나무의 어원은 제주도의 '똥낭나무' 인데, '똥나무' 로 바뀌다가
'돈나무' 로 되었다. 강한 구린내 냄새가 껍질과 뿌리에서 난다고 해서 붙은 이름이다.
높이는 2~3m 정도이며, 여러 갈래로 갈라진 가지 끝에 모여 나온 잎이 모여 나온다.
잎은 어긋나기에 4~10cm의 긴 타원형으로 두껍고 반짝반짝 광택이 나며,
짙은 녹색으로 가장자리는 밋밋하다.
꽃은 5~6월에 유백색의 향기로운 꽃이 가지 끝에 모여 피고 꽃잎, 꽃받침, 수술은 모두 5개이다.
동그란 열매는 삭과로 10월에 황색으로 익으며 두터운 껍질이 3개로 갈라진다.
붉게 익은 종자가 가득 박혀 있는 모양이 마치 루비를 가득 박아 놓은 듯 아름답다.
돈나무는 물속에서 잘 썩지 않는 성질이 있어서 고기잡이 도구를 만드는데 많이 쓰인다.

· 효 능 ·

채취 방법 줄기나 껍질은 늘 채취 가능하나, 가을의 것이 좋고 햇볕에 말려 쓴다.

잎과 나무껍질 혈압을 낮추고, 혈액순환을 도우며 종기를 치료하는 효력이 있어 동맥경화나 고혈압에 쓰인다.

줄기 관절염, 타박상, 결막염, 골수염, 습진, 종독, 활혈, 디스크, 피부염, 치통, 이질, 간경화, 천식 등의 약재로 사용한다.

혈압안정 · 중풍예방 중풍, 고혈압, 류머티즘 관절염, 협심증 등에 두루 좋은 효험이 있다. 달여서 오래 복용하면 혈압이 안정되고 중풍이 오지 않는다.

· 질병에 따라 먹는 방법 ·

중풍, 고혈압에 물 1.8ℓ 에 돈나무 30~40g을 넣고 물이 반으로 줄어들 때까지 달여서 물이나 차 대신 마신다.

온몸의 뼈마디가 쑤시고 아프면 돈나무의 꽃을 따서 술로 담근 것을 '해동주' 라고 하는데 아플 때 좋은 효과를 나타낸다.

혈액순환, 이뇨제 독을 풀고 몸 안에 있는 습기를 없애며, 혈액 순환이 잘 되게 하고 소변을 잘 나오게 하여 부은 것을 내린다.

줄기와 잎 15g에 물 700cc을 넣고 중불에서 반으로 달인 액을 나누어 아침저녁으로 식후에 한 달 정도 복용한다. 외용에는 짓찧어서 환부에 바른다.

돈나무

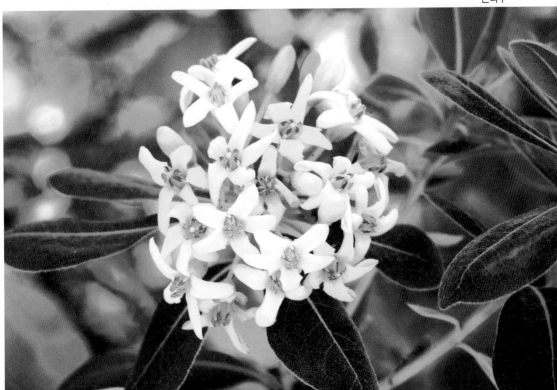

돈나무과(Pittosporaceae)는 한국, 중국, 일본 및 호주 원산으로 9속 200~240 종이 있다. 호주에는 9속 중 8속이 있다.

돈나무학명은 Pittosporum tobira, 영명은 Japanese Pittosporum이다. 잎은 상록성이며 광택이 있고, 뒤로 말린다.

꽃은 양성화로 5~6 월께에 백색에서 황색의 꽃이 피며 개화 기간이 길고 향기가 있다. 9~10월에 황색~적갈색을 띠는 원형의 열매를 볼 수 있다.

돈나무는 성질이 강건하여 바위틈이나 척박한 땅에서도 아주 잘 자란다.

돈나무(P. tobira)는 방향성의 향기가 나기에 온대지역에서 울타리로 많이 심고 있다.

또한 모양이 아름다워 온대지역뿐 아니라 세계 곳곳에서 관상용으로 키우고 있다.

돈나무 중에서 피토스포룸 크라시폴리움 (P.crassifolium)은 강한 바람에도 잘 견디기에 방풍림으로도 많이 심고 있다.

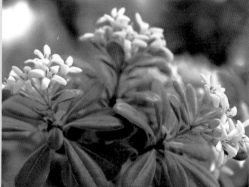

돈나무

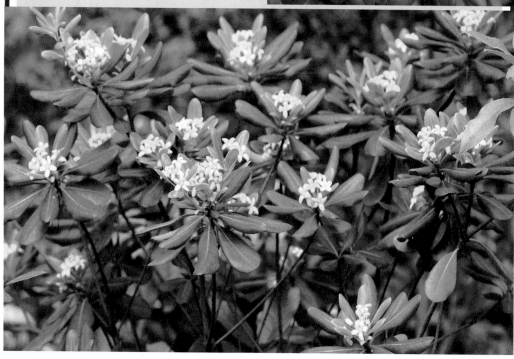

돈나무

메밀

Fagopyrum esculentum Moench 교맥|蕎麥|

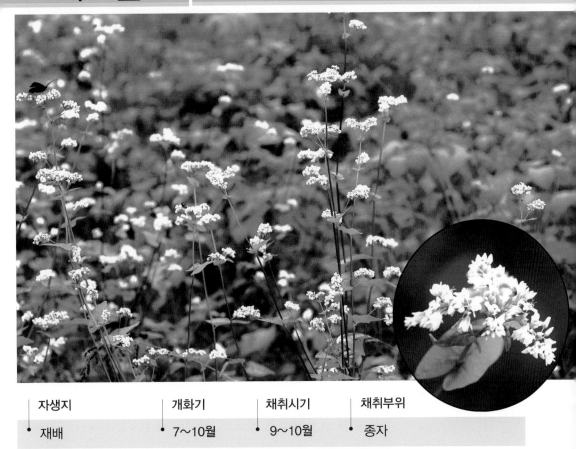

자생지	개화기	채취시기	채취부위
재배	7~10월	9~10월	종자

특징

성질은 서늘하고 맛은 달다. 통변, 이뇨작용을 한다.

· 생 김 새 ·

메밀은 마디풀과에 속하는 한해살이풀로 중앙아시아 북부가 원산지이다.

크기가 50~100cm 정도로 곧추 자라며 줄기속이 비어 있고 붉은 빛이 돈다.

잎은 서로 어긋나 피며 심장형이고 끝이 뾰족하며 광택이 난다.

7~10월경에 흰색 또는 담분홍색 꽃이 피며 열매는 9~10월에 열린다.

주로 식용식물로 재배하며 야생화 한 것도 있다.

중국에서는 당나라 때 이 작물이 알려졌고 송나라 때 널리 재배된 것 같다.

우리나라에서는 삼국시대 이전부터 재배하여 왔다고 한다.

메밀 껍질을 베개 속에 넣고 자면 뇌와 눈이 맑아지고 고혈압에도 효과가 있다.

그 밖에 메밀 껍질 대신 검은콩, 결명자, 국화를 같은 양으로 혼합하여 베개 속에 넣어도 좋다.

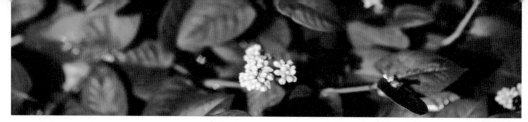

덩굴모밀

· 효 능 ·

혈압환자의 중요 약물 메밀에는 필수 아미노산, 식물성 단백질, 비타민B1과 B2가 풍부하다..
또 모세혈관을 튼튼하게 하는 성분도 있어 혈압을 내려 동맥경화, 고혈압, 당뇨병을 치료한다.
체내 노폐물 제거 메밀 빻은 가루를 체로 치고 남은 찌꺼기는 장의 활동을 원활하게 하여
통변과 이뇨작용을 한다.

> 『본초강목』에는 '메밀은 장과 위를 실하게 하고 북돋아 준다.
> 또한 적체, 풍통, 설사 등을 없앤다.' 라고 되어 있고, 『식료본초』에는 '메밀은 정신을
> 맑게 해주고 오장의 부패물을 제거시킨다.' 고 기록되어 있다.

· 질병에 따라 먹는 방법 ·

영양가 만점인 최고의 잡곡류 메밀가루에서 얻게 되는 열량은 쌀과 비슷하다.
메밀은 밀가루에 비해 단백질, 지방이 풍부하며 섬유질이 조금 많다.
단백질을 구성하는 아미노산은 라이신, 트립토판으로 곡류에 부족한 필수 아미노산을 많이
함유하여 영양가는 쌀이나 보리, 밀의 영양적 결함을 보충하고 비타민B1은 쌀의 약 3배이다.
효소에는 전분분해효소, 지방분해효소, 산화효소 등이 있는데 작용이 왕성하여
메밀가루는 오래되면 그 고유의 특성이 없어지거나 변질되기 쉽다.
동맥경화를 예방하는 음식 하루에 200g 정도로 메밀묵을 먹으면 동맥경화 예방에 좋다.
메밀가루에 물을 붓고 갠 후 꿀을 섞어서 따뜻한 물에 서서히 부은 후 유자 껍질이나 레몬을
곁들여 메밀 주스를 마시면 좋다.
두뇌 회전에 좋은 메밀수제비 메밀가루 한 컵을 냄비에 넣고 뜨거운 물을 붓고 반죽을 한다.
다음 약한 불에서 천천히 섞으면서 잘 갠다. 다시마 등으로 양념 국물을 만들어 메밀수제비에
붓고 양념하여 먹는다.

메밀

개모밀

메밀은 보통종(F.esculentum Moench), 달단종(F.tataricum), 영년생 숙근종이 있다.

보통종은 세계적으로 널리 재배되는 1년생 초본이며, 종실 수량이 낮고 수량의 안정성도 좋지 않다.

달단종은 타타르, 인도, 중국에서 많이 재배되고 있으며, 우리나라에서 일부 재배한다. 내한성 척박지 적응성이 높다.

영년생 숙근종은 다년생 숙근초로 알려져 있으며, 히말라야 고산지대, 중국 남부지방에서 널리 분포한다.

메밀은 인공교배에 의한 교잡이 불가능하나 F.esculentum과 F.homotropicum간의 종간교잡에 성공하여 가능성을 높엿다.

개모밀 마디풀과의 다년생 식물로 '갯모밀, 갯메밀, 적지리'라고 하며, 메밀과 닮았으나 쓰임새가 없어 '개'라는 접두사를 붙었다. 바닷가 양지 바른 곳에서 자란다.

높이는 10~15cm로 옆으로 뻗고 마디마다 뿌리를 내린다.

잎은 5~9cm로 어긋나며 어린 잎을 나물로 먹는다.

꽃은 8~10월에 흰색, 붉은색으로 여러 개의 꽃이삭이 달린다.

덩굴모밀 여러해살이풀로 별마디풀이라고도 불리며 바닷가 척박한 땅에서 자란다.

높이는 1m에 줄기는 둥글고 옆으로 뻗으며 가지를 친다.

잎은 어긋나기하고 달걀 모양에 끝이 뾰족하다.

꽃은 백색, 자주색으로 가지 끝에 우산 모양으로 모여 달리며, 열매는 수과로 검은색이고 능선이 3개 있다.

개모밀

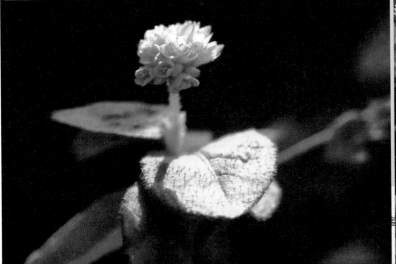

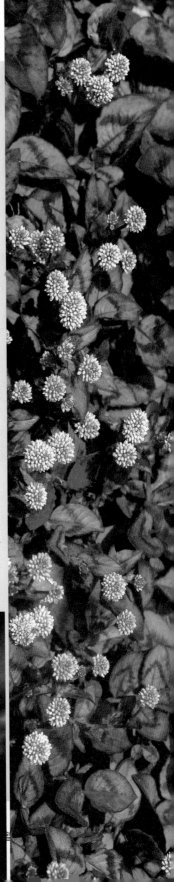

오수유

Evodia officinalis Dode |吳茱萸|
Evodia rutaecarpa Benth.

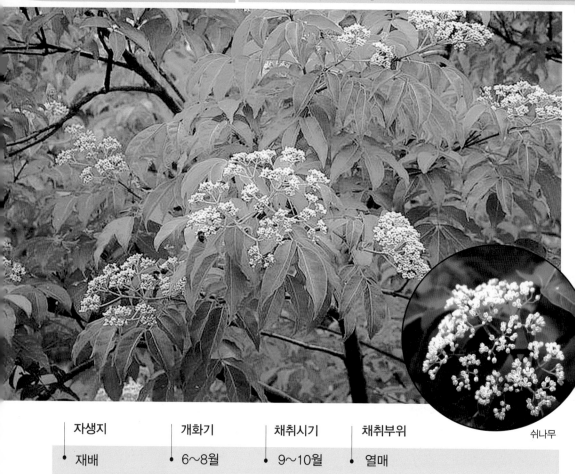

쉬나무

자생지	개화기	채취시기	채취부위
재배	6~8월	9~10월	열매

특징

성질은 따뜻하고 맛은 쓰고 맵다. 통기, 통경작용을 한다.

· 생 김 새 ·

오수유는 중국이 원산지로써 낙엽이 지는 작은키나무이다.

크기는 3~5m쯤 자라며 어린가지에 털이 난다.

잎은 서로 마주보고 홀수로 깃꼴 겹잎이다.

소엽은 타원형으로 끝이 뾰족하고 5~15개로 구성된다.

6~8월에 황녹색, 황백색 꽃이 핀다.

열매는 9~10월에 붉은색으로 익고, 종자는 흑색이다.

열매가 익기 전인 즉 녹갈색일 때 채취해서 햇볕에 말리거나 약한 불로 건조시켜 사용한다.

· 효 능 ·

약성이 고신(苦辛), 온열(溫熱) 위장을 따뜻하게 하고 추위를 물리치는 효능이 있다.
주로 위산이나 한수과다(寒水過多) 또는 음식물이 위액에 잠겨서 발생한 기포가 일으키는 위병을
치료하는 요약이다.

산한지통의 효능 두통의 치료에도 사용된다. 감기와 월경통을 치료하는 효능도 있다.

● 오수유 죽 만들기

① 오수유 열매 2g을 곱게 갈아 둔다.

② 쌀 50g으로 죽을 쑤다가 죽이 끓을 무렵 오수유 가루와 생강 두쪽, 대파 하얀 부분 두
뿌리를 넣고 끓인다. 3~5일 동안 아침, 저녁으로 먹는다.

주의 오수유는 향기가 진하고 강렬하며 속을 따뜻하게 하므로 적은 양부터 시작하여야
한다. 열이 있거나 음액이 부족한 사람에게는 적합하지 않다.

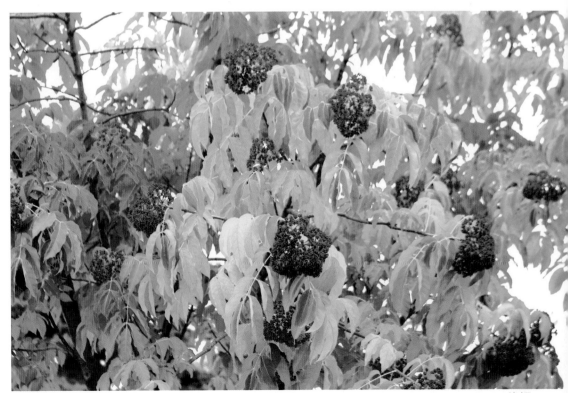

쉬나무

• 질병에 따라 먹는 방법 •

위에 상처가 생긴 통증에 오수유를 사용하여 위장을 따뜻하게 하여 기를 통하게 하고 통증을 멈춘다.

만성 위염, 위하수, 위궤양, 십이지장궤양에 황기, 백작약, 백출, 향부자, 대추를 배합해 쓴다. 통증이 없어지면 부자, 건강, 고량강, 향부자 등을 배합해 환제로 사용한다. 〈오수유탕〉이 있다.

위가 냉기를 많이 받아 장기간 위액을 토하면 오수유를 군약으로 하고 부자, 산초, 사인, 정향, 향부자를 가미해 사용한다. 위산이 많이 나오는 경우에는 〈좌금환〉을 쓴다.

만성 결장염이나 위장의 신경성 수축증 및 장의 기생충병에 오수유에 건강, 육계, 백작약, 현호색, 정향을 배합해 쓴다.

하복부, 음낭이 당기며 통증이 있으면, 오수유에 소회향, 시호, 오약을 배합해 쓴다.

만성 설사나 새벽에 배꼽아래에 은은한 통증에 이어 설사, 복부 팽창에 〈사신환〉을 쓴다. 오수유가 군약이고 나머지 오골, 두구, 오미자는 온보약으로 만성 설사 치료를 더욱 잘되게 한다.

냉기로 인한 두통에 통증이 심하며 토기가 있으면 오수유 4g, 시호 8g, 백작약 12g, 생강 8g 을 사용한다.

평소 체질이 허약한 사람은 기가 막히고 어혈이 있으면 오수유 2~3g 사용하면 통기, 통경약의 효력이 증가된다. 열이 있고 입이 마르고 진액이 부족한 자에게는 안 쓴다.

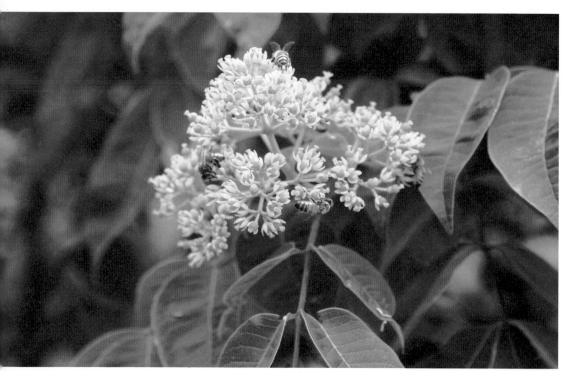

쉬나무

226

중국 자생종이고 한국에선 조선시대부터 경주에만 식재하여 약용하였다 한다.
오수유 속명은 tetradium이며 종명은 officinalis이다.

쉬나무 운향과에 속하는 낙엽교목으로 중국과 한국 중부이남의 마을이나 높이100~600m
의 산기슭에 자란다.
종명은 danielii이고, 학명은 Evodia daniellii라고도 부르는데, Evodia는 그리스어로
'향기' 라는 뜻이다. 아마 밀원식물의 의미가 내포된 학명인 듯 보인다.
이름은 한약재인 오수유(吳茱萸)에서 나라이름 '오' 자를 뺀 수유나무로 불리다가
쉬나무로 불리게 되었다.
조선시대 양반은 이사 하면 회화나무와 함께 쉬나무를 심었을 만큼 중요한 나무였다고 한다.
경상도에서는 기름을 짜 불을 밝히는데 쓰였기에 소등(燒燈)나무라고 불렀다.
쉬나무는 꿀이 많이 나는 나무로 양봉업자들이 좋아하는 나무이기도 하여
영명은 bee bee tree라 불리기도 하며, Korean Evodia 라고도 부른다.
나무껍질은 회색으로 작은 피목이 발달하고,
계란형의 잎은 마주나며 10개의 작은잎으로 구성되어 있으며, 표면에 털이 없다.
꽃색 열매색은 백색이고 종자는 흑색이다.

쉬나무

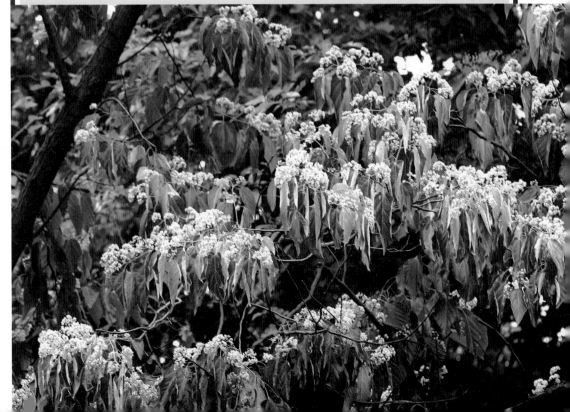

은방울꽃

Convallaria Keiskei Miq.
초롱꽃, 영란 | 鈴蘭 | , 향수화, 초목란

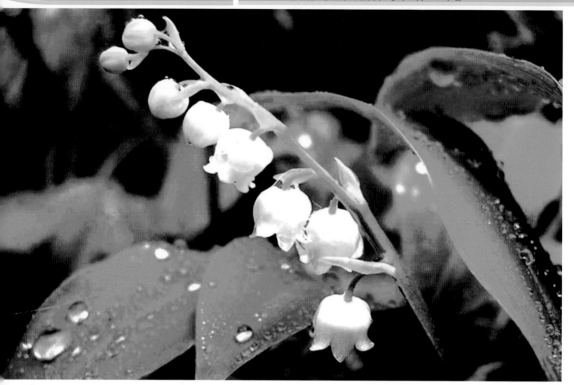

자생지	개화기	채취시기	채취부위
산지	5월	9월	뿌리

특징

성질은 따뜻하고 맛은 쓰다. 강심작용을 한다.

• 생 김 새 •

은방울꽃은 중부와 북부지방의 산과 들에서 나는 백합과의 여러해살이풀이다.

우리나라에 자생하는 은방울꽃은 잎 모양도 좋지만 꽃의 색이 유백색이고 은색의 종 모양을 닮았다 해서 '은방울꽃' 이라 한다. 한문명으로 향기가 나는 꽃이라 하여 香水花, 난초처럼 품위를 가졌다 하여 草玉蘭 혹은 '방울란' 이라는 뜻으로 '영란' 이라고 한다.

영명으로는 5월에 피는 백합과 같다 하여 'May lily' 라고도 한다.

바람이 잘 통하는 곳에 모여 자라며, 땅속줄기는 옆으로 뻗고 마디에서 새로이 수염뿌리가 난다.

뿌리 기부에서 몇 개의 막질로 된 칼진 모양잎이 나와 자라면서 그 속에서 2개의 잎이 나온다.

잎은 타원형에 앞면은 진한 녹색, 뒷면은 흰빛 녹색이고, 꽃대는 20~35cm로 잎 길이보다 짧다.

꽃은 5월에 6~10개의 종 모양으로 아래로 숙이고 핀다. 꽃의 끝은 6개로 갈라져 뒤로 젖혀진다.

열매는 9월에 익는데 장과로서 구형이고 적색이다. 뿌리를 포함한 모든 부분은 약재로 쓴다.

· 효 능 ·

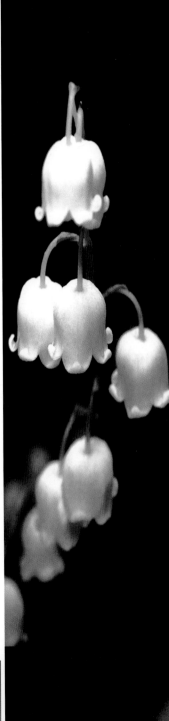
은방울꽃

채취 방법 꽃대가 없을 때 채취하여 햇볕에 말린다.

원활한 혈액순환 장애에 의한 저림증 및 통증을 다스린다.

강심, 진정작용 은방울꽃 전초의 알코올 추출액은 디기탈리스와 유사한 작용이 있으며, 냉혈 및 온혈동물의 심근수축력을 강화시킨다. 심장쇠약증, 신장대사 기능 장애, 수면장애 등을 다스린다.

이뇨작용 소변장애, 신장염이나 방광염을 치료에 효과가 좋다.

장의 연동운동 강화 장운동을 활발하게 하여 소화를 촉진시킨다.

· 질병에 따라 먹는 방법 ·

심장쇠약에 뿌리 1~3g에 물 300cc를 붓고 달여 반으로 줄면 나누어 마시거나 가루 내어 0.3g씩 하루에 3번 복용한다.

단독에 뿌리즙 30g을 달여서 복용한다.

타박상에 뿌리의 즙을 바른다.

은방울꽃 술 담기

① 채집은 줄기에서 2마디 남기고 뿌리의 흙을 털고 물에 씻는다.

② 옆에 돋아난 수염은 남긴채 7cm로 짤라 이틀 정도 볕에 말린다.

③ 말린 뿌리 150g과 설탕 80g을 병에 넣어 소주 1ℓ 를 붓고, 밀봉하여 냉암소에서 숙성시킨다.

뿌리를 그대로 두고 2개월 이상 숙성시킨 후 음용한다.

은방울꽃술은 다소 쓴맛은 있지만 그대로 스트레이트, 또는 물타기를 해서 마신다. 칵테일에도 아주 적격이다. 강정, 강장에 효과가 있으며 피로회복, 건위, 신경통 등에 좋다.

은방울꽃

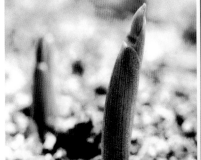

은방울꽃

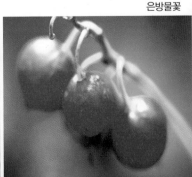

은방울꽃(Convallaria Keiskei)은 세계에 3종이 분포하는 백합과 식물이다.
유럽 중부에 독일은방울꽃(C. majalis), 한국, 중국, 일본에 은방울꽃(C. keiskei),
미국 동부에 자생하는 미국은방울꽃(C. majuscula)이 있다.

속명인 Convallaria는 라틴어 Convallis(계곡)와 그리스어 Leirion(백합)의 합성어로 계곡의
나리(백합)라는 뜻이다.

은방울꽃은 밤새 와인을 마시며 춤추던 작은 요정들이 아침이 밝아오자 깜짝 놀라 와인잔을
은방울꽃에 걸어두고 사라졌다 해서, 또는 꽃이 와인잔을 엎어놓은 것 같다고 해서
'요정들의 찻잔'이라고도 한다.

분홍은방울꽃 백합과 여러해살이풀로 전국 산야의 숲그늘 양지바른 곳에 군락을 이룬다.
은방울꽃의 변종으로 꽃잎 끝에 분홍색이 들어있다.

막질의 초상엽이 올라와 2장의 타원형의 길쭉하고도 넓은 잎이 서로 감싸며 올라온다.
5~6월에 길이 6~9mm의 종 모양으로 꽃이 피고 꽃자루는 잎이 나온 바로 밑에서 나오며,
5~10cm의 총상꽃차례에 10여 송이의 꽃들이 아래로 매달린다. 화피와 수술은 6개로 화관
밑에 달린다. 열매는 장과로서 둥글며 7월에 붉게 익는다.

향기는 좋지만, 꽃을 포함한 전초가 강한 극독식물이기에 식용으로는 적합하지 않다.

분홍은방울꽃

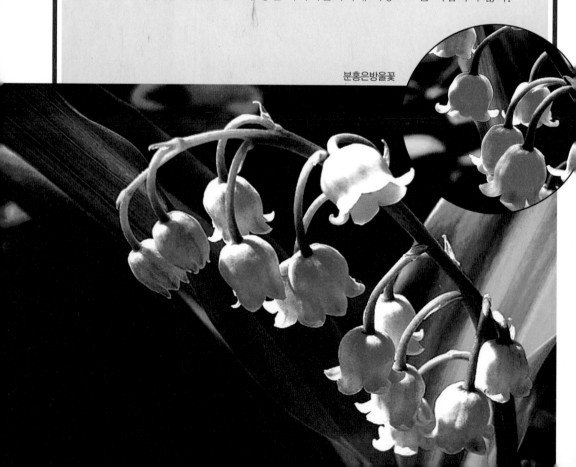

물 쑥

Artemisia selengemsis Turcz 유기노초|劉寄奴草|
Siphonostegia chinensis Benth. 영인진

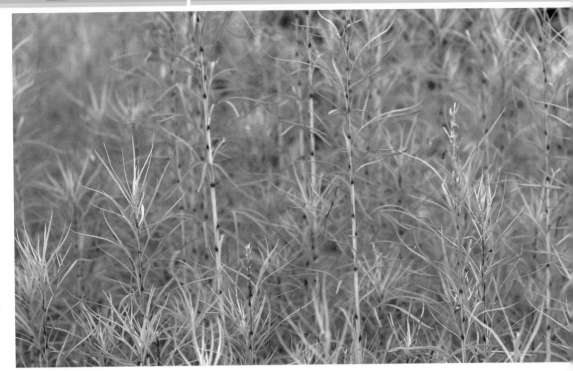

자생지	개화기	채취시기	채취부위
• 중부 이북, 습지	• 8~9월	• 10월	• 전초

특징

• 성질은 따뜻하고 맛은 약간 쓰다. 활혈, 통경작용을 한다.

· 생 김 새 ·

국화과에 속하는 여러해살이풀로 주로 중부 이북의 습지에서 자란다.

'유기노초' 라고도 하는데, '유기노' 란 이름은 송나라 고조 유유(劉裕)의 어린 시절 이름이다. 어린 시절 나무 하다 베인 상처에 물쑥을 발라 나았는데, 후에 임금이 되어 그 약초 이름을 자기 이름을 따서 '유기노' 라 하였다고 한다.

뿌리줄기는 옆으로 뻗으며 무더기를 이루며 핀다. 줄기는 곧추서고 높이가 60~120㎝ 자란다. 봄에 지난해의 뿌리에서 싹이 나와 잎은 서로 어긋나고 잎 길이가 3~5㎝이고 가늘게 3개의 갈래로 나뉘진다. 갈래는 피침형으로 끝이 뾰족하고 길다. 폭은 6~8㎜이며 가장자리에 가는 톱니가 드문드문 있다. 앞면은 털이 없고 뒷면에 흰 털이 난다.

8~9월에 줄기의 위쪽에 있는 잎겨드랑이에서 종 모양의 황갈색 꽃이 나오는데 지름이 3㎜ 정도의 두화로 조밀조밀하게 달려 줄기 상부 전체가 큰 원추상의 꽃차례를 만든다.

· 효 능 ·

채취 방법 물쑥은 7~8월에 꽃이 피기 전에 전초를 채취하여 햇볕에 말려서 쓰거나
가루를 내어 쓰고 또는 생즙을 내어 먹기도 하고 바르기도 한다.
대체로 씻어 말린 물쑥을 술에 잠깐 담가둔 뒤 건져내어 쪄서 땡볕에 말려 쓴다.
활혈 · 통경작용 유기노초는 산후에 어혈이 몸속에 남아있어 복통이 생기는 경우 부인
의 월경을 통하게 한다.

· 질병에 따라 먹는 방법 ·

타박상, 외상출혈에 넘어져서 생긴 타박상으로 인한 어혈에 활혈통경제(活血通經劑)로
어혈을 제거한다. 외상출혈에 쓰며 화상 및 종기에 붙인다.
지혈작용으로 심장성 수종을 다스릴 때 가루로 만들어 차나 술로 복용한다.
금속에 찔려 피가 나와 멎지 않을 경우 가루 내어 붙이면 효과가 빠르며 화상에도 쓴다.
하루양은 4~12g으로 많이 먹으면 토하거나 이질을 일으킨다.

주의 비위가 허약하여 설사가 심하거나 기혈이 모두 허약한 자는 복용을 삼가한다.

● 물쑥, 숙주나물 무침

물쑥은 이른 봄에 물기가 많은 논두렁이나 냇가에 주로 나며 독특한 향으로 입맛을 돋군다.
쑥 종류이나 잎 모양이 전혀 다르다.
뿌리째 뽑아 줄기와 잎은 버리고 뿌리만 먹는다.
① 색깔이 검고 딱딱한 물쑥은 잔털이 나 있는 겉껍질을 고구마 줄기를 벗기듯 한 꺼풀
벗기고 다듬어 깨끗이 씻는다.
② 끓는 물에 소금을 약간 넣고 살짝 데쳐 찬물에 담갔다가 건진 다음 물기 없이
꼭 짜서 3~5㎝ 길이로 썬다.
③ 숙주는 머리와 꼬리를 다듬어 씻은 후 살짝 데쳐 찬물에 헹군 다음 물기 없이 꼭 짠다.
④ 프라이팬에 기름을 두르고 물쑥을 넣고 볶다가 숙주를 넣고 다시 볶은 다음 갖은 양념을
하거나, 기름에 볶지 않고 무치기도 한다.

숙주 외에 미나리를 넣어도 좋고 편육채나 청포묵을 넣으면 색다른 맛을 즐길 수 있다.
김을 구워 잘게 부수어 나물에 섞어도 물쑥과 향이 잘 어울린다..

물쑥을 유기노초라고하며, 한방에서는 '음행초, 영인진(鈴茵陳)' 으로도 불린다.

중국 송나라의 고조인 유유의 어릴 때 자(字)는 기노였다.

기노는 황제가 되기 전 미천하던 시절부터 무예가 출중했다.

하루는 억새풀을 베러 산에 올랐다가 어마어마하게 큰 뱀을 만났다. 뱀이 공격하자
기노는 피하면서 오히려 들고 있던 낫으로 뱀을 내리쳤다. 기노도 살짝 물렸지만 뱀은
큰 상처를 입고 연기와 함께 사라졌다.

한참을 헤매다 동굴 안에서 절구 찧는 소리가 들려 들어가 보았다. 거기에는 상처 입은
뱀이 누워있었다.

기노가 절구 속 약초를 뱀에 물린 자리에 발라보니 상처가 빨리 아물었다.

기노는 그 약초를 가져다 마을사람들이 부딪치거나 피를 흘리면 붙여주었다.

그 후 기노는 의병대의 수장이 되었고, 부하가 창칼에 상처 날 때마다 그 약초를 붙이게
했다. 부상은 빨리 회복되었고 군사들의 사기는 높아졌다.

그 후 기노는 황제가 되었고, 약초의 효능은 널리 알려졌다. 사람들은 그 약초를 황제
유유의 어릴 적 이름을 따서 '유기노초' 라 불렀다.

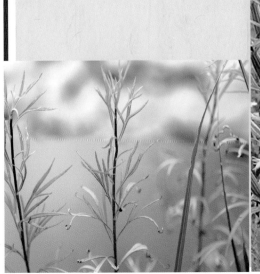

물쑥

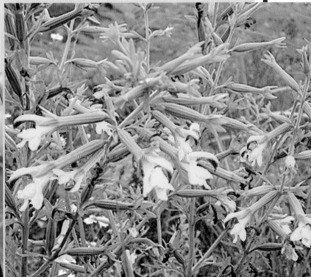

절국대

녹나무

Cinnamomum camphera Sieb.

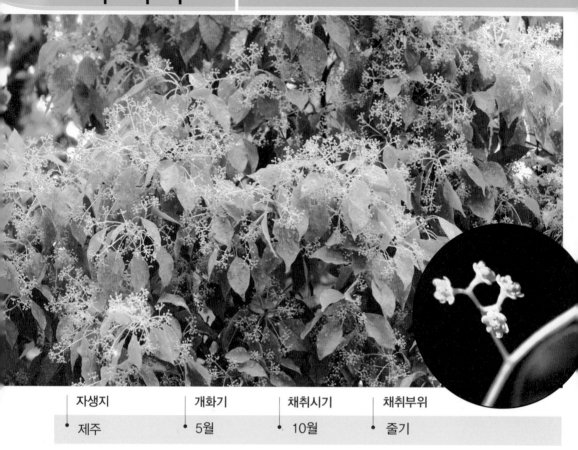

자생지	개화기	채취시기	채취부위
제주	5월	10월	줄기

특징

맛은 달고 성질은 평하다. 혈액순환, 피로회복작용을 한다.

· 생 김 새 ·

녹나무는 우리나라의 경우 제주도에서만 자라는 나무이다.

'장목' 또는 '예장나무' 라고도 부르며 겨울에도 잎이 떨어지지 않는 상록활엽수이다.

키가 40m, 밑동 둘레가 4m 넘게까지 자라는 매우 덩치 큰 나무 중의 하나이다.

수명이 길어 나이가 천 살이 넘은 것도 있다. 어린 가지는 황록색이고 윤기가 나며 털은 없다.

녹나무 잎은 끝에 길게 늘어난 타원형으로 새 잎은 적갈색에 부드러운 녹색으로 변하고 두꺼우면서도 질기다. 잎은 어긋나고 가장자리에 물결 모양의 굴곡이 진다.

꽃은 늦은 봄에 아주 작은 꽃들이 원추상 꽃차례에 달리며 백색에서 황백색으로 변한다.

열매는 장과로서 둥근 모양이며 흑자색으로 익는다.

결이 치밀하고 아름다워 불상이나 가구 및 배를 만드는 데 아주 좋다.

조선시대에는 배를 만들기 위해 녹나무와 소나무를 베지 못하도록 법으로 정해 놓기도 했다.

· 효 능 ·

각종 향료의 재료 녹나무에 들어 있는 향 성분은 캄파, 사프롤, 찌네올 등의 정유이다.
정유성분은 녹나무 목질과 잎, 열매에 1%쯤 들어 있다.
정유는 나무줄기를 토막 내어 수증기로 증류하여 얻는데 이렇게 해서 얻은 정유를 '장뇌'
라고 부르며 향료의 귀중한 원료이다. 장뇌는 살충제, 방부제, 인조향료, 비누향료, 구충제 및
신경쇠약, 흥분제, 강심제로 널리 쓴다.
목욕제로 이용 잎을 따서 그늘에 말려, 피로회복, 신경통, 요통에 헝겊주머니에 한움큼을 담아
목욕물에 넣으면 , 정유가 따뜻한 물에 녹아 피부를 자극하여 혈액순환이 잘되고, 통증 완화된다.

· 질병에 따라 먹는 방법 ·

중이염에 용뇌 9g, 사향 1g, 장뇌 12g, 고백반, 용골 각 1.5g을 부드럽게 가루 내어 섞는다.
과산화수소로 귀 안 고름을 닦아 마른후 약가루를 조금씩 귀 안에 7일 정도 넣으면 낫는다.
위통에 잘게 썬 잔가지 20~30g에 물 1되를 붓고 물이 절반이 될 때까지 약한 불로 달여서 하루
3~5번에 나누어 마신다. 녹나무는 염증과 통증을 없애고 위장을 따뜻하게 한다.
음식이 내려가지 않고 가슴이 답답하면 생강즙을 발라서 노랗게 구운 껍질 40g을 곱게 가루
내어 3~5g씩 쌀죽에 타서 하루 3~4번 먹는다.
숙취가 잘 깨지 않을 때 껍질 15~30g을 물로 달여서 마시면 술이 깨고 숙취가 남지 않는다.
녹나무는 알코올 중독을 풀어주는 작용이 있다.

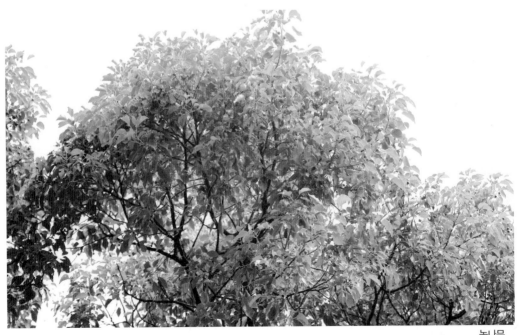

녹나무

센달나무 machilus속으로 자생종 녹나무과 식물중 잎이 가장 길다.
이름의 의미는 잎이 질기고 강하다는 것과 달속의 나무와 닮았다는 것이 합쳐진 것이다.
속명은 인도의 토속명 마킬란이 라틴어화 된 것이다.
남서해안 도서및 제주도의 낮은 지대에서 자라며, 잎이 좁고 길며 끝이 꼬리처럼 뾰족하다
원추화서에 수술이 12개이고 그중 3개는 헛수술인데 이러한 꽃의 구조가 후박나무와
유사한 점이 있다. 암술은 모두 1개이며 샘점도 3개가 있다는 것이 거의 같아, 잎의 형태로
구별을 하는 것이 중요하다.
꽃은 양성화로 5~6월에 연한 황록색으로 피고 새가지 밑부분의 잎겨드랑이에서 나온
원추화서에 황록색꽃이 모여 핀다.
열매는 9월에 흑자색으로 익고 열매자루는 붉은 색을 띤다. 열매는 기름을 짜며 비누원료로
쓴다. 나무껍질은 후박나무처럼 천식과 위장병등에 약용으로 쓴다.

생달나무 녹나무와 같은 속으로 꽃이 산형화서 또는 취산화서에 달리며 잎의 아래쪽 맥
합치점에 선점이 없다. 수피는 평활하며 잎의 향은 부드럽다.
잎을 천축계라 하며, 차 대용이나 향수 및 향료의
원료가 된다. 열매는 타원형으로 10~12월에
자흑색으로 익는다.

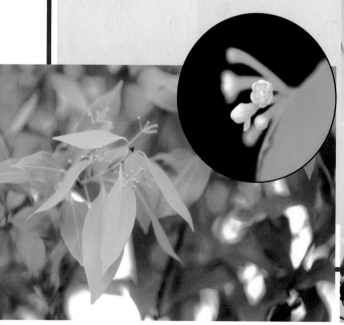

생달나무

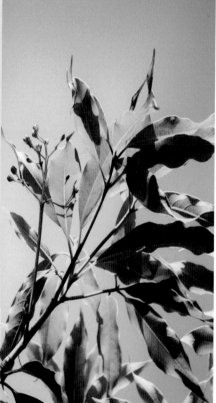

센달나무

제9장
암을 이기는 산야초

● ○ ○ ■ ■ □

등나무에는 많은 혹이 생기는데,
이 혹은 등나무 독나방이 등나무 줄기 속에 낳은 알 때문에 생긴다.
등나무 독나방이 낳은 알의 독 때문에 등나무 줄기가 부풀어 올라 혹처럼 된다.
등나무 독벌레의 알이 등나무 혹 속에서 부화되면,
노란 애벌레가 등나무 혹을 갉아 먹으며 자란다

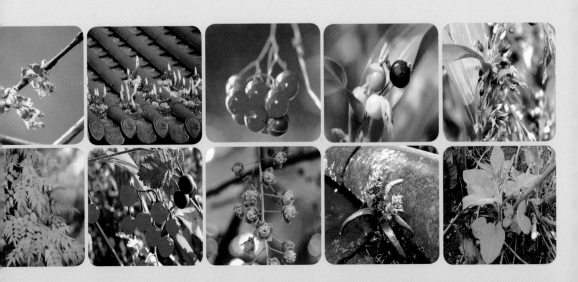

가죽나무

Ailanthus altissima Swingle
저근백피 | 樗根白皮 | , 춘백피 | 椿白皮 |

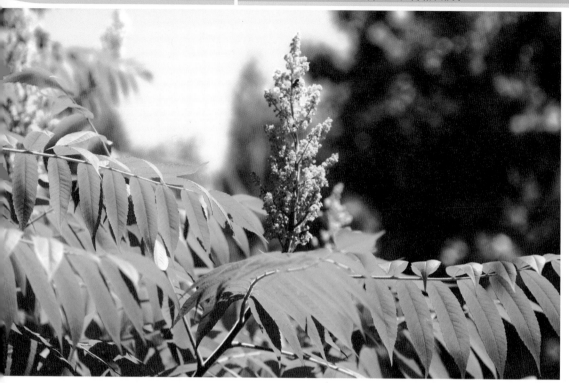

자생지	개화기	채취시기	채취부위
산지	5월	10월	수피, 뿌리

특징

성질은 차며 맛은 떫으며 쓰다. 항암작용을 한다.

· 생 김 새 ·

가죽나무는 소태나무과의 낙엽이 지는 넓은 잎의 큰키나무로, 높이가 20~25m로 자란다.

나무껍질은 회갈색으로 어릴 때는 갈라지지 않으며 작은 숨구멍이 있고 껍질은 점차 흑갈색을 띠고 얕게 세로로 갈라져 약간 볼록하게 나온다.

작은 가지는 황갈색이며 털이 있다.

잎은 한 잎자루에 작은 잎이 20~30개씩 달리며, 끝으로 갈수록 뾰족해진다.

잎 아랫부분에는 1~2쌍의 둔한 톱니가 있고, 그 뒷면에 고약한 냄새가 나는 선점(腺點)이 있다.

잎자루가 떨어진 자국을 겨울에 보면 마치 호랑이 눈과 같은 모습이다.

암수딴나무에서 꽃은 원뿔 모양의 꽃차례로 초여름에 녹색을 띤 흰색이다.

열매는 시과(翅果)로 긴 타원형이며, 가운데 종자를 두고 양옆으로 길고 납작한 날개를 달고 있다. 익으면 회갈색이 되어 이듬해 봄까지 달려 있다.

· 효 능 ·

채취 방법 가죽나무(저근백피)뿐 아니라, 참죽나무(춘백피)도 뿌리와 잎을 약으로 쓴다.

다른 과에 속하나 약효가 거의 같기에 가죽나무와 춘나무를 함께 약용하는 경우도 있다.

가죽나무나 춘나무의 뿌리껍질은 물론 줄기껍질도 약으로 쓴다.

이를 '저목피' 또는 '춘목피' 라고 하는데, 뿌리껍질보다 조금 두껍고 불규칙한 덩어리로

겉껍질은 암회색이며, 거칠고 울퉁불퉁한 하며 갈라진 무늬가 있고 코르크 껍질이 벗겨진다.

수렴작용 오래된 이질과 설사, 치질, 장풍으로 피를 계속 쏟는 것을 치료한다.

살충작용 외용하면 입과 코와 감충, 옴, 악창의 벌레를 죽인다.

구충작용 실제로 회충을 제거하는 역할을 하며, 기생충에 의한 설사를 다스린다.

주의 『본초습유』에는 "독이 조금 있다." 고 나와 있다. 메르소닌, 타닌 등이 함유되어 있다.

· 질병에 따라 먹는 방법 ·

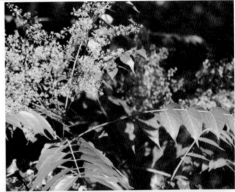
가죽나무암꽃

자궁암에 저근백피 100g, 밀기울 500g에 물 3000㎖를 붓고 1000㎖로 줄 때까지 달여, 한번에 50㎖씩, 하루에 3번 따뜻하게 마신다.

만성 설사에 저근백피를 약한 불에 말린후 가루 내어 8g씩 하루에 2번 끓인물로 복용한다.

대하가 많이 흐르는 경우 저근백피와 계관화 각 20g을 물 500cc로 반으로 달여 하루 여러번 음용한다.

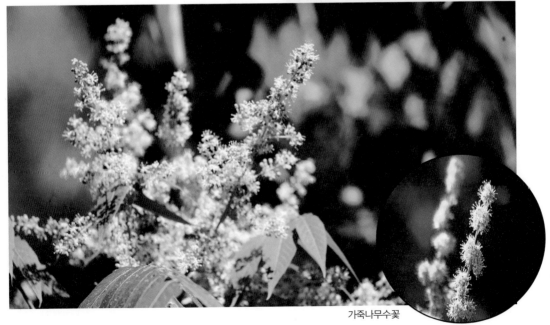
가죽나무수꽃

독일에서는 가죽나무를 '천국의 나무'를 뜻하는 '괴테르바움'이라 부르고,
영어권에서도 '하늘의 나무(Tree of Heaven)'라고 부른다. 하늘 높이 자라는 특징을
드러낸 것이다.

가죽나무는 옛부터 쓸모없는 나무라는 인식이 강했다.

송나라 장자 산목편을 보면, 장자가 제자 한사람과 산길을 가다 벌목을 하는 나무꾼이
가죽나무는 손을 대지 않자 그 까닭을 물으니 '가죽나무는 잘라봐야 아무 쓸모가 없다'
고 하였다. 그러자 장자는 제자에게 가죽나무는 쓸모가 없는 덕에 자기 천수를 누린다고
하였다. 하지만 가죽나무의 뿌리, 줄기속껍질, 열매는 약재로 쓰인다.

참죽나무 가죽나무와 비슷한 참죽나무(춘백피)는 멀구슬나무과의 갈잎큰키나무이다.
높이 20m까지 자라며, 줄기는 붉은 갈색이다.

나무껍질이 여러 겹으로 이루어져 오래되면 껍질이 세로로 갈라진다.

잎은 깃꼴겹잎이며 어긋나며, 10~20개이고 긴 타원형이며 선점이 없다.

꽃은 암수딴그루로 6~7월에 가지 끝에 커다란 원추꽃차례로 자잘한 연녹색 꽃이 핀다.

어린 순을 살짝 데쳐서 나물로 무치거나 전을 부치거나 기름에 튀겨 먹는다.

목재의 색은 진한 적갈색이며 나무에서 광택이 나고 가구를 만들기에 적합하다.

삼색참죽나무 멀구슬나무과에 속하는 식물로, 참죽나무와 생김새가 닮았다.

잎 나기 전까지 눈길을 끌지 않던 나무이지만, 잎 나면서부터 펼치는 빛의 마술은 신비롭다.

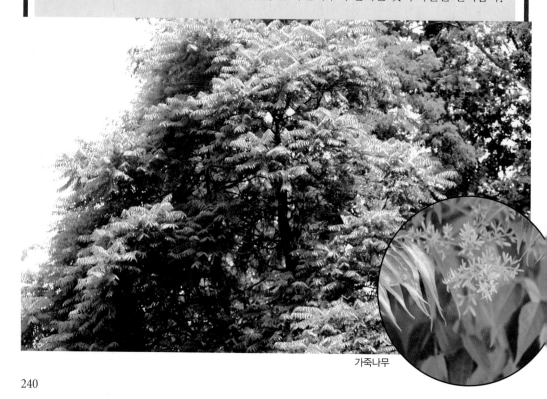

가죽나무

개구리발톱

Semiaquilegia adoxoides (DC.) Makino
천규자 | 天葵子 |

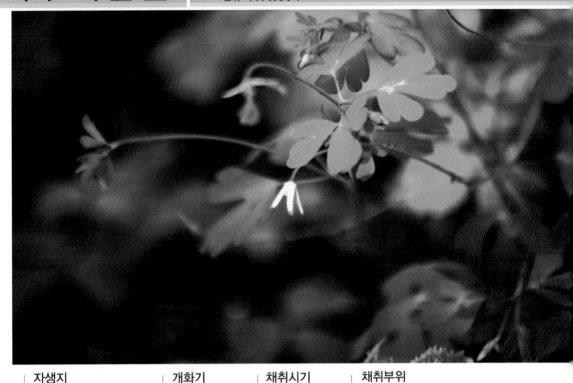

자생지	개화기	채취시기	채취부위
남부 지방	4~5월	6~7월	전초

특징

맛은 쓰고 성질은 차다. 양혈, 진통, 소종, 활혈작용을 한다.

· 생 김 새 ·

속명 Semiaquilegia는 라틴어 Semi(반,半)와 Aquilinus(매발톱꽃속) 합성어로 '매발톱꽃속

식물과 비슷하다' 는 뜻이다. 종명은 라틴어 'Adoxa(연복초속, Adoxa L.)'에서 유래한다.

개구리 발톱은 남쪽지방 밭둑의 돌담 근처에 자라는 미나리아재비과의 다년생초본이다.

높이는 15~30㎝. 덩이줄기가 있고, 뿌리잎은 잎자루가 길고 작은 잎 3개로 구성된다.

작은 잎은 길이 1~2.5㎝에 2~3개로 깊게 갈라지고, 각 열편(裂片)에 둔한 결각(缺刻)이 있다.

꽃은 4~5월에 피고 지름 5㎜ 정도로서 밑을 향하며 백색 바탕에 약산 붉은 빛이 돈다.

꽃자루는 뿌리잎보다 약간 길며 윗부분이 갈라져서 끝에 밑을 향한 백색꽃이 1개씩 달린다.

꽃받침, 꽃잎도 각 5개이며 밑부분이 통(筒)같고 꿀샘이 있는 짧은 꿀주머니가 있다.

수술은 9~14개로 안쪽의 몇 개는 헛수술이다.

열매는 골돌과로서 콩 꼬투리 모양이며 완숙하면 열개(裂開)되어 종자가 터져 흩어지는 특성이

있어 종자 전파의 수단이 되고 있다.

· 효 능 ·

채취 방법 전초와 뿌리덩이를 약용으로 채취하여 쓰며, 특히 뿌리줄기를 '천규자' 라 한다.
괴경에 알칼로이드(Alkaloid)를 함유하고 있으며 이를 '백부자(白附子, 附子)' 라 하고
약재로 쓴다. 괴경을 악성종기, 연주창, 정창(얼굴에 나는 악성 부스럼), 임질, 기침, 탈장, 전간
(癲癎, 지랄병) 등에 쓴다.
뿌리가 바꽃속 식물과 비슷하나 작다고 하여 '소오독' 이라고도 한다.
본초강목에 "여러 가지 석림(石淋)과 오림(五淋)을 내린다. 범이나 뱀에 물린 독을 풀고 여러
가지 창증(瘡症)에는 즙을 내어 마시고 상처에 바르면 해독하며 통증을 멈추게 한다." 고 하였다.

· 질병에 따라 먹는 방법 ·

비인암, 식도암에 천규자 0.5kg을 5kg의 곡주로 7일간 우려내어 50㎖씩 하루에 3번씩
먹는다.
갑상선 종양이나 임파류에 천규환을 쓴다. 천규 45g, 해조, 해대, 곤포, 패모, 길경 각 30g,
해표초 15g을 가루 내어 오동자 크기의 알약을 만든 다음 식후에 70알씩 따뜻한 술과 먹는다.

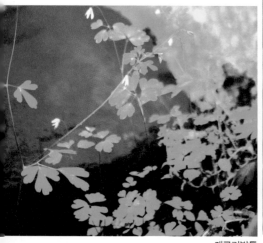

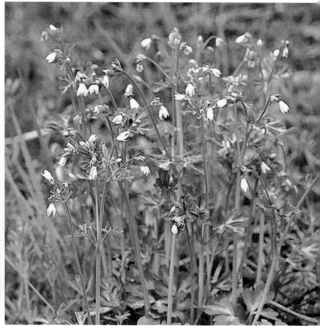

개구리발톱   개구리발톱

242

'천규자' 라는 이름은 명의별록에 나온다.

개구리 발톱과 유사식물로 한국에 자생하는 '만주바람꽃' 이 있다.

만주바람꽃 만주바람꽃의 학명은 Isopyrum mandshuricum이다

개화가 3~5월이며 높이가 15~20㎝ 로 분포는 제주 제외 전역이다.

만주에서 자라는 바람꽃 종류라는 뜻의 이름이나 전국 산지의 계곡 주변에서 자라는 여러해살이풀이다.

뿌리는 보리알처럼 생긴 덩이뿌리가 달린 뿌리줄기가 옆으로 길게 벋는다.

잎은 연한 녹색 또는 자줏빛을 띤다. 뿌리잎은 잎자루가 길고 2회 3갈래로 갈라진다.

꽃은 줄기 위쪽의 잎겨드랑이에서 나온 몇 개의 꽃자루에 지름 1~2㎝의 흰색 꽃이 1 개씩 핀다. 꽃받침잎은 약간 노란빛이 도는 흰색이고 4~7개가 달리며 꽃잎처럼 보인다. 꽃잎은 없는 것으로 알려져 있으나, 개구리발톱의 꽃처럼 꽃받침잎 안쪽에 진짜 꽃잎이 수직으로 세워져 있다. 수술은 많고 암술은 2개이다.

열매는 암술대가 뾰족하게 남는 넓은 도란형의 골돌이 2개씩 달리고 털은 거의 없다.

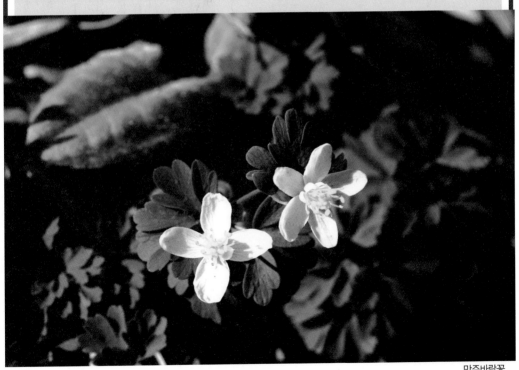

만주바람꽃

등나무

Wistaria floribunda A. P. DC.

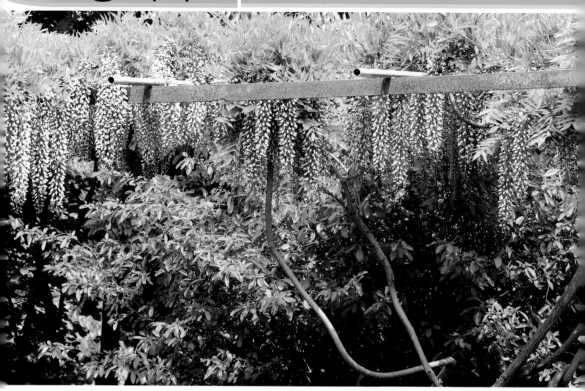

자생지	개화기	채취시기	채취부위
재배, 산지	4~5월	9월	뿌리, 혹

특징
성질은 차고 맛은 약간 시다. 청열, 윤장, 항암작용을 한다.

• 생 김 새 •

등나무는 콩과의 낙엽 지는 넓은 잎의 나무로 줄기가 길게 뻗어 나와 많은 가지를 만든다.

등은 중국 원산으로 자등(紫藤)이라고 하며 등나무로 만든 향을 자등향 또는 강진향이라고 한다.

등나무로 만든 향은 다른 향과 잘 어울린다. 종명은 '꽃이 많은' 이란 뜻이다.

봄에 줄기에서 꽃과 잎이 함께 싹터 자란다. 잎은 어긋나기로 달리고, 아까시나무와 닮았으나 더 뾰족하고 작다. 잎자루 하나에 열대여섯 개의 약간 길쭉한 잎이 달린다.

꽃대가 30cm 정도로 자랄 즈음 4~5월이 되면 연자주색 꽃이 많이 달린다.

열매는 길이 10~15cm로 털이 있고 콩 긴뚜리 모양이다.

등나무에는 많은 혹이 생기는데, 이 혹은 등나무 독나방이 등나무 줄기 속에 낳은 알 때문에 생긴다. 등나무 독나방이 낳은 알의 독 때문에 등나무 줄기가 부풀어 올라 혹처럼 된다.

등나무 독벌레의 알이 등나무혹 속에서 부화되면 노란 애벌레가 등나무 혹을 갉아 먹으며 자란다.

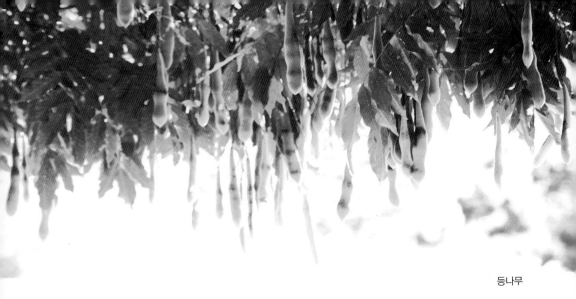

등나무

· 효 능 ·

등나무 뿌리 근골통증치료제, 근육통이나 관절염, 부인병에 달여 먹으면 효과가 있다.
열을 내리고 소 · 대장을 윤택하게 하여 변비가 있는 사람에게 매우 좋은 식품이다.
주의 몸이 찬 사람은 많이 먹지 말아야 한다.
등나무 혹 여성의 자궁암과 위암에 효력이 매우 크다.
이뇨 작용 뿌리를 달여 먹으면 이뇨 효과가 잇다.

· 질병에 따라 먹는 방법 ·

자궁암과 위암에 마름열매 5~10개, 번행초 15~30g, 율무 15~30g, 등나무혹 35~50g을
물 1되에 넣고 반쯤 될 때까지 달여 하루 세 번 식사 30분전에 마신다.
식용법 등나무는 잎, 꽃, 덜 익은 씨앗 등을 먹는다.
등나무의 새순을 '등채' 라 하며 삶아서 나물로 무쳐 먹고, 꽃은 '등화채' 라 하며 소금물에
술을 치고 함께 버무려서 시루에 쪄서 소금과 기름에 무쳐 먹고, 종자는 흔히 볶아 먹는다.

등나무 꽃차 만들기

① 등나무 꽃을 따서 손질하여, 그늘에서 5일을 말려, 다시 햇빛에 말려 습기를 완전히 제거한다.
② 밀폐 용기에 담긴 등나무꽃 1티스푼을 찻잔에 담고 끓는 물로 1~2분간 우려내어 마신다.

등나무 술 만들기

이 술은 향기가 향긋하고 달콤하여 부드러운 술로 칵테일용이나 식욕증진, 피로회복에 좋다.
① 1/3쯤 피었을 때 꽃과 봉오리를 살수후 소쿠리에 담아 바람을 통하게 하여 완전히 말린다.
② 등나무꽃 300g, 설탕 60g, 소주 1.8ℓ 를 병에 담가서 밀봉하여 냉암소에서 숙성시킨다.
③ 약 1개월 후 담황색일 때 꽃을 건져내고 여과해서 다시 숙성하여 음용한다.

등나무 학명은 Wisteria floribunda로 낙엽활엽 덩굴성 식물이다.

한국, 중국, 일본에서 자라는데 생장력이 왕성하여 덩굴이 200m까지 뻗은 것도 있다.

초여름에 연한 보랏빛으로 피는 꽃이 아름답고, 은은한 향기도 좋으며, 한여름철에는 그늘이 좋아 정원수로 흔히 심는다. 줄기는 오른쪽에서 왼쪽으로 감아 올라간다.

꽃은 5월에 길이 30~40cm의 총상화서로 연한 자주빛의 꽃을 피우며, 흰색의 꽃이 피는 것을 흰등나무(Wisteria floribunda for. alba)라고 한다.

등나무의 새순을 등채라 하여 삶아서 나물로 무쳐 먹고, 잎, 꽃, 덜 익은 씨앗 등을 먹는다.

암에 관심이 높아지면서 등나무 혹이 암에 좋다고 하여 민간에서 많이 이용 되고 있다.

이외에 미국등나무와 애기등이 관상용으로 재배되고 있다

애기등 콩과 애기등속에 속하며 낙엽만경식물로 일본, 한국 남부지역에 분포한다.

잎은 어긋나기하며 9~13개의 소엽으로 된 홀수깃모양겹잎이다.

꽃은 7~8월에 길이 10~30cm의 총상꽃차례로 달리며 백색으로 핀다.

꽃자루는 길이2~3mm로 털이 있고, 꽃부리는 지름12mm로 백색이다.

열매는 길이 8~10cm 폭 1cm로 10월에 익으며, 6~7개의 종자가 들어 있다.

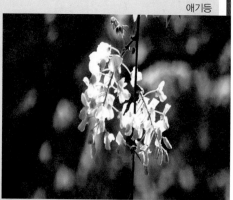
애기등

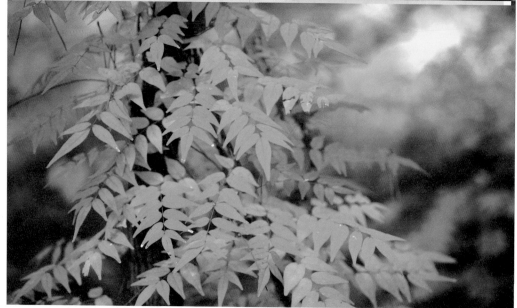
애기등

바위솔

Orostachys japonicus A. Berger 와송|瓦松|

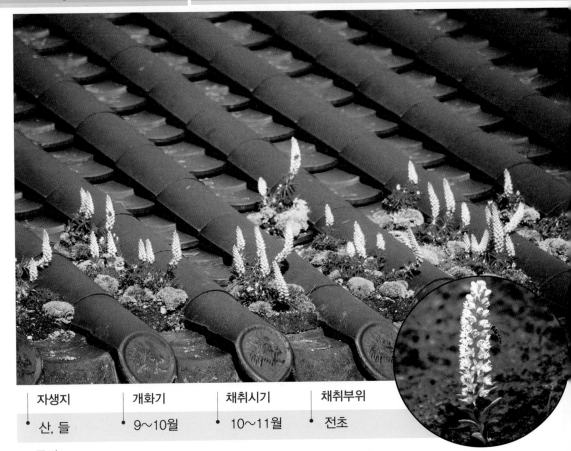

자생지	개화기	채취시기	채취부위
산, 들	9~10월	10~11월	전초

특징

성질은 서늘하고 맛은 시고 쓰다. 항암, 해독작용을 한다.

· 생 김 새 ·

바위솔은 돌나물과의 여러해살이풀로 산지, 해변의 바위 곁에 붙어 자라는 두툼한 육질이다.

바위 위에서 자라는 소나무같아 '바위솔' 이라 한다.

오랜 기간 기와집 위에 자라고 소나무와 비슷하여 '와송, 지붕지기, 지부지기' 라고도하며

기와지붕 위에서 자라기에 '와탑' 이라고 한다.

하늘을 향하기에 '향천초' 라고도 하며, 『동의보감』 에는 '작엽하초' 라 한다

높이 30cm이고, 근생엽은 로제트형이며 끝이 가시같고 윗줄기에 잎이 다닥다닥 달린다.

잎은 연꽃 모양으로 조밀하며 자색, 녹색, 회백색이고, 끝이 뾰쪽한 불가사리 모양이다.

9월~10월에 흰색 꽃이 피고 총상화서는 길이 6~15cm로 화병이 없는 꽃이 빽빽이 달린다.

꽃받침 및 꽃잎은 각각 5개 이고, 수술은 10개이며, 꽃밥은 적색이지만 점차 흑색으로 변한다.

바위솔을 '와화' 라고 하는데, '와화' 는 바위솔의 꽃이 아니라 바위솔 전체를 가리킨다.

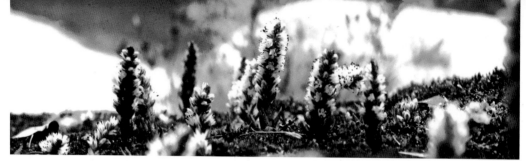

· 효 능 ·

채취 방법 바위솔은 여름, 가을에 전체를 뽑아 뿌리 및 불순물을 제거하고 햇볕에 말린 것을 와송이라 하고 약용한다.

항암작용 초기 암의 증식을 막아 주는데 간암, 췌장암, 식도암, 위암 등 소화기암에 응용된다.

설사, 이질 치료제 설사하거나 피섞인 설사를 할 때, 항문에 열감을 느끼며 설사할 때 쓰인다.

해열 · 해독작용 인체의 독성을 제거하므로 간, 위장, 대장이 좋지 않거나 말라리아, 화상을 다스린다. 또 뿌리를 잘라 내고 잎, 꽃을 찧어 종기, 벌레에게 물린 상처에 발라 해독약으로 쓴다.

· 질병에 따라 먹는 방법 ·

코피를 자주 흘리면 신선한 와송 1,200g을 씻어 그늘에 말려 짓찧어 가제로 짜서 즙을 낸다. 여기에 황설탕 20g을 녹을 때까지 잘 섞어 큰 자기 접시에 부어 굳어질 때까지 햇볕에 말린 다음 1회에 2~4g을 하루에 2번, 미지근한 물로 복용한다.

어린 아이의 경기에 와송 20g을 물 500cc로 달여 반으로 줄여 하루에 자주 나누어 복용한다.

폐렴에 신선한 와송을 1회에 250g을 물로 씻어 갈아 즙을 내어 가열해 하루에 2번 복용한다.

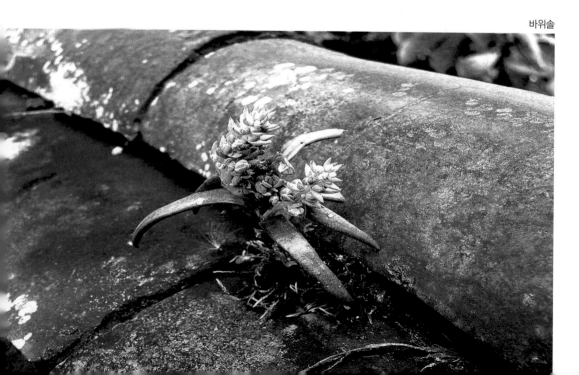

바위솔은 한국에 자생하는 종이 40종이 넘고 거의 orostacys속에 들어간다.
바위솔은 공간이 작고, 아무리 춥거나 더워도 싹을 낼 수 있다. 바위솔로 널리 알려진
것에 정선바위솔, 연화바위솔, 둥근바위솔, 좀바위솔이 있다.

연화바위솔 을릉도 제주도 바닷가 바위틈에 사는 여러해살이풀이다.
줄기는 곧추서며, 줄기에 난 잎은 빽빽하게 어긋난다.
잎은 다육질이며 흰빛이 도는 녹색을 띤다.
꽃은 9~11월에 피며, 이때 높이 5~20cm이고 줄기 끝의 이삭꽃차례에 빽빽하게
달리고, 꽃이 피고나면 죽는다. 꽃밥이 노란색이다.
울릉도엔 보다 잎이 넓고 타원형인 울릉연화바위솔이 있다.

둥근바위솔 동해 산지나 모래땅에서 자라는데 잎 끝이 둥근편이고 잎에 무늬가 없다.

좀바위솔 '작은바위솔' 이라는 뜻으로 애기바위솔이라고도 한다.
바람 잘 통하는 고산의 바위 표면에 자라는 여러해살이풀로 전역에 자생한다.
전체가 연한 붉은 빛을 띤다. 잎은 다육질이며 줄기는 꽃이 필 때 높이 10~15cm이다.
꽃은 9~10월에 피며 분홍색 또는 흰색이다.

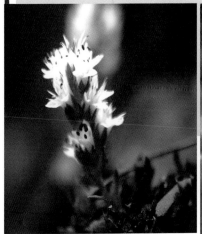
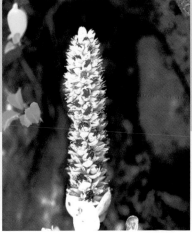
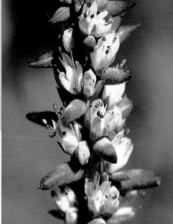

| 좀바위솔 | 연화바위솔 | 바위솔 |

배풍등

Solanum lyratum Thunberg |排風藤|, 백영|白英|

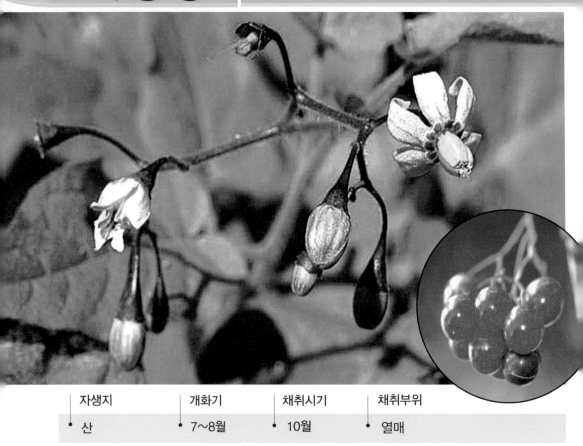

자생지	개화기	채취시기	채취부위
산	7~8월	10월	열매

특징

맛은 달고 쓰며 성질은 차다. 항암, 해독, 거풍작용을 한다.

• 생 김 새 •

배풍등은 제주도, 중부지방 산지에서 자라는 가지과의 낙엽이 지는 덩굴식물이다.

배풍등(排風藤)은 풍을 물리치는 덩굴성식물 이라는 뜻이다.

눈속에서도 빨간 열매가 아름다워 설하홍(雪下紅)이라 부르고 '사랑의 열매'의 모델이다.

길이가 1.5~3m 정도로 자라고, 끝이 덩굴 같으며 줄기와 잎에는 털이 있다.

겨울이 되면 줄기는 말라죽고 겨울을 지낸 기부(基部)만 남아 봄에 다시 자란다.

잎은 길이 5cm, 폭 3cm에 어긋나고, 계란형에 끝부분이 뾰족하고 밑부분은 심장 모양이다.

7~8월에 흰 꽃이 피는데, 꽃차례는 잎과 마주나며 가지가 갈라져서 꽃이 핀다. 꽃대의 길이는

1~4cm이고 꽃받침에 둔한 톱니가 있다. 수레바퀴 모양 꽃부리는 다섯 개로 깊게 갈라지고,

꽃부리의 조각은 피침형으로 뒤로 젖혀진다. 꽃밥은 길이 0.3cm 정도로 구멍으로 터진다.

10월에 맺는 장과는 둥글고 지름이 0.8cm 정도로 붉게 익는다.

· 효 능 ·

채취 방법 잎과 줄기를 5~6월 또는 열매는 9~11월에 채취하여 깨끗이 씻어 햇볕에 햇볕에 말려 썰어서 사용한다. 뿌리는 여름에서 가을에 채취한다.

열매는 '백영(白英)'이라고 하며 약용한다.

항암 · 거담 · 산어작용 배풍등은 기미가 아주 맑아서 열을 깨끗이 하고 습한 기운을 잘 다스려 몸속의 수도(水道)를 잘 정리하고 관절을 잘 소통시킨다.

또한 담을 삭이고 어혈을 없애 기(氣)를 다스리고 맺힌 것을 푼다.

배풍등은 알칼로이드 솔라닌을 함유하는 유독성이다.

· 질병에 따라 먹는 방법 ·

급성치통, 두통, 임파선염, 옹종(癰腫), 치루(痔漏), 자궁출혈에 열매와 뿌리를 햇볕에 말린 것 15~30g을 달여서 복용한다.

폐암에 배풍등 30g, 까마중 30g, 백운풀 15g, 수염가래 15g을 하루 1첩으로 달여 마신다.

이외에도 여러 암종에 쓴다. 물 700cc에 넣고 달여서 복용한다.

간경변에 초기에 배풍등 30~90g을 물 700cc에 넣고 달여서 복용한다.

전초를 만성 간염, 황달, 임질, 소변장애, 요도염에 쓴다. 부녀자의 백대하에도 달여서 복용한다.

암으로 인한 통증 경감에 소주에 두꺼비를 넣고 까마중, 배풍등, 뱀딸기, 단삼, 당귀, 울금을 넣고 술을 만들어 마시면 암을 억제하며 통증을 완화시킨다.

외용시 전초를 짓찧어서 환처에 붙이거나 달인 물로 환처를 닦는다.

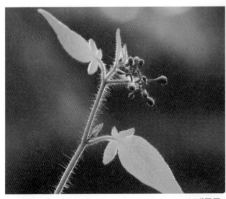

배풍등

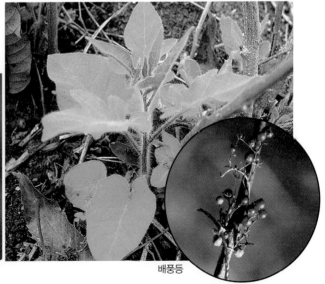

배풍등

배풍등(排風藤) 학명은 Solanum lyratum Thunb인데 속명이 라틴어 Solamen의 '안정'
이라는 뜻은 진정 작용이 있는 성분을 함유하고 있기 때문이다.
바람이 불어도 눈속에서도 열매는 반들반들 빨갛게 빛나고 따스한 모습으로 매달려 있다.
그래서 그 모습이 아름다워 설하홍(雪下紅)이라 부르고 '사랑의 열매'의 모델이다.
어린순을 삶아 나물로 먹기도 하고 한방에서 잎, 줄기, 열매는 약용한다.
과실인 귀목(鬼目)은 성숙기인 겨울에 채취하여 탕으로 하거나 술을 담가 사용하고,
외상에는 생즙이나 달인 물을 바른다.
눈이 충혈 되거나 안개낀것 같은 증세와 치통을 치료하고 눈을 밝게 한다.

왕배풍등 제주도에서 자란다. 러시아 일본에서도 자생한다.
반면에 좁은잎배풍등은 제주도와 울릉도, 경기이남에서 자란다.
왕배풍등은 줄기에 털이 없고 잎에 연모가 있으며 쪽잎은 갈라지지 않는다.
좁은잎배풍등은 배풍등에 비해서 잎 뒷부분 가장자리와 맥 위에 털이 있는 것도 있다.

배풍등

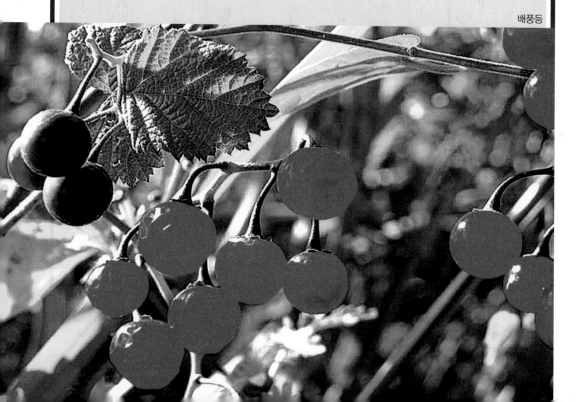

수염가래꽃

Lobelia chinensis Lour. 반변련|半邊蓮|

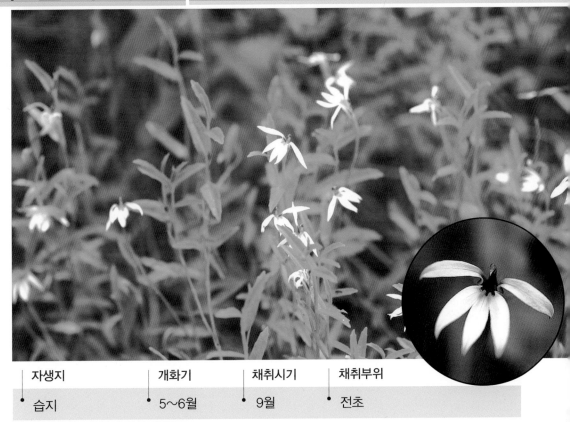

자생지	개화기	채취시기	채취부위
습지	5~6월	9월	전초

특징

맛은 달고 매우며 성질은 평하다. 항염, 소염, 소종, 해독작용을 한다.

· 생 김 새 ·

수염가래꽃은 논뚝이나 습지에서 자라는 초롱꽃과의 여러해살이풀이다.

다섯 갈래로 갈라지는 꽃잎 모양이 아이들이 놀이를 할때 코밑에 달고 노는 수염같다고 하여 '

수염가래꽃' 이라고 한다.

꽃의 상부에 있는 가장자리의 반쪽이 연꽃 모양이라서 '반변련' 이라고도 부른다.

높이가 3~15㎝이고 옆으로 뻗으며 군데군데에서 뿌리가 내리고 옆으로 선다.

줄기는 가늘고 가시가 갈라지며 연약하다.

잎은 2줄로 배열되며 어긋나고 잎자루가 없고 좁은 타원형이다. 가장자리에 둔한 톱니가 있다.

꽃은 5~8월에 피는데 흰색 또는 연자줏빛으로 잎겨드랑이에서 1~2송이씩 나온다.

꽃은 필 때는 곧추서지만 꽃이 진 다음에는 쳐진다.

꽃잎은 길이가 1㎝쯤 되고 입술 모양으로 5갈래지고 갈래는 피침형이다.

9월에 열리는 열매는 삭과이며, 종자는 적갈색이다. 같은 속의 새수염가래꽃은 꽃잎이 4갈래진다.

· 효 능 ·

채취 방법 전초를 여름철 개화기에 채취하여 그늘에서 말린다.

반변련에 로벨린, 로베라닌, 이솔로 벨라닌, 로벨라니딘의 성분이 함유되어 있고, 그 밖에도 사포닌, 플라본, 아미노산류의 반응이 있다.

· 질병에 따라 먹는 방법 ·

암으로 인한 복수에 (생)의이인, 차전자, 복령, 단삼, 까마중, 택사, 택란과 함께 달여 먹는다.

신암에 수염가래꽃 120g을 하루 한 첩씩 달여 먹는다.

비강암에 수염가래꽃, 이질풀(생)을 각 60g을 달여 먹는다.

후두암에 반변련과 사매를 함께 사용하면 후두암에 대항하는 작용을 한다. 후두가 건조하여 감각이 없으며 음식물을 넘기는 것이 곤란한 경우 사매와 함께 복용하면 후두암이 예방된다.

인후통에 즉시 반변련 40g을 진하게 끓여 복용하면 화농이 예방된다.

만성 신염에 신장 기능이 쇠약해져 소변이 잘 안나오고 복부에 물이 차면 반변련을 끓여 복용한다.

신경성 고혈압에 반변련이 특히 효과가 있는데 조구등, 천마, 희첨을 배합해 사용한다.

주의 반변련은 많이 먹으면 침이 흐르고 오심, 두통, 설사, 혈압상승, 맥박이 불규칙해 심한 자는 호흡 중추의 마비로 사망한다. 응급처치로서 콩물, 제니 또는 감초 달인 물을 먹인다.

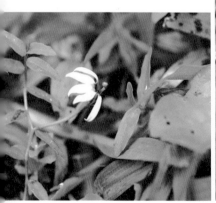

수염가래꽃

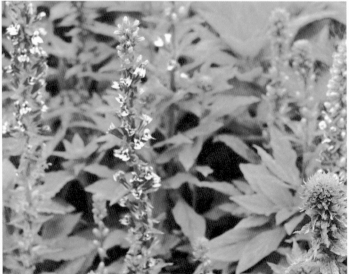

숫잔대

꽃잎이 턱에 난 수염처럼 한쪽으로 늘어져 나기 때문에 수염가래꽃이라고 한다.

해독효과가 좋아서 독사에 물리거나 벌에 쏘였을때 이 풀을 짓이겨서 문지르면 좋다.

수염가래꽃은 암수 한몸으로 수염가래꽃의 윗부분에 새의 부리처럼 생긴 것이 암술도 되고 수술도 되는 성전환 자동장치다.

자가수분을 방지하려고 수술과 암술이 발달하는 시기가 다르다.

먼저 수술이 발달하는 수꽃기를 거치고, 일정한 기간이 지나 암술이 커지는 암꽃기를 거친다. 수술일 때엔 꿀을 먹으러 오는 벌의 등에 꽃가루를 묻히고 암술일 때엔 벌 등에 묻은 꽃가루를 받아서 수정한다.

근친교배로 인한 유전자 약화를 방지하기 위한 과학적인 고려가 들어있다.

숫잔대 숫잔대속으로 속명이 로벨리아이고, 전세계에 415종이 분포한다.

다년생 초본으로 근경이나 종자로 번식하고, 전국에 분포하며 습지에서 자란다.

짧고 굵은 근경에서 나오는 원줄기는 10cm정도이고, 가지가 갈라지지 않으며 털이 없다.

잎은 어긋나며 길이 6cm, 폭 1cm정도의 피침형으로 끝부분이 좁아진다.

꽃은 자주색으로 7~8월에 총상꽃차례로 핀다.

삭과는 길이 1cm의 도란형이며, 종자는 편평한 난형으로 윤기가 있다.

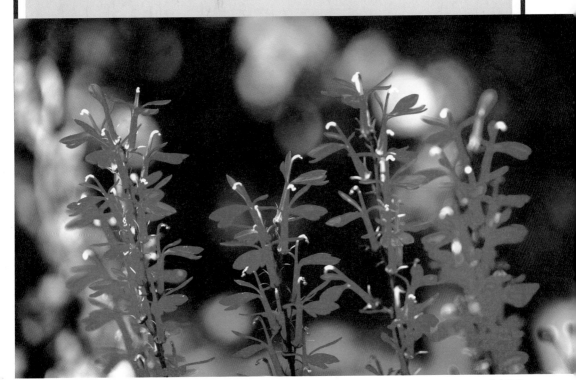

홍숫잔대

예덕나무

Mallotus japonicus Muell. Arg 야동피 | 野桐皮 |

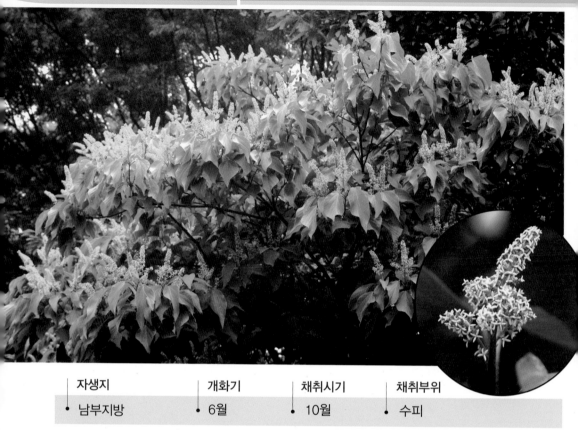

자생지	개화기	채취시기	채취부위
남부지방	6월	10월	수피

특징

맛은 쓰고 떫고 성질은 평하다. 소종. 항암작용을 한다.

· 생 김 새 ·

예덕나무는 남부 지방 바닷가에서 흔한 목본식물이다.

한자로는 '야오동, 야동' 이라 쓰고, 일본에서는 '적아백' 또는 '채성엽' 으로 부른다.

야오동은 나무 모양이 오동나무를 닮았다는 뜻이고, 적아백은 봄철에 돋아난 새순이 붉은

빛깔이 나기에 붙여진 이름이며, 채성엽은 잎이 크고 넓어서 밥을 싸기에 좋아 붙은 이름이다.

높이가 10m에 이르고 나무껍질은 세로로 갈라진다.

어린 가지는 별 모양의 털로 덮여 있고, 붉은 빛이 돌다가 회백색으로 변하며 가지가 굵다.

잎은 달걀 모양으로 어긋나기를 하며 길이가 10~20cm로서 표면에 은적색의 선모가 있다.

뒷면은 황갈색으로 선점이 있고 3개로 갈라지며 잎자루가 길다.

꽃은 이가화이며 6월에 가지 끝에서 피고 수꽃은 모여 착생하는데 50~80개의 수술과 3~4개로

갈라진 담황색의 꽃받침이 있다. 암꽃은 각 포에 1개씩 착생하고 수가 적다.

열매는 삭과이며 지름이 8mm 정도의 세모꼴 공 모양으로 10월에 익는다.

· 효 능 ·

채취 방법 약으로 쓸 때는 잎, 줄기, 껍질을 모두 사용한다. 수피, 잎은 한여름에 채취한 것이 가장 좋고 어린잎이나 오래된 잎은 약효가 떨어진다. 수피는 초여름의 생장기에 칼로 세로 자국을 내두면 잘 벗겨진다. 햇빛에 잘 건조시켜 잘게 썰어서 사용한다.

강한 수렴작용 예덕나무는 탄닌을 다량 함유하고 있어서 수렴작용이 강하고 위암, 치질, 종기 등에 효과가 있다.

· 질병에 따라 먹는 방법 ·

위암이나 위궤양에 15~30g을 물 2ℓ 에 넣고 약한 불로 물이 1/3이 될 때까지 달여 하루 세 번에 나누어 복용한다.

치질이나 종기, 유선염에 잎이나 잔가지 1kg을 물 6~8ℓ 에 넣고 1/5이 될 때까지 달여, 뜨겁지 않을 정도로 식혀 아픈 부위를 씻거나 찜질을 한다.
하루 3~5번 하면 효과가 좋다.

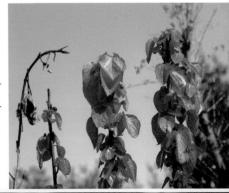

예덕나무 어린싹

뜸을 뜬 뒤에 상처가 잘 낫지 않으면 예덕나무 생잎을 태워 가루로 만들어,아픈 부위에 뿌리면 잘 낫는다.

식용법 무침을 해서 먹기도 한다. 이른 봄 갓 돋아난 새싹을 뜯어 소금 한줌을 넣은 열탕에 데쳐 물에 헹구어 떫은 맛을 없앤다. 물기를 빼고 잘게 썰어서 겨자와 간장으로 무친다. 또는 데친후 기름으로 지져 된장 또는 간장으로 맛을 낸다.

예덕나무

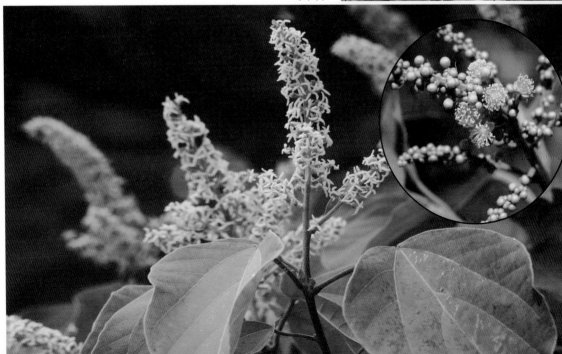

예덕나무는 한 때 일본에서 암 특효약으로 알려졌던 나무다. 일본, 중국에서는 예덕나무 잎, 줄기껍질을 가루 내어 알약이나 정제로 만들어 약국에서 암치료제로 판매한다. 예덕나무는 잎과 줄기를 벗겨 3-4일간 건조시켜 다리면 좋은 약용으로 쓸 수 있다. 위를 튼튼히 하고 담즙을 잘 나오게 하여 소화가 잘 되고 간 기능을 개선한다.

예덕나무 잎과 줄기를 따서 2-3일간 건조시켜 고온에 다려 일주일 이상 차로 마시면, 장의 노폐물을 흡수해 대변을 자주 보며 속 쓰림 더부룩함의 증세가 많이 완화된다.

열매는 어려우나 농축된 성분으로 다려 마시거나 술을 담궈 마시면 좋다.

예덕나무의 특징은 어린가지에는 별 모양의 털이 덮여 있고, 붉은색을 띤다. 잎은 길이가 10~20㎝인 둥근 난형으로 어긋나는데 윗면에는 빨간색 선모(腺毛)가, 뒷면에는 노란 갈색의 선점(腺點)이 있다.

이나무 낙엽 활엽 교목으로 대만, 일본, 남부지방에 15m 정도까지 자란다. 이나무의 나무껍질이 마치 벌레 이가 스믈스믈 기어가는 것 같이 보여 이나무라고 붙였고,

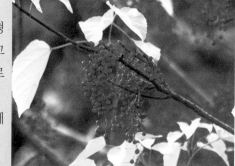
이나무

의나무, 팥피나무, 위나무로도 불린다.

잎은 아긋나기하며 길이 20cm 폭 15cm에 심장형 삼각형으로 둔한 톱니가 있다. 전면은 녹색이고 뒷면은 분백색이다. 꽃은 4~5월에 황녹색으로 핀다. 열매는 11월에 빨갛게 익는다.

잎이나 종자의 기름은 류머티스, 관절염, 골절에 효과가 있다.

이나무

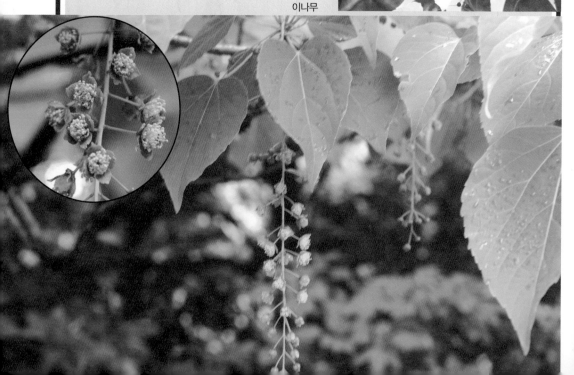

느릅나무

Ulmus davidiana planch. 당느릅나무, 참느릅나무

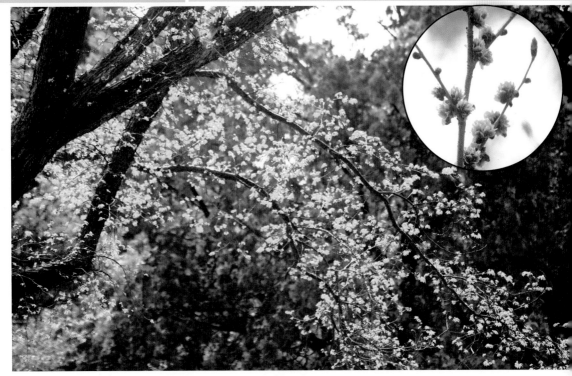

자생지	개화기	채취시기	채취부위
산지	4월	5월	뿌리껍질

특징

맛은 달고 성질은 평이하다. 항암작용을 한다.

· 생 김 새 ·

느릅나무는 잎이 지는 넓은 잎의 큰키나무로서 전국에서 자란다.

높이는 15~35m 크기로 자라고 껍질은 검은 회갈색으로 불규칙하게 세로로 갈라져 있다.

어린 가지에는 붉은 갈색의 짧은 털이 빽빽이 들어있다.

잎은 어긋나며 짧은 잎줄기가 있고 도란형으로 끝이 뾰족하며, 가장자리에 톱니가 있다.

잎의 밑부분은 좌우가 비대칭이며, 잎의 앞면은 녹색, 뒷면은 연록색에 부드러운 털이 있나.

잎보다 꽃이 먼저 피며, 꽃은 연황록색으로 양성화로서 4월에 이년생 가지에서 모여 핀다.

느릅나무 뿌리껍질은 옛날부터 이뇨약이나 종기 치료약으로 써 왔다.

봄철에 돋아나는 어린순으로 국을 끓여 먹으면 불면증이 사라진다.

느릅나무 잎은 부작용이 없는 천연 수면제이며, 외상에 잎을 짓이겨 붙이기도 한다.

배고플 적에 껍질은 벗겨 먹고, 잎은 쪄서 먹었으며, 열매로는 술이나 장을 담그기도 했다.

· 효 능 ·

채취 방법 이른 봄에 뿌리껍질을 벗겨 내어 그늘에서 속껍질이 누렇게 되도록 말려 쓴다.

각종 궤양치료, 항암작용 뿌리껍질은 위궤양, 십이지장궤양, 장궤양 등 궤양, 부종, 수종에도 효과가 크다. 위암, 직장암 치료에도 쓰며 오래 먹어도 부작용이 없다.

뿌리껍질 말린 뿌리껍질, 나무껍질을 '자유'라 부르며 결핵, 부종 등의 약재로 쓴다.

느릅나무의 껍질을 벗겨 나오는 점액이 종기나 종창의 고름을 빨아내고 새살을 돋아나게 한다. 부스럼, 종기에 송진과 느릅나무 뿌리껍질을 같은 양씩 넣고 짓찧어 붙이면 잘 낫는다.

> 『동의학사전』에 "맛은 달고 성질은 평하다. 비경, 위경, 폐경, 대장경에 작용한다.
> 오줌을 잘 누게 하고 부기를 내리며 대변을 통하게 하고 위장의 열을 없앤다.
> 하루 12~30g을 달임약, 가루약 형태로 먹는다. 외용은 달인 물로 씻거나 가루로 바른다."
> 『동의보감』에 "느릅나무 뿌리껍질의 성질은 평하고 맛이 달고 독이 없다.
> 대소변이 통하지 못하는 병에 주로 쓰인다. 오줌을 잘 나가게 하고 장위(腸胃)의 사열(邪熱)을
> 없애며 부은 것을 가라앉히고 오림을 풀리게 하며 불면증을 낫게 한다."

· 질병에 따라 먹는 방법 ·

위, 십이지장, 소장, 대장궤양에 느릅나무 뿌리껍질 가루와 율무가루를 3:2의 비율로 섞어서 반죽하여 시루떡이나 국수로 만들어 먹으면 맛도 좋고 치료 효과도 좋다.

위암에 꾸지뽕나무와 느릅나무 뿌리껍질, 화살나무를 함께 달여서 그 물을 마신다.

직장암, 자궁암에 느릅나무 뿌리껍질을 달인 물로 자주 관장을 한다.

소변이 잘 나오지 않으면 느릅나무 뿌리껍질과 옥수수수염을 각각 40g씩 넣고 달여 마신다.

축농증이나 비염에 느릅나무 뿌리껍질을 진하게 달인 물과 죽염을 3:1의 비율로 섞은 다음 탈지면에 묻혀 잠자기 전 콧속에 넣는다. 처음에는 따갑고 아프지만 2개월 계속하면 대개 낫는다.

각종 피부질환에 느릅나무 뿌리껍질을 물에 담가 두면 끈적끈적한 진이 많이 생기는데, 그 진을 먹거나 피부에 바른다.

죽염을 섞어 피부에 바르면 피부를 매끄럽게 하는 데 신기한 효과가 있다.

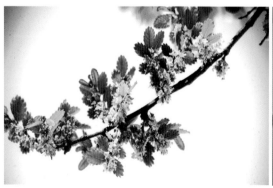

시무나무

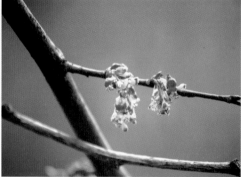

미국느릅나무

느릅나무의 종류로서 참느릅나무, 떡느릅, 비술나무, 팽나무 등이 있다.

참느릅나무 오래된 나무껍질이 회색이고 두꺼운 비늘처럼 떨어져 나오며, 잎이 작고 단순한 톱니가 있다. 열매는 시과로 종이처럼 얇고 가을에 납작한 종자가 있어 바람에 쉽게 날라간다. 마치 동전의 모습과 같다.

비술나무 껍질이 느릅나무처럼 생겼고 잎은 참느릅나무와 비슷하나 가장 자리에 겹톱니가 있어 서로 구분한다.

오래된 비술나무의 줄기는 하얀 얼룩이 세로로 길게 난다. 떡느릅, 난티처럼 봄에 꽃이 피고 초여름에 열매가 성숙한다.

시무나무 높이 20m까지 곧게 자라며 나무껍질은 회갈색을 띠고 얇게 세로로 갈라진다. 주요한 특징 중 하나가 새로 돋는 가지에 길고 날카로운 자갈색 가시가 있다.

긴 타원형의 잎은 어긋나기로 달리며 잎이 좁고 가장자리에 짧은 톱니와 맥이 뚜렷하다. 4~5월 잎겨드랑이에서 1~4개의 연한 노란색 꽃이 핀다.

느릅나무 종류의 열매는 대개 양쪽에 날개가 달려 있지만,

시무나무 열매는 편평한 반달모양으로 한쪽에만 있는 날개로 바람을 타고 퍼진다.

목재는 재질이 강해 기구재나 운동구재, 토목용재 등으로 쓰인다.

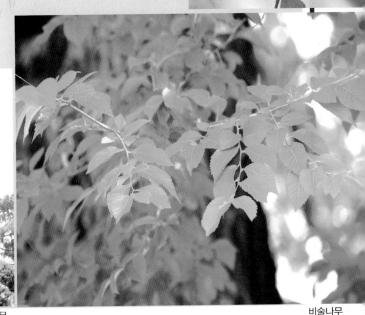

참느릅나무

느릅나무

비술나무

율 무

Coix lachryma − jobi L. 의이인|薏苡仁|

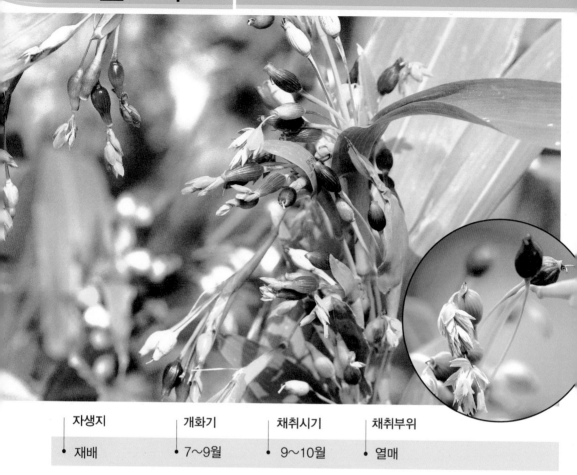

자생지	개화기	채취시기	채취부위
재배	7~9월	9~10월	열매

특징

맛은 달고 성질은 평하다. 이뇨, 자양강장, 항암작용을 한다.

· 생 김 새 ·

율무는 벼과에 속하는 1년생 초본이다.

높이는 1~1.5m까지 자라며 마디가 있고 수염뿌리가 많다.

잎은 선상 피침형이며, 서로 어긋난다.

꽃은 7~9월에 피고, 잎겨드랑이에서 꽃이삭이 나온다.

꽃차례에는 끝에 수꽃이삭이, 밑에 잎집이 변한 딱딱한 포(苞)로 싸여있는 암꽃이삭이 있다.

과기는 9~10월이다.

율무는 봄에 파종해서 가을에 수확하며, 껍질을 벗기면 흰쌀이 나오는데 씹으면 이에 끈적하게 붙는다. 율무쌀은 자양강장의 효과가 있어 스테미너 식품은 물론 미용에도 좋다.

· 효 능 ·

자양강장의 효과 율무에는 단백질을 구성하는 아미노산인 로인신, 글루타민산, 발린티로신, 풀로린 등이 많이 들어있다.

또한 탄수화물, 지방질, 칼슘, 철분 등이 골고루 들어 있다.

항암 · 이뇨작용 율무쌀에서 추출한 아세톤 성분은 종양이 자라는 것을 억제해 각종 암에 좋다.

율무는 몸에 부기가 있거나 심한 천식에 좋으며 몸속의 노폐물을 배출시켜 이뇨에 효과가 있다.

진경작용 그 밖에도 기력이 쇠하거나 근육의 경련을 진정시켜주는데 좋으며,

척추 디스크, 신경통, 류머티즘, 어깨 결림에도 효과가 있다.

미용 작용 비만에도 효과가 있어 다이어트 식품으로 많이 애용되고,

기미와 주근깨에도 좋아 미용식으로 사용하고 있다.

· 질병에 따라 먹는 방법 ·

급성 신염에 초기 오줌량이 줄어드는 신염에는 의이인에 복령, 계지, 마황, 택사를 배합해

보통 20~40g을 쓰면 이뇨, 소종의 효과가 뛰어난다.

급성으로 복부 및 하퇴부에 부종이 오고 피부를 누르면 움푹 들어가면 황기, 계지를 더해 쓴다.

만성 신염에 의이인에 부자, 건강, 백출, 복령을 더해 건비, 화습을 높인다.

비장의 기능이 회복되면 수습이 막히는 것을 제지할 수 있어 부종은 자연히 소실된다.

각종 배뇨 이상에 오줌이 혼탁해서 쌀뜨물처럼 되거나 요도에 열감이나 자통이 있어 배뇨가

시원치 않은 경우에 다량의 의이인을 〈비해분청음〉과 같이 쓴다.

부인 백대하에 허약한 부인으로 백대하가 많고 비장의 기능이 약한 경우 〈귀비탕〉이나

〈보중익기황〉과 함께 의이인 20~40g을 더해 쓰면 이습, 기체(止帶)의 효과를 얻을 수 있다.

갑작스러운 설사에 의이인 80g, 석류피 25g, 곡아 40g, 맥아 40g을 진하게 끓여,

일일 1첩씩 2일간 먹는다.

장기간 설사에는 의이인 40g에 백출, 편두, 산약, 복령을 배합해 환제로 쓴다.

율무죽 만들기

비만은 원인을 알아내어 소화기관 흡수능력을 떨어뜨려 식욕을 억제시키거나,

신진대사가 빨리 이뤄지게 유도하여 배설기능을 원활히 하고 체내에 노폐물이 쌓이지 않도록

해야 한다.

식욕이 너무 좋고 먹어도 계속 배가 고픈 성향의 태음인에게는 율무죽이나 율무차가 좋다.

율무죽은 반나절 정도 물에 불린 율무 300g을 쌀 100g과 함께 섞어 죽을 쑨다.

주의 율무죽은 밥 대신 먹으며 변비가 심한 사람은 피한다.

많이 복용하면 해로우니 유의한다. 특히 임신 중인 여성은 태아에게 유해하므로 피해야 한다.

염주 염주는 율무 본종으로 율무와 닮았고 율무처럼 약재로 쓰며, 전국에서 재배한다. 염주는 열대아시아 원산이며 벼과(화본과)에 속하며, 종자로 번식하는 1년생 초본이다. 속명은 그리스어로 종려나무나 갈대 종류를 가르키는 말에서 나왔다.

종명은 눈물을 뜻하는 말과 구약성서의 욥을 합친 말이다.

눈물이란 포엽이 눈물 방울이란 의미고 욥은 강한 인내심을 가진 자의 대표적 인물이다.

줄기의 높이는 1~2m정도이고, 어긋나는 잎의 잎몸은 길이 25~50cm, 폭 2~4cm 정도의 피침형이고 밑부분이 잎집이 되며 가장자리가 깔깔하다.

7~8월에 잎겨드랑이에서 1~6개의 짧은 수상꽃차례가 나오며 밑부분에 암꽃이 달린다. 수꽃은 암꽃을 뚫고 위로 자라고 각 마디에 2개의 꽃이 달리며 수술은 3개씩이다.

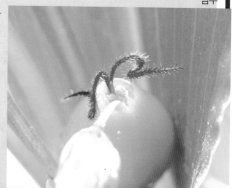

염주

총포엽은 항아리 모양이고 꽃차례는 직립하고 수꽃만이 늘어지는 것이 율무와 다르다.

염주 씨앗이 더 굵고 단단하며 광택이 있으나, 맛이 없어 염주로 꿰어 불공드릴때 사용한다.

한방에서 염주 열매를 천각. 천곡. 희희미 라고 부르며, 남쪽지방에서 잘 자라고 수확량도 많다.

줄기, 뿌리, 종실, 종피등 전초를 약재로 쓴다.

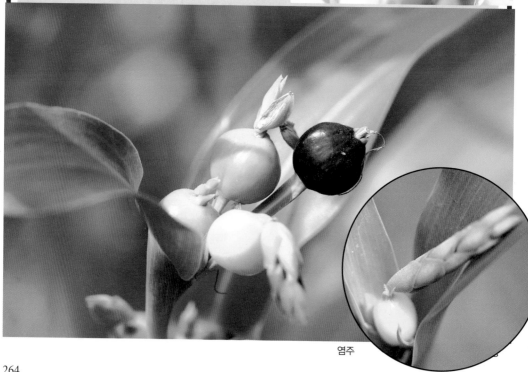

염주

제10장
독을 푸는 산야초

●○○■■□

여로는 사슴이 병이 생겼을 때 먹는 약이라 하여 '녹총' 이라고도 하고,
늑막염에 신효하다 하여 '늑막풀' 이라고 한다.
뿌리 모양이 파를 닮아 '산파' , '산총' 또는 '검은 노두' 라고도 한다

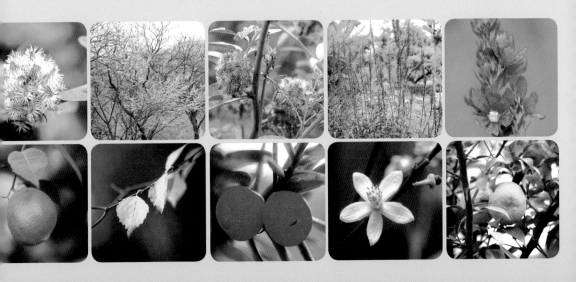

감초

Glycyrrhiza uralensis Fisch. |甘草|

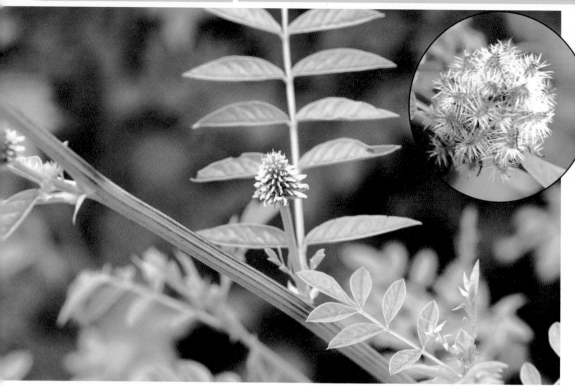

개감초

자생지	개화기	채취시기	채취부위
• 재배	• 5~6월	• 6~7월	• 뿌리

특징

• 성질은 평하고 맛은 달다. 해독작용을 한다.

• 생 김 새 •

감초는 콩과의 여러해살이풀로 원산지는 중국 북동부, 몽고, 시베리아이며 맛이 각각 다르다.

우리나라에서는 서늘한 북부지방에서 잘 자라므로 강원도 산간지역에서 재배할 수 있다.

씹을 때 단맛이 난다 하여 '감초' 라 부른다.

땅속의 가는 줄기로 번식하며 우엉처럼 굵고 긴 붉은 갈색 뿌리를 가지고 있다.

1~1.5m에 이르는 긴 줄기는 털에 덮여 있다.

등나무 잎과 비슷한 잎은 깃 모양의 겹잎으로 긴 타원형이며 전체에 잔털이 촘촘하게 나 있다.

여름부터 가을에 걸쳐 나비 모양의 연보랏빛 꽃이 이삭처럼 핀다.

감초 뿌리는 둥근 기둥이나 긴 고깔처럼 생겼으며 길이 1m, 지름 1~3cm 가량 된다.

뿌리는 붉은 밤색, 또는 누른 밤색을 띠나 겉껍질을 벗기면 연누른색이다.

뿌리는 단단하고 무거우며 섬유질이 적고 단맛이 강한 것을 좋은 약용으로 친다.

·효 능·

채취 방법 약으로는 주로 뿌리 부분을 쓴다. 캐는 계절은 가을이나 이른 봄이 알맞다.

'약방에 감초'라는 속담도 있듯이 한방에서는 빠뜨릴 수 없을 정도로 많이 쓰인다.

심은 지 3~4년가량 되었을 때 땅속 깊이 자라 있는 뿌리를 캐내 깨끗이 씻은 다음

햇볕에 말려서 쓰면 된다.

보조 약재 다른 약재의 쓴맛을 덜어 주고 복용약이 부드럽게 흡수되도록 돕는 작용을 한다.

긴장 완화 한방에서는 신경의 긴장을 완화시키고, 통증 및 경련을 제거하는 데에 사용된다.

감초의 주성분인 글릴실리진이 분해한 글릴실산은 부신피질 호르몬과 항염증 작용이 있다.

해독작용 감초는 여러 가지 극성약이나 독성약에 대한 길항작용을 하여 극약이나 독약으로 인한

약물중독을 치료하고, 세균으로 인한 독에도 중화 및 해독을 한다.

심장, 위 기능 강화 · 신허를 보한다 건위, 소식(消食), 지혈의 효능이 있으며 궤양 치료 효과가

뛰어나다. 청열, 해독작용을 하여 모든 열증에 쓰인다.

· 질병에 따라 먹는 방법 ·

허약자의 감기에 평소 체질이 약한 자가 감기에 걸려 약을 썼으나 발산이 심해 탈진이 오면

구감초를 군약으로 해서 맥문동, 당삼, 생지황, 계지를 가미해 복용한다.

경련성 통증 완화 심장이 약해 가슴이 뛰고 허맥이 나타날 경우에 구감초(炙甘草, 볶은 감초)를

군약으로 하여 당삼, 생지황, 맥문동, 대추 등을 가미해 쓴다.

위궤양, 십이지장궤양에 감초에 당삼, 백출, 부자, 건강과 배합해 상복한다.

인후종통에 감초에 산두근, 금은화, 사간을 배합한다.

감기 초기 해수에 전호, 길경, 행인을 배합한다.

위통에 감초는 급한 통증을 잠시 억눌러 주는 효능을 가지고 있다.

위경련이나 위궤양으로 인한 통증을 참기 어려울 때 말린 감초 10g에 물 300cc를 넣고 달여

마시면 통증이 멎는다.

위궤양에 감초와 오적골이라 하는 오징어뼈를 똑같이 섞은 다음 가루 내어 하루 서너 번에 걸쳐

4~6g씩 빈속에 따뜻한 물로 복용해도 증세가 가벼워진다.

입 안에 염증이 생기거나, 가래와 기침이 계속 되면 감초의 뿌리와 줄기를 달여 두고 양치질을

하거나, 감초 8g에 물 두 컵을 붓고 물이 반으로 줄 때까지 달여 1일 3회 마신다.

속을 편안하게 소화기를 안정시키고 기운을 북돋으려면 누렇게 볶아서 쓴다.

특히 약물에 중독 되었을 때는 누렇게 볶은 구감초(炙甘草, 볶은 감초)와 검정콩을 함께 달여

마시면 신통한 효과를 얻는다.

감초 술 담그기 잘게 썰어 말린 감초 100g에 소주 1.8ℓ 를 붓고 햇볕이 들지 않는 서늘한 곳에

두세 달 보관했다가 마신다. 감초에 단맛이 있어 따로 설탕을 넣지 않아도 된다.

감초는 세계 30여종, 중국에 7종이 있으며 이 중 운남(雲南)감초처럼 쓴 것도 있다.

중국 북부지방 및 몽고에는 감초만 자라는 대평원이 있고, 우리나라는 수입에 의존한다.

한약으로 사용되는 것은 주로 동북감초와 서북감초이며, 신강감초는 감초의 주성분인 글릴실리진을 추출하는 데에 사용한다.

몽고에서 자라는 질이 부드럽고 단맛이 강한 동북감초와 산서, 감숙, 신강 등에서 자라는 질이 단단하고 약간 쓴맛이 나는 서북감초 및 신강감초가 주로 수입되고 있다.

감초는 모든 독을 해독한다고 하지만 감수(甘遂), 대극(大戟), 해조(海藻)와 함께 사용하면 오히려 독이 되는 것으로 알려져 있다.

감초(Glycyrrhiza uralensis), 광과 감초(G. glabra), 장과 감초(G. inflata)등 3종만 인정한다. Glycyrrhiza란 희랍어 Glycys(甘味)와 rhiza(根)의 합성어이며 뿌리가 달기 때문에 지어진 이름이다.

보통감초(uralensis)는 우랄지방에서 자라며, 꽃이 보랏빛이고, 낫처럼 휘어지며 털이 있다. 꺾으면 노란 가루가 날리며 감미로운 향기가 나고 단면에는 갈라진 틈이 많이 보인다 광과감초(glabra)는 열매에 털이 없다는 말이다.

상한론 113방중 감초가 사용된 처방은 70방이다. 감초를 3냥 사용한 것은 7개로서 10% 뿐이고, 2냥을 사용한 것은 47개나 되어 가장 많다. 감초 1일 용량이 2냥인 것과는 달리, 상한론에서는 유달리 1일 용량이 3냥인 약들이 많다.

임상에서 가장 큰 문제점은 구감초와 감초를 그다지 구분하지 않는 점이고, 구분하더라도 통상적으로 행해지는 방법으로는 구감초(炙甘草)가 아니라 초감초(炒甘草)라는 점이다.

감초

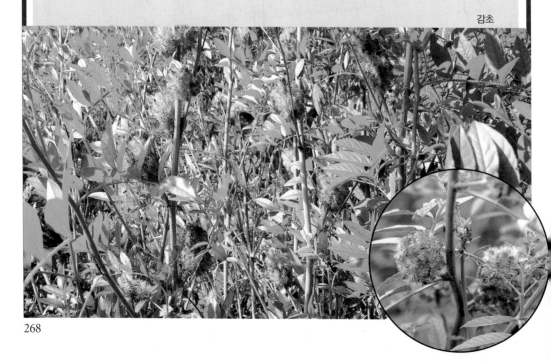

박태기나무

Cercis chinensis Bunge 자형피|紫荊皮|

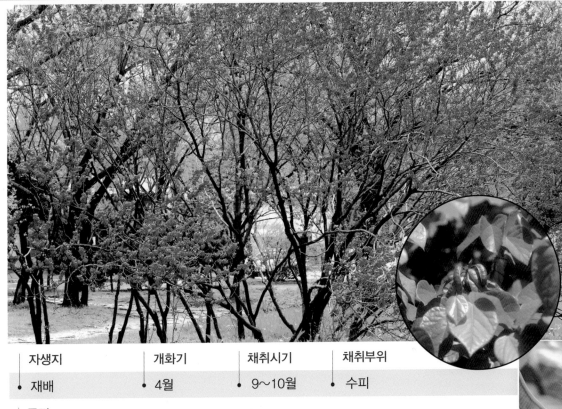

자생지	개화기	채취시기	채취부위
재배	4월	9~10월	수피

특징
성질은 평하고 맛은 쓰다. 해독작용을 한다.

· 생김새 ·

박태기나무는 콩과의 낙엽이 지는 작은 키 나무로 속명은 그리스어의 '넓다' 라는 뜻에서
유래되었으며 종명은 '가시가 많다' 는 뜻이다. 콩과 식물처럼 땅이 척박해도 잘 자란다.
16세기말 화가인 카스트로 듀란트(Castor Duranto)는 유다(Judas)가 목을 매 죽는 장면을
판화로 만들었는데 판화 속에 유다가 목을 맨 나무가 키가 큰 서양박태기나무이다.
이후 사람들은 이 나무를 '유다트리(Judas tree)' 라고 불렀다. 한자로는 자형(紫荊)이라 한다.
높이 3~5m에 껍질은 매끄럽고 회백색이며 작은 가지는 피목이 많고 골속은 사각상이다.
잎은 어긋나고 가장자리에 톱니가 없다. 하트 모양이며 두껍다.
잎 표면은 윤기가 있고 5개의 큰 잎맥이 발달하고 뒷면은 황록색이다.
꽃은 4월에 잎보다 먼저 핀다. 박태기나무의 붉은 꽃은 작으며 자줏빛 나는 것들이 7~8개씩
모여 나무전체를 덮는다. 꽃은 달리는 곳이 정해져 있지 않고 나무줄기에 꽃이 나타나는가 하면
때로는 뿌리에도 꽃이 달린다. 가지의 겨드랑이에도 나며 나무줄기는 물론 많은 꽃이 달린다.
열매는 협과로 작은 콩깍지 모양으로 붙고 9~10월에 익는다. 겨울에도 달린다.

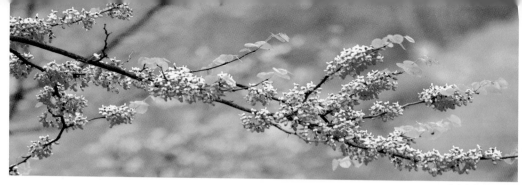

· 효 능 ·

채취 방법 박태기나무는 한자로 자형(紫荊)이라 하며, 나무껍질과 뿌리를 약에 쓴다

주로 7~8월에 껍질을 벗겨 말려, 그대로 썰어 사용하거나 술에 담가 두었다 볶아 쓴다.

이뇨 작용 나무껍질과 뿌리 삶은 물을 마시면 오줌이 잘 나온다.

중풍, 고혈압, 대하증에도 좋다.

해독 작용 혈을 잘 돌게 하고 달거리를 통하게 하며 부은 것을 내리고 독을 푼다.

기혈이 막혀서 아픈 데, 타박상, 월경통, 산후복통 그리고 뱀에 물린 데 등에 쓴다.

박태기나무 차 만들기

①꽃잎을 따서 그늘에서 7일간 말린 후 밀폐 용기에 담아서 보관한다.

②말린 꽃을 1티스푼 정도 찻잔에 담고 90℃의 물을 부어 1~2분간 우려내어 마신다.

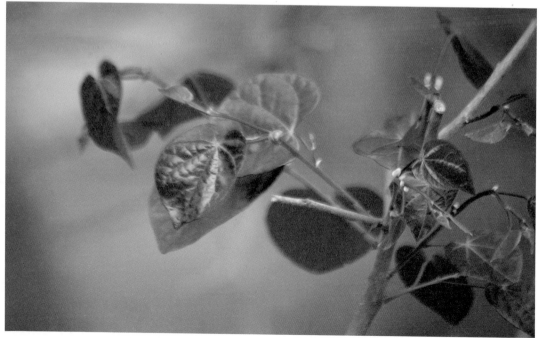

늦은 봄에 보라색 꽃을 밥풀처럼 다닥다닥 피워 올리는 박태기나무(Cercis chinensis)는 줄기 표면이 조각조각 갈라지지만, 말채나무처럼 그 조각이 두툼하지 않고 얄팍하다. 박태기나무는 화려한 꽃과 기후 토질의 영향을 받지 않아 세계적인 정원수로 사랑받는다. 공부하는 서원이나 사찰에서도 만날 수 있지만, 꽃에 독이 있어 입에 넣으면 안 된다. 박태기나무는 캐나다박태기나무(Cercis canadenis), 중국 원산 박태기나무(Cercis chinensis), 유럽 원산 유다박태기나무 등 3종류가 있다.

캐나다박태기나무 박태기나무속의 낙엽활엽 소교목 또는 관목으로 학명이 Cercis canadenis이고 영명은 Eastern redbud이다. 북미가 원산으로 영하 30도에도 견딜 정도로 내한성이 강하다. 흔히 보는 박태기나무는 낮은 키의 나무인데, 캐나다박태기나무는 높이 6~9m에 이르며, 굵은 줄기가 멋지게 비틀리는 경우도 있다. 봄이면 이 굵은 줄기 사이에 마치 밥풀 묻은 것처럼 다닥다닥 보라색 꽃이 피어난다. 박태기나무의 꽃보다 작지만 핑크색이나 자색의 색감이 연하고 더 예쁘며, 꽃자루가 길고 잎 모양이 다르다. 잎의 끝이 뾰족하며 잎이 얇다

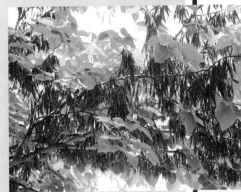

캐나다박태기나무 열매

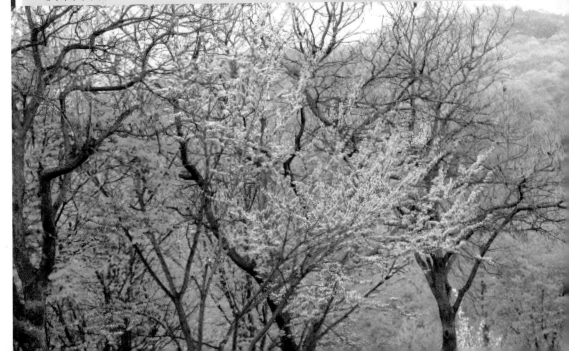

캐나다박태기나무

백운풀

Hedyotis diffusa Willd.
Oldenlandia diffusa Roxb. 백화사설초 │白花蛇舌草│

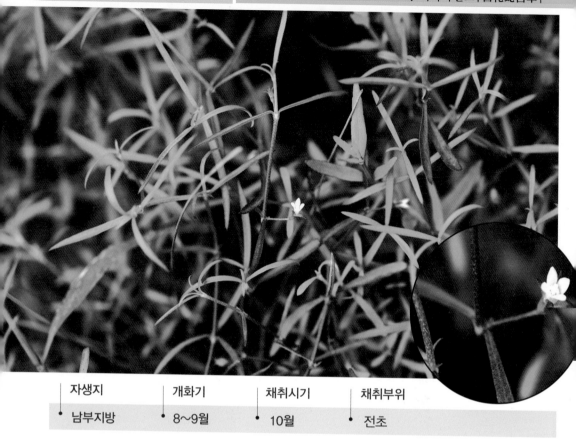

자생지	개화기	채취시기	채취부위
남부지방	8~9월	10월	전초

특징

냄새는 거의 없고, 맛은 쓰며 성질은 차다. 소종, 해독, 항암작용을 한다.

· 생 김 새 ·

백운풀은 꼭두서니과의 한해살이풀이다. 백운풀속은 세계적으로 난열대 남아시아에 200종이 있으며 우리나라에는 1종, 4변종이 남부지방과 제주도 습지에 자생하며, 재배를 하기도 한다.
백운풀은 '백화사설초'라고도 부르고, 전남 백운산에서 발견되어 '백운풀'이라고도한다.
흰 꽃이 핀다하여 백화, 뱀 혓바닥 같은 잎이 돋는다하여 사설(蛇舌)을 붙여 이 풀을
'백화사설초'라고 부른다. 마주나는 잎의 모양에서 '두잎갈퀴'라고도 부른다.
또는 '실낚시돌풀' 또는 '쌍낚시풀'으로도 부른다.
키는 10~25cm에 줄기는 밑에서 가지가 갈라지고 잎은 대생하며 양끝이 좁고 가장자리에 톱니가 없지만 거칠거칠하고 길이 1~3.5cm, 폭 1.5~3cm이다.
꽃은 붉은빛이 도는 흰색이며 지름은 2cm에 잎겨드랑이에 한 송이씩 달린다.
꽃자루는 아주 짧으며, 화관은 4갈래이다. 열매는 편구형의 석류열매 모양이다.

· 효 능 ·

백화사설초는 주로 위염, 식도염, 장염, 간염에 다른 소염약들과 함께 쓴다.

끈적거리고 누런 가래가 나오고 기침, 천식이 날 때 쓴다. 편도가 붉게 붓고 아플 때도 쓴다.

항암작용 백화사설초는 논문 실험결과를 통해 항암효과가 매우 뛰어난 것으로 보고되고 있다.
위암이나 간암, 식도암, 직장암, 방광암 치료에 특효가 있는 것으로 임상에서도 검증되고 있다.

소종작용 소화기계와 임파계 종양에 효과가 좋으며 직장염, 간염, 기관지염, 편도선염, 후두염
등의 갖가지 염증에도 좋은 효과가 있다.

청열 · 해독 · 이뇨작용 열을 내리고 독을 풀며 염증을 삭이고 오줌을 잘 나가게 하며 피를 잘
돌게 하고 통증을 멎게 한다. 독사에게 물렸을 때 환부에 붙여서 치료하기도 한다.

청열 · 해독작용 염증으로 인한 방광염에 사용되며 특히 면역력을 증가시키는 항체 형성을
촉진시키는 힘이 탁월하다.

또한 백화사설초는 약효도 탁월할 뿐 아니라 장기복용이나 대량복용에도 독성이 없고 부작용이
없다는 것이 큰 장점이다.

> 『신편중의입문』에는 위암에 백화사설초 90g, 백모근 60g을 달여 설탕을 알맞게 넣어
> 하루에 여러 차례 나누어 마신다고 했고, 또 다른 책에는 직장암에 백화사설초, 까마중,
> 인동덩굴 각 60g, 수염가래, 제비꽃 각 15g을 달여서 하루에 여러 번 나누어 마신다고 한다.

· 질병에 따라 먹는 방법 ·

식도암, 직장암, 위암에 백화사설초 70g, 의이인 30g, 황약자 170g, 오약, 용규 70g, 오매,
전삼칠을 배합하여 하루에 1첩씩 달여 먹는다.

자궁경암에 백화사설초 60g, 산두근 18g, 제대(신생아 탯줄), 관중, 황백 각 30g을 배합하여
하루에 3번 달여 복용한다.

창절종독 초기에 내복하거나 외용해서 쓰는데 반변련, 지정과 같이 쓴다.

각종 화농성 감염증에는 백화사설초 40~80g을 쓴다.

간염, 장염, 인후염에 백화사설초만 60~100g 달인 뒤 하루에 2~3번 나눠 마신다.

황달에 백화사설초 40~80g을 짓찧어 즙을 낸 뒤 꿀을 타서 마신다.

타박상이나 독사에 물린 상처에 백화사설초 15~30g에 소주 250㎖를 붓고 5분 동안 끓인 뒤
차처럼 마시고 즙을 내서 바른다.

소변이 시원치 않으면 반변련, 차전자, 석위 등과 함께 쓴다.

요도염, 방광염에 금은화, 차전자, 황백 등과 배합해서 끓여 복용한다.

급성 신장염에 차전자 15g, 치자 9g, 백모근 30g, 자소엽 6g을 배합해 차처럼 끓여 마신다.

백운풀은 학명이 hedyotis diffusa이고 백화사설초는 oldenlandia diffusa로 기록하지만 같은 것으로 본다.

한국 자생식물중 백운풀과 같은 속으로 유사식물은 긴두잎갈퀴(긴백운풀)가 있다. 긴두잎갈퀴는 백운풀보다 꽃자루가 열매보다 서너배 길다.

왜래종 유사식물로 속이 다른 것은 북미귀화식물인 백령풀, 큰백령풀이 있다.

수선초(水線草) 백화사설초와 비슷한 재배식물로 중국에서 들여왔으며 종명이 Oldenlandia corymbosa로 산방화이초 라고도 한다.

꽃이 2~3개 모여 피며 줄기가 거칠고 굵고 딱딱하다.

백운풀과 닮았으나 꽃자루가 열매보다 2~4배 긴 것을 '긴잎백운풀' 이라고 부른다.

산방백운풀 논문 '한국 미기록 귀화식물 : 산방백운풀' 이 식물분류학회지 제 39권 4호(2009년 12월)에 실려 국내에 자생하고 있음이 알려진 식물이다.

이 논문에 따르면 전라남도 영암과 대구광역시 및 대전광역시에 분포하고 있는 것으로 되어 있으며, 최근에는 부산지역에서 발견된 바가 있다. 주로 계곡 주변, 또는 밭 가장자리에 햇빛의 양이 충분하면서도 습한 모래가 섞인 땅에서 비교적 큰 군락을 이루고 자란다고 한다. 그러나 이는 재배종 수선초와 같은 종이다

산방백운풀은 긴두잎갈퀴나 백운풀과 유사하지만, 긴두잎갈퀴와는 다르게 하나의 화경에 여러개의 꽃이 달린다.

또한 소화경이 거의 없는 백운풀과는 달리 소화경이 길어 백운풀과도 구분된다.

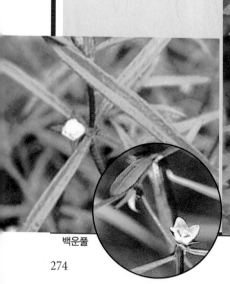

백운풀

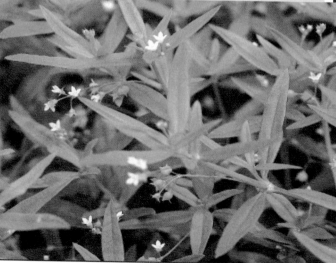

산방백운풀

부처꽃

Lythrum anceps Makino 천굴채 | 千屈菜 |

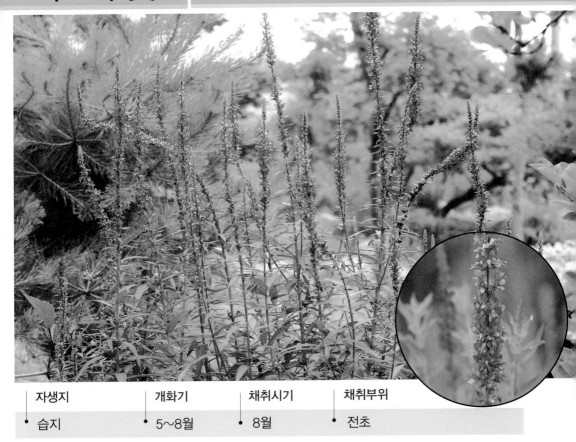

자생지	개화기	채취시기	채취부위
습지	5~8월	8월	전초

특징

맛은 쓰고 성질은 차다. 해독, 수렴, 양혈작용을 한다.

· 생 김 새 ·

부처꽃은 부처꽃과의 여러해살이풀로 산과 들의 습지에서 자란다.

속명은 그리스어로 '검은 피' 라는 뜻으로 꽃의 색에서 유래되었다.

종명은 2개의 모서리를 말한다. 부처꽃은 해독작용이 있기에 일명 '패독초' 라 한다.

여러해살이 초복식물토 진체에 털이 나 있다. 그래서 우리말로 '털두렁꽃' 이라고 한다.

높이는 50~100cm에 줄기는 네모지고 가지가 많이 갈라지고 곧게 서며 가장자리는 밋밋하다.

잎은 서로 마주보고 잎자루가 없고 피침형으로 끝과 밑이 뾰족하다.

꽃은 5~8월에 피는데 잎과 줄기의 겨드랑이에서 3~5개가 취산상으로 핀다.

꽃도 마디에 둥글게 난 것처럼 보이며 포는 보통 옆으로 퍼지며 밑부분은 좁다.

꽃받침은 원주형으로 윗부분이 6개로 얕게 갈라지고, 꽃잎은 6개로서 꽃받침통 끝에 달린다.

수술은 12개이고 암술도 1개이다. 9월에 열리는 삭과는 긴 타원형으로 꽃받침통 안에 들어있다.

· 효 능 ·

채취 방법 여름에 꽃이 피고 가을에 삭과가 여무는 8~9월경에 채취하여 햇볕에 말려 약용한다. 하루 양은 15~30g 정도 쓰며 끓여서 먹거나 가루 내어 환처에 개어 붙인다.

장평활근에 대한 억제 작용 이질, 설사 등에 쓰인다.

항균 · 해독작용 포도상구균과 대장−티푸스간균의 성장을 억제하며 특히 적리균은 민감하다. 또한 일련의 병원성 미생물에 대한 억균작용을 한다.

이습 · 소종작용 체내의 잉여수분을 체외로 배출하고, 부종을 내린다. 부처꽃은 독이 없다. 수렴제 및 완화제의 역할을 하면서도 신장, 위 및 순환계통에 대해서는 해를 주지 않는다. 그렇지만 성질이 서늘하기(혹은 차기) 때문에 병이 치료되면 복용을 곧 중지하는 것이 좋다.

· 질병에 따라 먹는 방법 ·

이질에 부처꽃(천굴채) 12~20g을 달여서 복용한다. 물 700cc를 붓고 끓여 반으로 줄면 이틀 동안 나누어 여러 차례 복용한다.

각종 출혈에 설사, 대변출혈, 자궁출혈의 경우 부처꽃 6~12g을 물 500~700cc를 붓고 끓여 반으로 줄면 하루 동안 여러 차례 나누어 마신다.

방광염, 부종에 소변을 보려면 요도가 화끈거리며 소변이 시원하게 나오지 않고 부종도 심하다면 천굴채, 지부자 각 20g을 물 700cc를 붓고 끓여 반으로 줄면 여러 차례 나누어 복용한다.

당뇨병에 플로리진을 복용해서 일으키는 당뇨에 부처꽃 12g에 물 500cc를 붓고 끓여 반으로 줄면 하루 동안 나누어 복용한다.

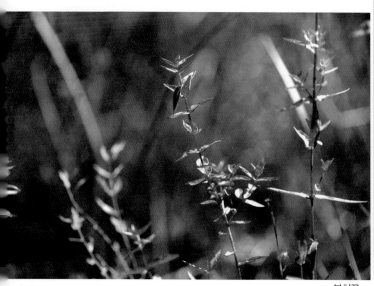

부처꽃

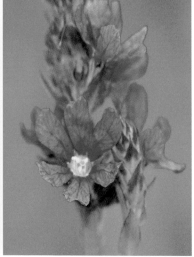

부처꽃

좀부처꽃 이름의 유래는 일본명에서 유래한다. 각시마디꽃이라고도 한다.

습기가 많은 곳에 나는 여러해살이식물이다.

키는 20~30cm에 줄기는 네모지며 가지는 짧고 주축에서 십자형으로 뻗는다.

잎은 마주나기하고, 넓은 선형으로, 끝이 뾰족하고 밑부분이 원줄기를 감싼다.

꽃은 9~10월에 흰색으로 피며, 지름 1.5mm 정도로서 잎겨드랑이에 몇 개씩 모여 달리고 소화경은 길이 1mm 정도이다. 꽃잎은 아주 적고 수술은 네 개다.

열매는 구형으로 삭과이다.

털부처꽃 여러해살이풀로 근경이나 종자로 번식하며 전국 습지에서 자란다.

부처꽃과 비슷하나 전체가 크고 잎도 크다. 원줄기는 네모진다.

높이 1~2m에 곧추서며 가지가 많이 갈라지고 흰털이 있으며 근경이 옆으로 길게 뻗는다.

마주나는 잎은 잎자루가 없고 길이 5cm, 폭 1cm로 넓은 피침형이고 둔두 또는 예두이다.

꽃은 7~8월에 붉은자주색으로 줄기 끝이나 잎겨드랑이에 1~3개씩 총상꽃차례로 달린다.

미국좀부처꽃 북아메리카 원산의 한해살이식물로 주로 습기가 많은 곳에 자란다.

키는 30~80cm 정도에 곧게 서며 식물체에 털이 없다.

잎은 마주나기로로 나며 선상피침형에 길이 3~8cm, 폭 0.4~0.8cm 정도이다.

잎은 엽병이 없고 기부 양쪽 둥글게 팽창하여 감싸고 있으며 가장자리는 밋밋하다.

꽃은 7~8월에 홍자색으로 피며 총상화서를 이룬다. 잎 겨드랑이에 2~5개씩 모여 피고 꽃받침, 꽃잎은 내 개이다. 열매는 삭과이다.

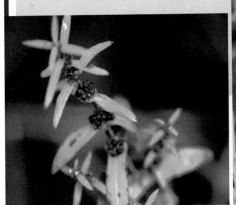

미국좀부처꽃

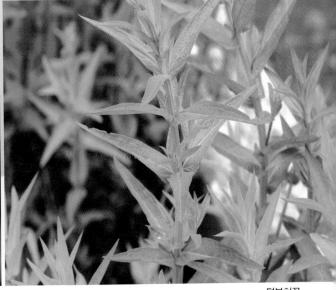

털부처꽃

여　로

Veratum nugrum L. |黎蘆|

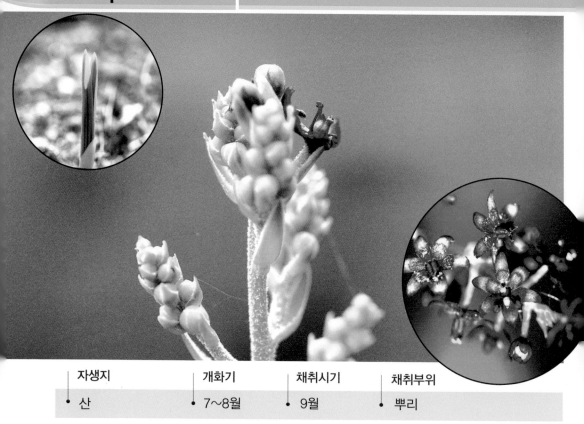

자생지	개화기	채취시기	채취부위
산	7~8월	9월	뿌리

특징

맛은 쓰고 맵고 성질은 차다. 해독, 최토, 이뇨작용을 한다.

· 생 김 새 ·

여로는 높은 산의 습지 풀밭에서 자라는 백합과의 여러해살이풀로 유독성 식물이다.

사슴이 병이 생겼을 때 먹는 약이라 하여 '녹총' 이라고도 하고, 늑막염에 신효하다 하여 '늑막풀' 이라고 하며, 뿌리 모양이 파를 닮아 '산파, 산총' 또는 '검은 노두' 라고도 한다.

여로는 줄기가 곧게 서고 높이 60cm내외이며 뿌리줄기 윗부분과 원줄기 밑부분은 엽초가 썩어 남은 섬유로 덮여 있다. 뿌리줄기는 굵고 짧으며 길이는 2~4cm, 지름이 1cm 정도이다.

줄기 기부에 4~5개의 잎이 달리고 길이 40~60cm, 폭 3~5cm로서 잎 기부는 줄기를 안으며 세로로 심하게 주름진다. 줄기 상부에는 폭이 좁은 소형의 잎이 몇 개 달린다.

꽃은 7~8월에 자줏빛 도는 붉은 꽃이 줄기 끝에 핀다. 꽃차례 길이가 15~50cm이며 가지가 갈라져 원추상을 이룬다. 꽃의 지름이 약 1cm이고 자루는 8~12mm이다.

화피조각 6개, 수술 6개, 암술 1개이고, 암술머리는 3개로 갈라져있다.

열매는 9~10월에 익는다. 생김새가 난초를 닮아 정원에 관상용으로 심기도 한다.

· 효 능 ·

채취 방법 뿌리줄기를 분말로 만들어 약용으로 쓰는데 같은 속에 속한 여러 종을 '여로'라한다. 꽃대가 올라오기 전에 뿌리나 뿌리줄기를 캐어 줄기와 잎을 없애고 씻어 볕에 말린다.

해독·이뇨작용 여로 뿌리는 혈압을 내리고 간에 쌓인 독을 풀며 소변을 잘 나오게 한다.

간, 폐에 작용 여로 뿌리에 있는 게르메린, 네리딘 등의 알칼로이드 성분이 혈압을 내린다. 여로는 알코올 중독, 두통, 복통, 간질, 황달을 고친다.

강한 최토작용 간질이나 정신병은 위벽에 끈적끈적한 가래 같은 담이 붙어 발병하는 경우가 많은데, 여로가 이러한 담을 깨끗하게 토해 내게 한다.

〈동의학 사전〉에 의하면 "여로는 약리 실험에서 물 우림액이 혈압낮춤 작용, 간 보호작용, 열물내기작용을 나타낸다는 것이 밝혀졌다. 동의 치료에서 게움약, 진통약으로 썼으나 독이 세므로 먹는 약으로는 잘 쓰지 않고 옴, 악창 등에 외용약으로 쓴다. 요즘에는 파란 여로의 물 우림액을 돌림 간염과 만성 간염에 쓰고 있다. 혈압낮춤약으로도 쓴다. 독성이 세므로 쓰는 양에 주의해야 한다." 라고 한다.

· 질병에 따라 먹는 방법 ·

옴, 악창, 비듬, 습진에 뿌리를 달인 물로 씻으면 효험이 있다.

주의 여로는 독성이 세므로 함부로 먹어서는 안 된다. 매우 적은 양을 달여서 먹거나 뿌리를 그늘에서 말려 가루 내어 알약을 만들거나 캡슐에 넣어 먹는다.

여로는 많이 먹으면 목숨을 잃게 하는 독약이지만 잘 활용하면 사람의 목숨을 구할 수 있다. 0.3~0.6g을 성인의 1회 복용량으로 잡으면 무리가 없다.

여로와 닮은 식물인 박새도 꼭 같은 용도로 약에 쓴다.

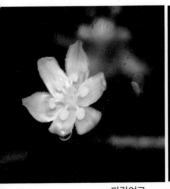
파란여로

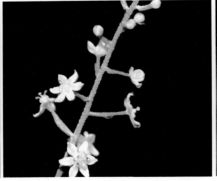
파란여로

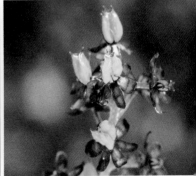
파란여로

이 속의 식물 Veratum album L.은 그리스 시대에도 살충약으로 사용되었다.
속명은 라틴어 '예언자(verator)' 에서 유래되었다.
여로에는 '참여로, 파란여로, 긴잎여로, 흰여로' 등의 여러 유사종이 있다.
흰 꽃이 피는 것을 '흰여로' 라 하는데 꽃대가 길게 나온다.
'파란여로' 와 '두메파란여로' 는 전국 고산지에서 100cm까지 자란다.
여로는 굵고 짧은 원뿌리 아래 많은 가는 뿌리가 다발로 나오며, 길고 구부러져 있다.
모양이 마치 용담 같다. 표면은 황백색이거나 회갈색이며 빽빽한 가로 주름 무늬가 있다.
원추리 뿌리가 대용품으로 이용되기도 하는데, 원추리 뿌리가 쉽게 잘라지지 않는데 비해,
여로의 뿌리는 약하여 쉽게 잘라진다.

박새와 여로는 독성이 강한 유독성식물이다. 토하게 하거나 살충한다.
박새나 여로의 새순을 산마늘이나 원추리, 비비추 등으로 혼동하여 나물로 해먹고
구토를 하거나 사망하는 사고가 발생하기도 한다.

박새(Veratrum oxysepalum Turcz.) 박새와 여로는 백합과 여로속에 속하는
여러해살이풀로 우리나라를 비롯해 일본, 만주 등지에 분포한다.
박새는 주로 깊은 산의 습지, 나무숲 밑의 그늘진 곳에서 무리지어 자란다.
뿌리줄기는 짧고 굵다. 줄기는 1m에 곧추서며, 속이 비어 있다.
잎은 어긋나고 길이 30㎝, 폭 20㎝ 내외의 달걀 모양이며, 나란한 맥이 있고, 잎집이
줄기를 감싼다. 꽃은 7~8월에 원추꽃차례로 줄기 끝에 연노랑 꽃이 달린다.
꽃은 2.5㎝ 정도이며 단성화이다. 꽃잎과 수술은 6개씩이고 암술머리는 3개이다.
열매는 삭과로서
3개로 갈라진다.

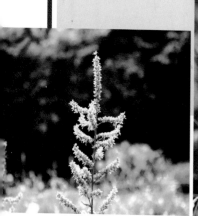

박새

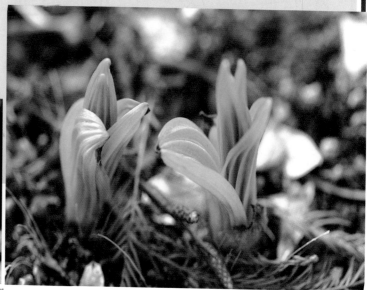

박새

유 자

Parthenocissus icuspidata (S. et Z.) Planch.

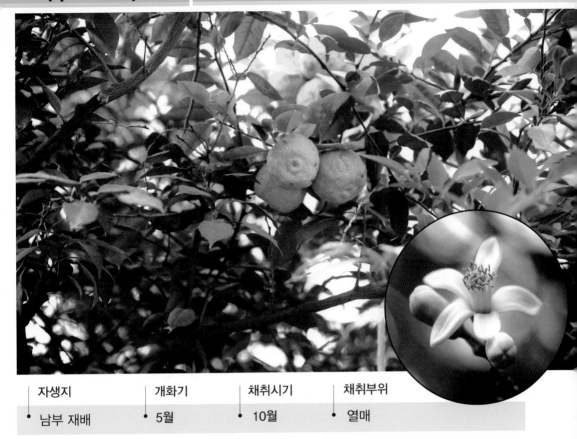

자생지	개화기	채취시기	채취부위
남부 재배	5월	10월	열매

특징

맛은 쓰고 맵고 성질은 따뜻하다. 해독, 혈액순환작용을 한다.

· 생 김 새 ·

유자는 유자나무의 열매이다.

중국이 원산으로 운향과의 상록성 활엽수이다.

높이가 4~5m 정도 자라며 가지의 군데군데 길고 뾰족한 가시가 나있다.

잎은 서로 이긋나기를 하며 생김새는 타원형이다.

유자나무의 잎 가장자리는 거의 밋밋하지만 잎자루의 넓은 날개가 있어 1장의 큰잎과 1장의 작은 잎이 잇따라 달려있는 것처럼 보인다.

꽃은 6월에 잔가지의 잎겨드랑이에 백색으로 한 송이씩 피는데 때로는 밑으로 처지면서 핀다.

다섯 장의 흰 꽃잎을 지녔고 20개 정도의 수술은 밑에서 둥글게 합쳐져서 대롱꼴을 이룬다.

겨울에 지름이 4~7cm가량 되는 열매인 유자를 맺는다.

새콤한 맛과 향기가 취할 정도로 그만이다. 한방에서는 유자가 기를 내리는 약재로 이용된다.

· 효 능 ·

채취방법 열매는 잘 익은 것을 채취하여 쓰고 껍질은 햇볕에 잘 말려 잘게 잘라서 쓴다.

열매 또는 열매 껍질 약재로 사용한다. 열매를 생으로 쓸 때는 그대로 먹거나 물로 달여서
복용한다. 껍질은 1회에 4~8g씩 200㎖의 물로 달이거나 가루로 빻아 하루 2~3회 복용한다.
헤스피리딘, 구연산, 사라산, 호박산, 펙틴, 리모넨, 테페네스, 알데하이드, 케톤, 페놀, 알콜,
에스테르, 쿠마린류 등의 성분을 함유하고 있다.

주독 제거 유자에 듬뿍 들은 구연산은 술독이나 피로를 풀고 소화액이 잘 분비되도록 한다.
『동의보감』에도 유자가 위장의 나쁜 기운을 없애고 술독을 풀며 식욕을 돋구고 소화불량을
치료해 준다는 기록이 있다.

· 질병에 따라 먹는 방법 ·

기침, 몸살,두통에 성분은 귤과 비슷하지만 비타민C가 귤보다 3배나 더 들어 있어 기침이나
몸살, 두통, 신경통, 관절염, 소화불량을 치료하고, 암을 예방하는 약으로 많이 쓰인다.

견비통, 요통, 류머티즘에 유자씨 술을 담근다.

씨를 술에 담가 두면 속에서 젤리 같은 펙틴이 나와 걸쭉한 액체가 된다.

처음 맛이 쓰나, 단맛으로 바뀌며 향기 좋은 약용술이 된다.

지방함량이 높아 식용유로서 좋은 자원이 된다.

견비통이나 요통, 신경통, 류머티즘이 있는 사람은 목욕할 때 유자 껍질을 욕탕에 넣어 사용하면
피로회복, 피부미용, 동맥경화의 예방에 효과가 있다.

유자성분에 정유(피넨, 시트랄 등)가 피부를 자극해서 혈액순환을 원활하게 한다.

유자 장국 만들기 장국에 유자 껍질을 조금 넣으면 향기가 좋아져 식욕부진에 좋다.

유자 깨된장 만들기 유자를 반으로 갈라 속을 다 빼낸다.

검은깨를 넣은 된장을 그 속에 채워 두개를 원래대로 해서 붙여 호일로 싼 후,

유자 껍질이 약간 탈 정도로 불에 굽는다.

유자 향과 맛이 스며든 깨된장을 현미밥 또는 현미를 반쯤 찧은 밥에 비벼 먹으면 소화불량과
위장병에 잘 들고, 감기에 걸리지 않는다. 물론 유자된장을 해서 먹어도 좋다.

유자 잼 만들기 껍질과 속을 이용한다. 즙은 식초로 사용하고 나머지는 끓여 잼을 만든다.

● 유자 술 담그기

① 유자 5~6개를 솔로 깨끗이 씻은 후 물기를 없애고 마른 행주로 닦는다.

② 유자 두 조각과 설탕 50g, 소주 1.8ℓ 을 병에 넣고 밀봉하여 냉암소에 보관한다.

③ 2개월 경과 후 여과하여 다시 밀봉한다. 2개월 이상 숙성시킨다.

완성된 술은 아름다운 황금색이며, 산뜻한 산미와 향기가 넘치는 달콤한 맛을 지닌다.

마시기가 약간 거북할 때는 물에 타서 벌꿀을 감미한다.

유자는 호광성 수종으로 광선을 많이 요구하므로 햇볕을 강하게 받는 양지쪽과 서북향이
막힌 바람이 불지 않는 곳이 좋으며, 토심이 깊고 배수양호한 비옥한 곳이 적지이다.
내한성이 약하여 추운 곳에서는 재배가 불가하며, 남쪽 해변가에서 재배가 가능하다.
과피에 특이한 방향성 향기가 있고, 발아가 잘 되므로 귤나무 대목용으로 사용한다.

유자꽃에는 정유가 있어 짙은 향기를 풍긴다.
열매에 정유 및 고미질이 풍부해 썰어 화채를 만들거나 꿀에 재었다가 차를 끓여 먹는다.
또 유자를 담가 향을 우려낸 꿀은 유자청이라 하여 약과 등 음식을 만드는 데 이용된다.
덜 익은 유자열매는 약재로 사용된다.
약성은 양(凉)하고 산(酸)하며, 진토(鎭吐) · 행기(行氣) · 해독(解毒)의 효능이 있다.
주로 오심(惡心) · 구토 · 소화불량 · 영류(癭瘤) · 주독(酒毒) 등에 사용한다.

귤 운향과 귤속으로 일본 원산이며 제주도에서 재배하는 상록성 작은 키나무이다.
높이는 5m정도에 잎은 어긋나며 길이 6cm의 피침형에 가죽질이며 끝이 뾰족하다.
꽃은 6월에 흰색으로 피고 향기가 짙다.
꽃받침 조각과 꽃잎은 각각 5개씩이며, 수술은 20여개이다.
열매는 10월에 5~8cm의 구형 장과가 황적색으로 익는다.
열매 겉껍질은 얇고 과육과 잘 떨어지며 윤기가 난다.
광귤나무는 가지에 가시가 있고, 잎자루에 넓은 날개가 있다. 당귤나무는 잎이 타원형이고
열매가 난형이다.

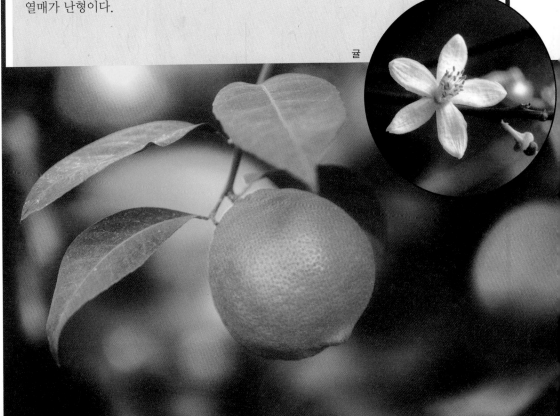

귤

자작나무

Betula platyphylla var. japonica Hara.
백화|白樺|, 보티, 백단목

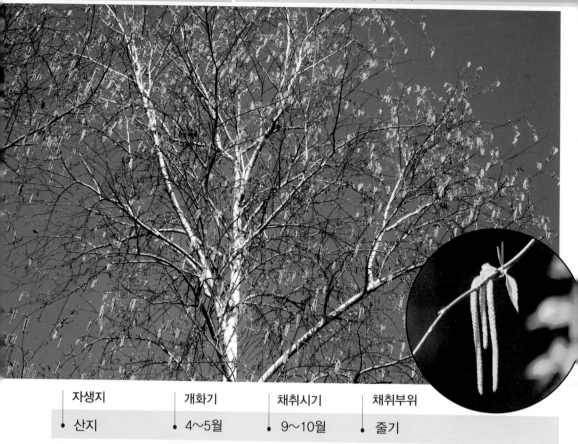

자생지	개화기	채취시기	채취부위
산지	4~5월	9~10월	줄기

특징

맛은 쓰고 성질은 차다. 해독, 항암, 이뇨작용을 한다.

· 생 김 새 ·

자작나무는 잎이 떨어지는 넓은 잎의 큰키나무이다.

여름의 고온과 겨울의 낮은 습도를 싫어하나, 추운지방 강원도 이북에서 어디서나 잘 자라며 대개 20m 정도까지 자란다.

잎은 둥그스름한 삼각형으로 가장자리에는 이빨 모양의 큰 톱니가 있으며 잎맥은 6~8쌍 이다.

암수한나무로서 꽃은 봄에 피고 수꽃은 이삭처럼 아래로 쳐지며 황갈색이 난다.

암꽃은 손가락 굵기 만하며 곧게 서며 열매는 가을에 꽃대 모양으로 익는다.

종자 양쪽에 종자보다 넓은 날개가 있다. 러시아에서는 자작나무를 거의 만병통치약으로 쓴다.

감기, 기침, 기관지염 등에 자작나무 달인 물을 먹기도 하고 자작나무 달인 물로 목욕을 하기도 하며 한증탕의 재료로 쓰기도 한다.

러시아나 핀란드 등 자작나무가 흔한 지방의 사람들은 이 나무를 민간약으로 제일 흔하게 쓴다.

· 효 능 ·

해독 · 이뇨작용 해독 작용도 탁월하고 염증을 없애는 효과가 상당히 강하다. 이뇨작용도
있어서 신장염이나 부종을 고친다.
항암 · 담즙제거 작용 자작나무 껍질은 유방암, 위암 등에 약재로도 중요하게 쓴다.
간경에 작용하며 열을 내리고 습을 없애며 기침을 멈추고 담을 삭이는 작용이 있다.

· 질병에 따라 먹는 방법 ·

나무 껍질 한의학과 민간에서는 백화피, 화피 등으로 불리며,
황달, 설사, 신장염, 폐결핵, 위염, 갖가지 옹종 등의 치료에 이용해 왔다.
나무 껍질을 20~40g쯤을 물 한 되에 넣고 반 되가 될 때까지 달여 하루 세번으로 나누어 먹는다.
뿌리 황달, 지방간, 간경화 등 간질환 치료에 쓴다.
간장의 해독을 풀고 기능을 회복시키는데 좋은 약으로 눈을 밝게 하는 데에도 효력이 있다.
버섯 종양에 효과가 있다.
유방암, 위암, 백혈병, 자궁암, 폐암 등 갖가지 암에는 자작나무에 붙어사는 버섯을 달여서
먹거나 가루 내어 알약을 지어 먹는다.
수액 고로쇠나무 수액과 마찬가지로 곡우 무렵 나무에 구멍을 뚫어 수액을 받아 마신다.
신경통, 류머티스 관절염, 소화불량 등에 효험이 있으며 오래 마시면 무병장수한다고 한다.

사스래나무

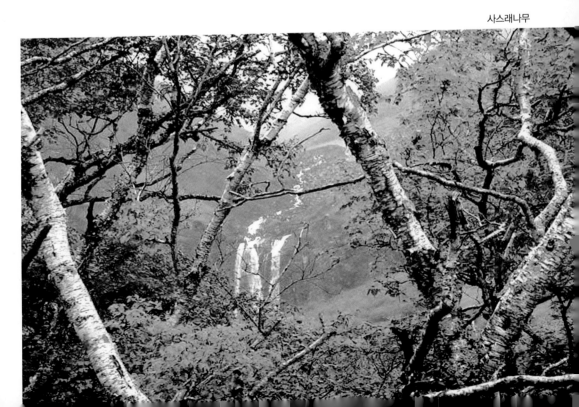

자작나무과(Betulaceae)는 6속을 거느리며 나무껍질이 하얀 것이 공통이다.
견과를 맺는 갈잎나무이거나 떨기나무이다. 약 130종이 있다.
대다수가 온화한 북반구에 서식하나 몇 종은 남아에리카 안데스에 서식한다.
한국에는 사스래나무 · 박달나무 · 오리나무 · 개박달나무 등 5속 23종이 분포한다
자작나무는 단단하고 결이 고으며 벌레도 잘 안 먹으며, 나무가 잘 썩지 않고 오래간다.
나무 속도 황백색으로 깨끗하고 균일하다. 가로수나 정원수, 풍치수, 공원 조경용수로
이용되며 목재는 민예품, 농기구재, 조각재로 사용되고 수피는 지붕을 덮기도 한다.

사스래나무 낙엽이 지는 활엽교목 또는 관목으로, 껍질에 은백색이 강하다.
단순한 모양의 잎이 어긋나며 톱니가 불규칙하고 잎맥이 7~11쌍이며, 턱잎이 있다.
꽃은 단성화이면서 암수한그루인데, 수꽃은 늘어진 꼬리 모양의 꽃차례를 이루며,
암꽃은 늘어지거나 또는 곧게 선 솔방울 모양의 꽃차례를 이룬다. 이러한 암꽃 · 수꽃들은
다시 작은 기산꽃차례를 이루고 나선 모양으로 배열되어 있다.
기산꽃차례는 대부분 포엽, 제1 작은포엽, 제2 작은포엽 및 3개의 꽃으로 이루어져 있다.

개박달나무 경기, 강원 이북의 표고 200~2000m 산에 자생하는 낙엽 활엽 교목이다.
줄기가 곧고 굵으며, 나무껍질은 회색이다.
높이 5m에 잎은 어긋나기 계란형에 길이 4cm, 폭3cm에 뒷면에 맥을 따라 털이 있다.

물박달나무 몽고, 중국, 한반도 백두대간에 자생하는 낙엽 활엽 교목이다.
높이 20m에 이르며 잎은 어긋나기 계란형이며 길이 3~8cm, 폭 3~5cm에 표면에 맥을
따라 털이 있고, 뒷면에는 지점이 많고 맥위에 잔털이 있다. 꽃은 5월에 갈색으로 핀다..

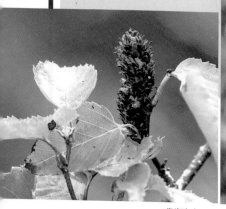

개박달나무

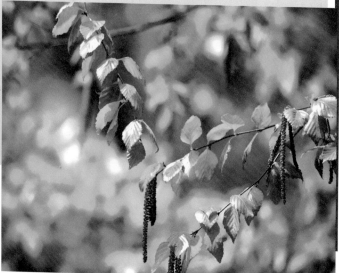

물박달나무

오리나무

Alnus japonica(Thunberg) Steudel
유리목|楡里木|, 적양|赤楊|, 다조|茶條|

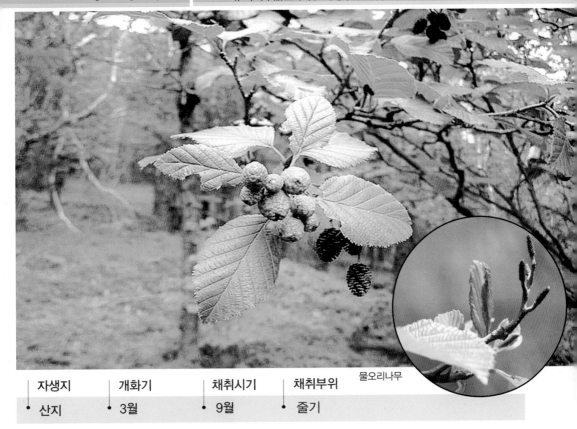

물오리나무

자생지	개화기	채취시기	채취부위
산지	3월	9월	줄기

특징
맛은 쓰고 떫고 성질은 서늘하다.   해독, 해열작용을 한다.

· 생김새 ·

오리나무는 자작나무과에 딸린 낙엽이지만 키가 25m까지 습지에서 잘 자라는 큰키나무이다.
'유리목, 적양, 다조' 로도 불린다.
나무껍질은 흑갈색이며 세로로 잘게 갈라져 비늘 모양이 된다. 작은 가지에는 피목이 뚜렷하다.
잎은 양면에 광택이 있는 길이 6~12cm의 긴 타원형으로 가장자리에 톱니가 있다.
암수한나무로 봄에 꽃이 피어 가을에 손가락마디 정도의 작은 솔방울 같은 열매가 10월에 생겨
이듬해까지 달려 있다.
꽃은 잎이 나기 전 3월에 달린다.
수꽃 화서가 가지 끝에 축 늘어져 달리며, 그 주변에 2개로 갈라진 붉은색 암술머리를 가진 아주
작은 암꽃이 2cm의 긴 난형으로 2개씩 곧게 서서 달린다.
뿌리에 질소 고정 박테리아가 공생해 어느 곳에서나 잘 자라 녹화용으로 많이 심었다.
용도가 다양한데 목재는 가구재로, 수피는 염료로, 열매는 강장제로 약용한다.

· 효 능 ·

채취 방법 오리나무는 봄이나 여름철에 껍질을 벗겨 그늘에서 말려 두었다가 약으로 쓴다.

해독, 해열 작용 민간에는 오리나무로 술을 담그면 술이 물이 된다는 얘기가 전해오는데 실제로 오리나무를 술에 오랫동안 담가두면 술이 묽어진다.

술이 화기를 많이 품고 있는 반면에 오리나무는 화기를 진정시키는 효력이 있어서 술의 독성이 완화되는 것이다.

· 질병에 따라 먹는 방법 ·

주독 제거 술을 마셔 간이 나빠지면, 오리나무 껍질을 달여서 먹으면 술독이 금방 풀린다.

하루 1냥(37.5g)쯤을 물 2되에 넣고 물이 반이 되도록 달여 그 물을 한 잔씩 수시로 마신다.

만성 간염이나 간경화증에 하루에 100~150g씩 좀 많은 양을 복용하는 것이 좋다.

오리나무만을 단방으로 써도 좋지만 조릿대 잎, 동맥(겨울을 지난 어린 보릿잎),

도토리 등을 더하여 쓰면 효과가 더욱 빠르다.

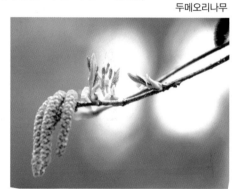

두메오리나무

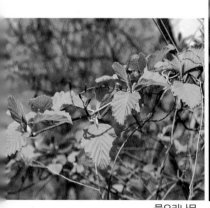

물오리나무

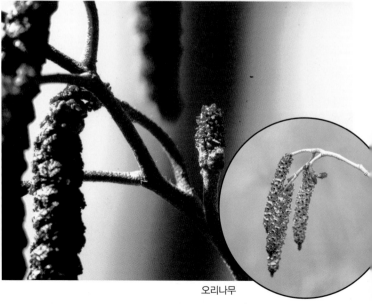

오리나무

오리나무속은 북반구의 온화한 지역과 남아메리카의 안데스 산맥을 따라 30종이 있다.
오리나무속의 꽃은 축이 가늘고 길며, 암꽃이나 수꽃이 여러 개 조밀하게 모여 동물의
꼬리같이 보이는 꽃차례인 유이화서이다.
암꽃은 목질로 성숙후 바스라지지 않고 구과식물의 솔방울처럼 열매를 맺어 씨를 퍼트린다.
오리나무속 식물은 질소를 토양에 고정시키는 박테리아와 공생하며 토양을 비옥하게 한다.

물오리나무 산오리, 산적양, 색적양이라고도 하며, 중부이북 산의 냇가 근처에서 자란다.
수피는 회갈색이며 갸름한 오리나무 잎과는 달리 매끈하다.
물오리의 잎은 크고 넓은 난형으로 8~14cm나 된다.
수꽃은 2~4개씩 달리고 암꽃은 수꽃 밑에 3~5개씩 달린다.

사방오리나무 원산지가 일본이며 작은 교목으로 높이 7m, 지름 30 cm정도로 매끈하게
자라고 관목처럼 가지가 갈라져 나온다. 수피가 회갈색이고 잎은 길쭉하다.
꽃은 3월에 가지 끝에 3~6개씩 밑으로 처지며 원주형으로 많이 달린다.

두메오리나무 낙엽 활엽 소교목으로 내한성, 내건성, 대기오염에 강하다.
일본 북해도, 시베리아, 설악산 이북의 표고100~2200m에 자생한다.
크기는 5~10m에 지름 30 cm이며 줄기는 곧고 수관은 좁으며 나무 껍질은 암갈색이다.
잎은 어긋나며 심장형에 길이 8cm, 폭 5cm이고, 털이 없으며 측맥은 10~12쌍이다.
꽃은 4~5월에 암수한그루로 피고, 수꽃화서는 황갈색으로 가지 끝에 달리며, 암꽃화서는
자갈색으로 3~5개의 암꽃이 총상으로 달린다. 나무 껍질과 열매에서 염료를 추출한다.

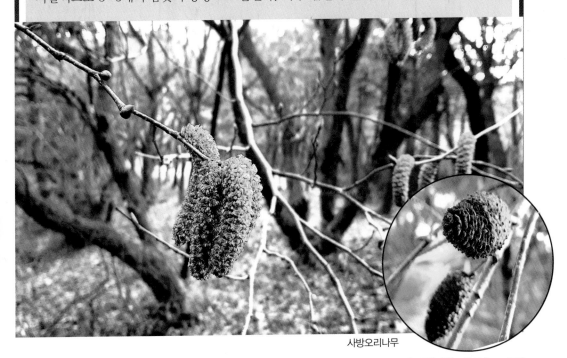

사방오리나무

헛개나무

Hovenia dulcis Thunb. 지구자 | 枳椇子 |

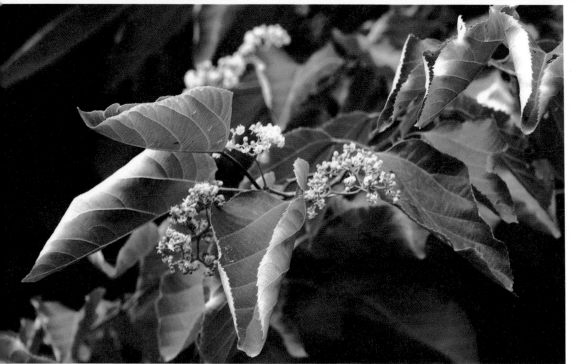

자생지	개화기	채취시기	채취부위
산지	6~7월	10~11월	열매

특징

맛은 달고 성질은 차다. 해독, 항암작용을 한다.

• 생 김 새 •

갈매나무과에 속하는 낙엽이 지는 큰키나무로 우리나라의 중부이남에 자생한다.

지방에 따라 ' 다양하게 '헛개나무' '호깨나무(영남), 호리깨나무(전북), 볼게나무(울릉도)'
와 같은 여러 이름으로 불린다.

열매가 돌과 같이 단단하고 희다고 하여 '백석목' 이라고 한다.

높이는 15m 정도이며 지름은 1m정도 자란다.

잎은 어긋나며 넓은 달걀형이다. 3맥이 뚜렷하고 가장자리에 둔한 톱니가 있다.

뒷면은 연한 녹색이며 잎의 길이가 10~20cm이다.

꽃은 취산화서로 6~7월에 잎겨드랑이 또는 가지 끝에 붙고 흰색이다.

꽃받침은 5갈래로서 꽃잎은 5장으로 꽃받침보다 약간 길고 비틀린다.

열매는 10~11월에 익는데 둥글고 갈색이다. 열매는 익으면 대궁이 커지면서 울퉁불퉁한 갈색의
육질로 변해서 산호 모양이 되며 맛이 달콤하다.

290

· 효 능 ·

채취 방법 동의학사전에 따르면 가을에 열매를 꼭지째로 따서 말린다.

해독, 항암작용 헛개나무 열매에서 추출한 활성화학 물질이 숙취해소, 알코올성 간염, 지방간, 간경화, 혈압조절, 혈당강하, 간 해독에 탁월한 효과가 있으며 항암효과도 있다.

최근 연구에서도 간암, 유방암, 위암에 최고 90%의 암세포 박멸효과가 있는 것으로 밝혀졌다.

간 질환 치료제 호깨나무는 알코올 중독, 술로 인한 지방간, 황달, 간경화 등 간 질환과 술로 인해 대장, 위, 뇌 등 온갖 장 부위가 망가졌을 때 큰 효험이 있다.

지구자(종자) 번열, 주초, 구취, 구토, 대소변 불리를 다스리고 류머티즘에 의한 마비를 치료한다.

지구근(뿌리) 몸이 약해서 피를 토하거나, 류머티즘에 의한 근골통을 치료.

지구목피(수피) 오취를 다스리고 오장을 조화시키는 효능. 활혈, 서근작용을 한다.

지구목즙(액즙) 액취를 다스린다.

지구엽(잎) 사산으로 태아가 나오지 않을 때에는 지구엽 14개와 술, 물 각각 1잔을 8분 달여서 복용한다. 구토를 멈추게 하고 주독을 치료한다.

《성혜방》에 "술은 성질이 독한데 술독이 잘 없어지지 않으면 답답하여 날뛰게 된다. 술 중독을 치료하려면 호깨나무 줄기 썬 것 1냥(37.5g)을 큰 잔으로 물 한 잔에 넣고 절반이 되게 달여 찌꺼기는 버리고 따뜻하게 하여 먹으면 그 효력의 빠르기가 번개와 같다." 《당본초》에 "호깨나무는 기미가 달고 독이 없다. 두풍과 소복통을 다스리고 술독을 푼다. 나무껍질은 다섯 가지 치질을 다스리고 오장을 조화한다."

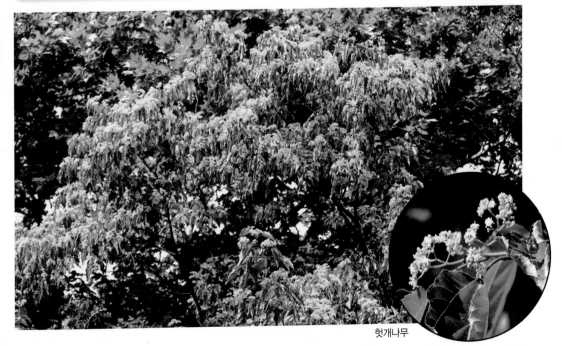

헛개나무

세종대왕의 왕명으로 편찬된 '의방유취' 에
마산지방의 계영신이라는 사람이 갑자기 소갈병에 걸려 온갖 약을 다 썼으나 효험이
없어 곧 죽게 되었는데 장립덕이라는 의원이 처방해 준 헛개나무 열매 달인 물을 먹고 곧
나았다는 기록이 있다.
벌나무(헛개나무)는 맛이 담백하고 약성이 따뜻한 청혈제이며 이수제이다.
간의 온도를 정상적으로 회복시켜 줄뿐만 아니라 수분배설이 잘되게하므로 간의 제난 치병
치료에 주장약으로 쓰이는 것이다.
잎과 줄기, 가지, 뿌리는 숙취해소에 효과가 있고, 간기능을 보호하고 손상된 간을 회복하는
효과는 열매에만 있다 라고 기록된다.

태양인 이제마 저서에 중풍에 걸린 남자가 있었는데 약을 써도 중풍은 더 심해져,
어느 날 간에 좋은 약을 쓰니 소화기계통을 원활하게 하여 오장의 부담을 덜어주고 혈액과
호르몬 신경계통을 편안하게 하여 눈이 맑아지고 귀가 트이더라 하였더라.
헛개나무 추출한 활성 물질은 숙취해소, 간염, 지방간 해독에 탁월한 효과가 있다.
최근 연구에서 간암, 유방암, 위암에 최고 90%의 암세포 박멸효과가 있는 것으로 밝혀졌고,
70% ~ 80%의 알코올 분해 효과가 있는 것으로 분석 되었다.
.

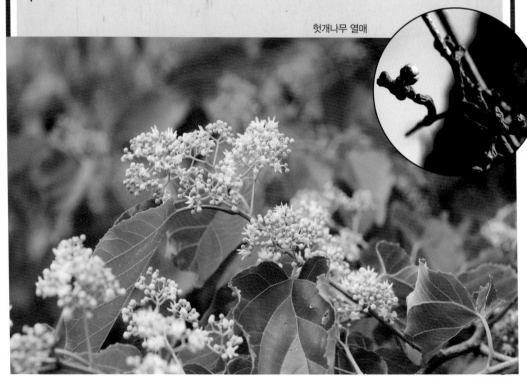

헛개나무 열매

헛개나무

주 목
Taxus cuspidata S. et Z.

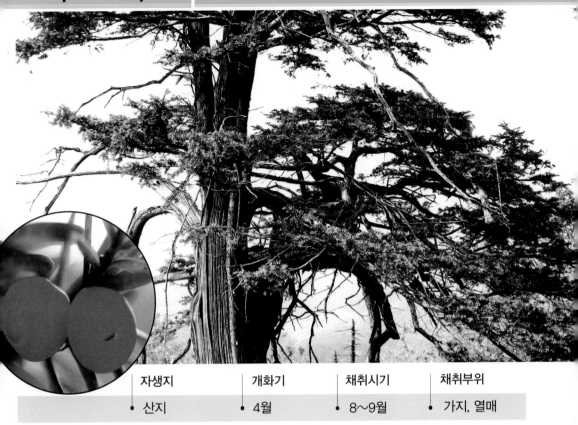

자생지	개화기	채취시기	채취부위
산지	4월	8~9월	가지, 열매

특징

맛은 달고 쓰며 성질은 서늘하다. 해독, 이뇨작용을 한다.

· 생 김 새 ·

주목은 해발 1000m가 넘는 높은 산에서 자라는 늘 푸른 바늘잎의 큰키나무이다.

어린 가지는 녹색이지만 가을에 점차 홍갈색으로 변하고, 자라면 물감을 뽑아 쓸 만큼 붉다.

속명은 라틴어의 '붉은 나무' 란 뜻이며 종명은 '갑자기 뾰족해진다' 란 뜻이다.

높이가 10m정도까지 자라며, 껍질은 적갈색이며 세로로 갈라지며 줄기 지름은 1m 정도 자란다.

잎은 납작하고 짧으며 두 줄로 어긋나 달리는데 끝이 뾰족하다. 잎의 표면은 진한 녹색인 반면 뒷면은 두 줄의 연한 황색 줄이 있다. 주맥의 양측은 도드라지고 잎은 2~3년에 한번씩 간다.

암수딴그루로 꽃은 봄에 연황색으로 핀다. 수꽃은 가지 끝이나 잎 사이에서 여섯 장의 비늘 조각으로 덮여있고 그 안에 8~10개의 수술과 10개의 비늘 조각으로 싸여있다.

주목은 겉씨식물이며 구과식물에 속하지만 솔방울은 만들지 않는다. 암나무에 가지에 비늘 조각으로 쌓인 배주가 달린다. 씨로 잘 발달된 배주는 배병이라는 자루에 달리며 씨가 익어가면서 배병이 발달해 씨의 아랫도리를 감싸서 겉껍질을 만드는데 이것을 '가종피' 라 한다.

· 효 능 ·

채취 방법 가지와 잎은 어느 때 채취해도 가능하나, 가을철에 채취하여 그늘에서 말려 쓴다.

혈압낮춤, 호흡흥분작용 민간에서는 잎을 혈압을 낮추고 통경, 이뇨, 당뇨병약으로 쓴다.

· 질병에 따라 먹는 방법 ·

기침, 신경통에 『동의학사전』에는 주목의 줄기와 굵은 가지에서 껍질을 벗겨, 겉은 버리고 속만 햇볕에 말린 후에 기침, 신경통에 쓴다. 하루에 9~12g을 달여 먹는다고 했다.

주목나무 발효액 만들기

가지치기 한 잎과 가지도 활용하여 잘게 잘라 씻은 후 물기를 빼고 동량의 흑설탕과 섞는다. 2~3개월 지나면 즙이 나오고 1년 정도 지나면 걸른다. 중간에 열매가 열리면 같이 넣고 발효한다. 걸러낸 잎은 물을 붓고 끓인 후 식혜 음료로 사용해도 좋다.

주의 식물에 독성이 있어, 발효액은 소량씩 짧게 먹고 종자는 먹지 말아야 한다.

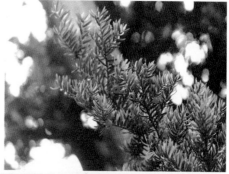

주목 열매

주목나무 술 담그기

약용으로는 가지, 잎, 열매를 사용한다.

과실 600g, 설탕 100g, 소주 1.8ℓ 를 붓고 밀봉한다.

3개월 이상 숙성하여 내용물은 건지지 말고 그대로 둔다. 담홍색에서 물엿 빛으로 변화된다.

주목나무술은 옛부터 이뇨, 신장병 약으로 이용했다.

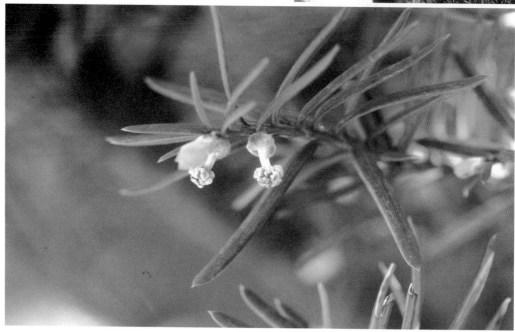

주목과는 관목 또는 교목으로 가지를 많이 친다.

추운지역에서 자라는 극단적인 음수이기에 잎이 진해 햇볕을 효과적으로 흡수할 수 있다.

잎은 어긋나며, 때로는 2열로 배열되어 선형, 침형, 또는선상 피침형을 이룬다.

암수딴그루이며 수꽃은 공(毬花) 모양으로 보통 잎겨드랑이에 1송이씩 붙고, 수술은 방패모양으로 4~9개의 약실이 있고, 암꽃은 잎이 붙어 있는 자리에서 작게 난다.

밑씨는 줄기의 맨 끝에 나고 씨는 육질의 가종피에 싸여있으며 자엽은 2개이다.

비슷한 종류로 잎의 나비가 3~4.5mm인 것을 회솔나무, 옆으로 기며 가지에서 뿌리가 발달하여 눈잣나무처럼 되는 설악산 눈주목이 있다.

황금눈주목 키가 작고 아담하게 눕는다하여 눈주목이라 한다. 내한성이 강해 겨울철에도 잘 견딘다. 밝은 그늘을 좋아하고 삽목으로 번식한다.

잎에 황금색 무늬가 들어 있다. 황금눈주목은 햇볕을 보지 못하거너 비옥한 땅이면 초록색을 지니다 햇볕을 보면 황금색으로 변한다. 꽃은 여름에 피나, 눈에 잘 띄지 않는다

회솔나무 울릉도에만 분포하는 회솔나무(Taxus cuspidata var. latifolia)의 분류학적 위치는 근연종인 주목(T. cuspidata var. cuspidata), 설악눈주목(T. caespitosa) 등

4분류군을 대상으로 형태학 및 DNA 연구를 바탕으로 회솔나무는 여러 학자들에 의해 주목의 이명으로 처리되거나 주목의 변종으로 처리되었다.

심층 연구결과 회솔나무는 **근연종**의 변종인 T. cuspidata var. latifolia로 인정하고 있다.

회솔나무는 외부형태학적으로 근연종에 비해 원줄기는 곧고, 잎의 길이와 폭은 1.4배 이상 길고 종자는 가종피 바깥으로 돌출되는 특징으로 뚜렷이 구별되었다.

황금눈주목

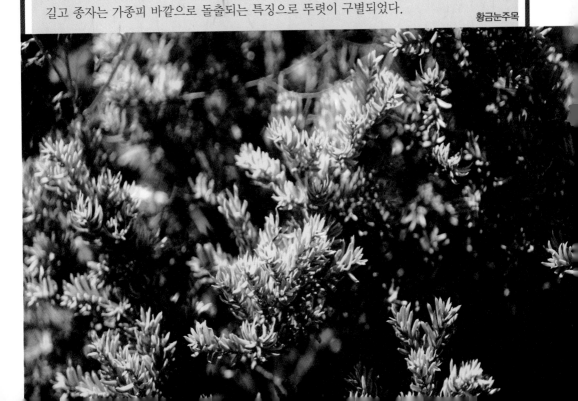

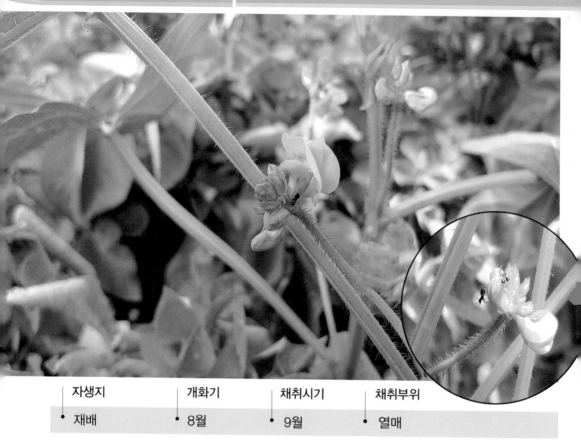

녹 두

Phaseolus radiatus L.

자생지	개화기	채취시기	채취부위
재배	8월	9월	열매

특징

맛은 달고 성질은 차며. 백 가지 독을 푼다. 소종, 청열, 해갈, 이뇨, 해독, 건위작용을 한다

• 생 김 새 •

녹두는 팥과 비슷한데 콩과에 속하는 일년생 초본으로 안두(安豆)·길두(吉豆)라고도 한다.

인도가 원산지로서 중국을 거쳐 우리나라에 들어왔다. 빛깔이 이름처럼 고운 초록색이다.

줄기의 길이는 60~80cm이며 몇 줄의 종맥(縱脈)이 있고,

표면에는 거친 담갈색 털이 나 있다.

잎은 어긋나고 한 꼭지에 3개씩 나고 소엽은 넓은 계란꼴 또는 난상 피침형으로 끝이 뾰족하다.

8월에 노란꽃이 피고 잎겨드랑이에서 꽃자루가 나와 총상화서로 달리고

이곳에 8~15개의 노란 꽃송이가 달린다.

열매는 9월에 5~6cm의 둥글고 가는 긴 꼬투리로 되어있는데 익으면 검어지고 그 안에 녹색의

작은 씨가 들어있다. 꼬투리 안에는 길이 4~6mm에 10~15개의 녹색 또는 갈색씨가 들어있다.

씨를 키워 뿌리가 내리면 숙주나물로 먹기도 한다.

· 효 능 ·

녹두는 단백질을 구성하는 아미노산으로는 로이신, 라이신, 발린 등의 필수 아미노산이
풍부하나 메치오닌과 트립토판, 시스틴 등은 적은 것이 결점이다.

불포화 지방산인 리놀산과 리놀레인산이 주성분이기에 질이 매우 우수한 편이다.

효소로는 뉴클레아제, 우레아제, 아밀라제 등이 있어 소화성도 좋다.

녹두는 피로회복제 입안이 마르고 헐었을 때 효과가 있다. 눈을 맑게 하고 위를 이롭게 한다.

계절적인 질병과 약 중독도 치료할 수 있다. 식사로서도 유익하고 약용으로도 통용된다.

각종 피부질환 치료제 녹두는 땀이나 여드름 등에 좋은 식품이다. 땀띠나 여드름으로 고민시,
녹두를 갈아 미지근한 물에 풀어 잠자기 전 세안 후 얼굴에 골고루 바르면 효과적이다.

> 『식료본초』에 "녹두는 원기를 돋구어 주고 오장을 조화시켜 주며 정신을 안정시킨다."
> 『본초비요』에 "녹두는 열을 없애고 독을 풀어주며 소변을 이롭게 한다.
> 설사와 소갈에도 좋다." 고 되어 있다."
> 『천금식치』에도 "녹두는 몸 안의 열을 다스리고 설사를 그치게 하며 복수에도 효과가
> 있다." 고 되어있다.

· 질병에 따라 먹는 방법 ·

소아의 단독에 피부 발적, 종창이 보이고 유주성이 있을 경우에는 녹두가루 20g, 대황가루
4g, 황련가루 4g, 빙편 1g을 환부와 그 주위에 바른다.

소아의 유행성 이하선염에 청대 8g, 빙편 가루 2g, 녹두가루 8g을 매일 5회에 나눠 귀밑의
국부에 바르고 따로 황련, 황금, 판람근, 금은화, 연교를 내복한다.

증상이 없어진 후에도 녹두에 박하와 설탕을 조금 가미해 열흘 동안 계속 복용한다.

농약을 먹었다면 농약에 오염된 식품을 섭취해서 의식이 불명하고, 잘 토하지 못할때,
녹두가루 1근에 소금 80g을 잘 혼합해서 끓여 약간 식혀 여러 번 복용한다.

심한 화상에 녹두가루 80g에 빙편 4g, 백급가루 4g을 첨가하여 계란 흰자위로 반죽해 환부에
바르면 감염, 화농을 막는 효과가 있다. 동시에 〈녹두탕〉을 복용한다.

부자나 파두를 많이 먹어 부작용이 따르면 녹두를 껍질 채로 빻은 가루를 여러 번 복용하면 좋다.

녹두건강 음료 만들기

녹두를 물에 넣어 뭉근한 불 위에 얹어 놓고 녹두가 다 풀어질 때 까지 삶는다.

삶은 다음 자루 같은 것에 넣고 짜면 녹두 물이 나온다. 꿀을 넣어 먹거나 약간의 박하를 넣어
냉장고에 보관해 두고 수시로 마시면 건강음료로 아주 좋다.

주의 녹두는 몸을 차게 하는 힘이 강하기 때문에 해열, 고혈압, 숙취에는 매우 좋지만,
혈압이 낮은 사람이나 냉증이 있는 사람은 피하는 것이 좋다.

녹두

우리 나라와 중국, 일본·이란에서 재배되고 있으며, 우리 나라에서는 부소산성(扶蘇山城)내의 백제 군창지에서 출토된 바 청동기시대에 재배가 시작된 것으로 추측된다.

파종 가능한 기간이 길어, 봄녹두는 4월 중순에, 그루녹두는 6월 하순에 파종한다.

녹두는 나물로 기르면 성분이 달라진다. 비타민A는 2배, 비타민D는 30배, 비타민C는 40배 증가한다.

녹두의 전분으로 만든 묵을 청포(淸泡)라고 하며, 청포에 채소·육류를 섞어 식초나 기름에 무친 것을 탕평채라 한다. 또 녹두를 물에 불려 찧은 다음 포대에 넣어 거른 즙을 붉게 착색하여 졸인 뒤 길게 썰어 꿀을 섞은 것을 창면이라고 한다.

『동국세시기』에 녹두가루를 반죽하여 익혀 가늘게 썰어 오미자(五味子)국에 띄우고 꿀을 섞어 잣을 곁들인 것을 화면(花麵)이라 하고, 녹두로 국수를 만들어 붉은색 물을 들인 뒤 꿀물에 띄운 것을 수면(水麵)이라고 하여, 삼월 삼짇날의 시절음식으로 쓴다고 하였다.

강낭콩 콩과의 한해살이풀로 강남두라고도 하며, 높이 50cm에 전체 잔털이 있다.

덩굴성 줄기의 덩굴강낭콩과 곧추선 왜성으로 구분한다. 잎은 길이 10cm에 삼출복엽이다.

꽃은 7~8월에 총상화서에 자주색, 백색, 홍색으로 피고 꽃잎은 나비 모양이다.

열매는 좀 납작하고 구부러진 원통형 꼬투리 형태이며, 길이 10~20cm이고 안에 씨가 여러개 있다. 씨는 품종에 따라 붉은색, 검은색, 붉은 바탕에 흰색 등 다양하다

강낭콩

제11장
염증을 없애는 산야초

● ○ ○ ■ ■ □

떡쑥의 속명은 그리스어 '한뭉치의 양털' 에서 나온 말이고,
전체가 하얀 털로 덮여 흰 빛이 돈다.
떡쑥은 어린 싹을 쑥처럼 떡을 만드는데 이용했기 때문에
'떡쑥' 이란 이름이 생겼다.

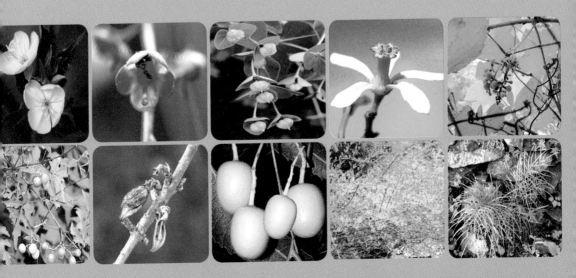

달맞이꽃

Oenothera ododrata jacq 월견초 |月見草|

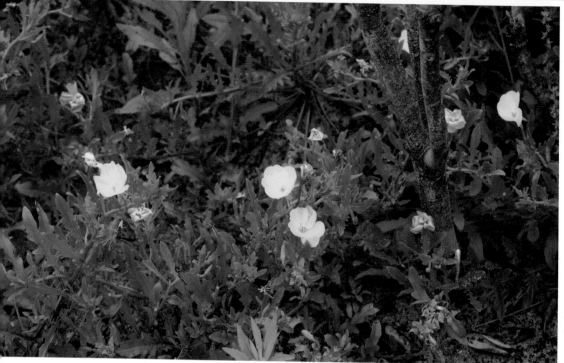

자생지	개화기	채취시기	채취부위
들	7월	8월	전초

특징

성질은 따뜻하고 맛은 맵다. 해열, 소염작용을 한다.

· 생 김 새 ·

달맞이꽃은 바늘꽃과의 두해살이풀로 남미원산이며 전국의 강둑, 들에서 흔하게 자란다.

달이 뜨는 저녁에 꽃을 피워 달을 보고 진다고하여 달맞이꽃 또는 월견초(月見草)라고 부른다.

금달맞이꽃, 향채소초, 야래향으로 불리기도 하고 해방 무렵 들어와서 해방초라고도 한다.

줄기는 30~100cm이고 굵고 곧은 뿌리에서 여러 대가 나와 곧게 자란다.

근생엽은 꽃방석같이 퍼지며 경생엽은 서로 어긋나고 선상 피침형으로 끝이 뾰족하며 밑 부분이 직접 원줄기에 달리고 가장자리에 얕은 톱니가 있다.

꽃은 노란색으로 잎겨드랑이에 한 송이씩 붙고 저녁때 피었다가 아침에 조금 붉은 빛을 띠며 시든다. 꽃받침은 4장으로 2장씩 합쳐 있고 꽃이 피면 뒤로 젖혀진다.

꽃잎은 4장이며 끝이 갈라진다. 수술은 8개이며 암술대는 4갈래진다.

원추형 씨방은 털이 있으며 열매는 9월에 삭과로 4갈래로 열리고, 씨는 젖으면 점액이 생긴다.

· 효 능 ·

채취 방법 봄에서 여름동안 전초를 채취하여 햇볕에 말려 쓰고 가을에 뿌리를 채취하여 말린 후 그대로 썰어서 사용한다.

불포화지방산의 보고 인간의 몸속에는 여러가지 불포화 지방산이 있는데 그중 하나가 감마리놀렌산이다. 이것은 체내에서 합성이 불가능한 불포화 지방산으로 외부로부터 섭취한다. 천연에서 대표적인 것이 '달맞이꽃' 이다.

달맞이꽃 종자 씨를 짜서 기름을 약용한다. 종자는 작아 1000알 양의 무게가 2g밖에 안 된다. 달맞이꽃 종자는 기름 함량이 22%로 보리지(borage)오일과 함께 감마리놀렌산이 풍부하다. 종자의 가장 중요한 성분은 리놀렌산과 특히 그 유도체인 감마리놀렌산등과 같은 필수 오메가 6 지방산을 포함하는 비휘발성 오일들이다.

· 질병에 따라 먹는 방법 ·

월경전증후군 및 유방통, 습진, 관절통에 한방에서는 월경전증후군, 유방통, 고혈압, 감기, 신장염, 인후염, 해열 등에 다른 약재와 함께 처방하여 쓰고 있다.

달맞이 꽃차 만들기

달맞이꽃은 이른 아침에 따서 그늘에서 약 7일간 말린다.
말린 달맞이꽃 2~3송이를 찻잔에 넣고 80~90℃의 물을 부어 우려내어 마신다.

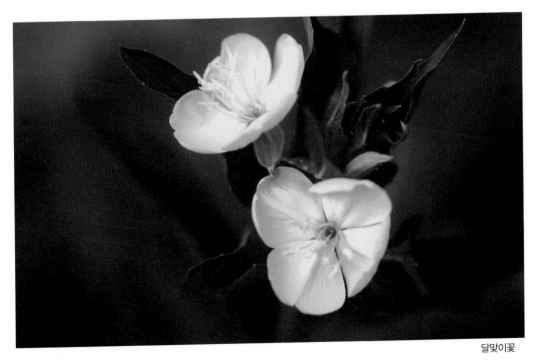

달맞이꽃

달맞이꽃이 저녁에 꽃을 피우는 것은 꽃가루받이와 관련이 있다.
비교적 경쟁자가 없는 저녁 시간에 꽃을 피워 능률적으로 꽃가루받이를 하려는 의도이다.
저녁이 되면 향기를 피워 곤충들을 유혹한다. 어두운 밤이지만 곤충의 눈에 잘 뜨일 수
있도록 꽃의 색깔도 노란색으로 치장했다.
씨앗이 떨어지면 뿌리 근처에 방석모양의 잎들을 둥글게 펼치고 땅바닥에 바싹 붙인 채
겨울을 보낸다. 이 모습이 마치 장미꽃을 닮아 '로제트식물' 이라는 별명을 얻었다.
그리고 봄이 되면 달맞이꽃 원래의 모습으로 자라나 꽃을 피운다.

달맞이꽃 말고도 우리나라에는 몇 종류의 달맞이꽃이 더 자란다.
달맞이꽃 보다 꽃이 서너 배쯤 크게 피는 북아메리카 원산의 큰달맞이꽃이 있다.
그리고 제주도에 피는 것으로 바닷가 모래땅이나 해안가 가까운 곳에 자라며 달맞이꽃 보다
작은 애기달맞이꽃과 잎이 길쭉한 긴잎달맞이꽃도 있다.

낮달맞이꽃 남미 칠레, 멕시코가 원산으로 한두해살이풀이다.
달맞이꽃과 다르게 5~7월에 꽃이 아침에 피어서 저녁에 오므라든다.
분홍낮달맞이꽃, 황금낮달맞이꽃 두종류가 있는데.
꽃은 똑같으나 분홍달맞이꽃은 잎겨드랑이에 한송이씩 화사한 분홍색으로 피고,
황금달맞이꽃은 줄기 끝에 꽃망울이 모여 황금색(진한노란색)으로 핀다.

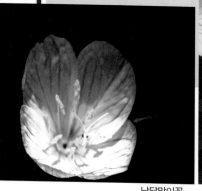

낮달맞이꽃

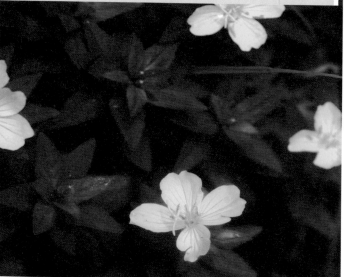

황금낮달맞이꽃

등대풀

Euphorbia heliscopia L. 택칠|澤漆|, 오풍초

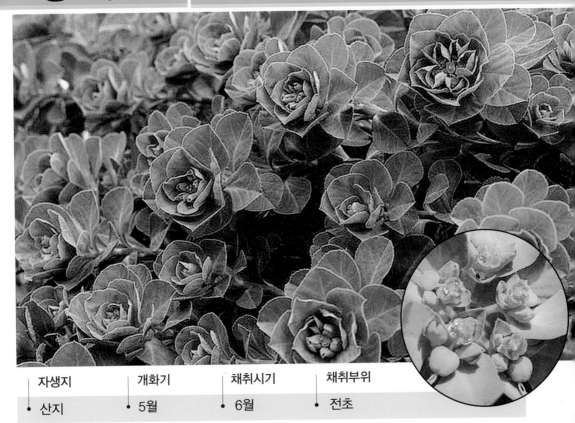

자생지	개화기	채취시기	채취부위
산지	5월	6월	전초

특징

성질은 차며 맛은 맵고 쓰다. 이뇨, 거담, 해독, 소종작용을 한다.

· 생 김 새 ·

대극과 두해살이풀로 가을철에 나와 다음 해에 무성해진다. 경기도 이남 양지 바른 풀밭이나
길가에서 자란다. 잎이 고양이의 눈동자와 비슷하다 하여 '묘아안정초' 라고도 한다.
높이는 30cm 내외이고 줄기를 자르면 흰 유액이 흘러 나온다.
줄기를 자르면 흰 유액이 나오고 밑의 가지로 부터 여러 대의 줄기가 나온다.
가지가 갈라지는 끝부분 밑에서 5개의 잎이 돌려나며, 서로 어긋나게 자리 잡는다.
잎은 잎자루가 없고 계란꼴이고 끝이 둥글고 오목하며 가장자리에 부닌 산 톱니가 있다.
둥글게 배열된 5매의 잎 가운데에서 4~5대의 꽃대가 자라나 작은 받침 잎에 둘러싸여 꽃이 핀다.
꽃은 4~5월에 줄기 위쪽에서 갈라진 가지 끝에 배상화서로 달리며 노란 빛이 도는 녹색이다.
소총포는 황록색으로 합쳐서서 단지 모양을 이루고 위쪽은 4개의 조각이다.
몇 개의 수꽃과 1개의 암꽃으로 구성되며, 암술대는 3개이며 끝이 두 갈래로 갈라진다.
열매는 지름 3mm에 구형의 삭과로 3갈래진다. 씨는 갈색이고 겉에 그물 모양의 무늬가 있다.

채취 방법 잎과 줄기를 약재로 쓰는데, 꽃 피는 4~5월에 채취해서 햇빛에 말려 약재로 쓴다.

거담, 해열, 이뇨 작용 등대풀의 주 효능은 담을 삭히고 열을 내리며 기침을 멈추고 벌레를 죽이며, 대장, 소장을 돕는다. 또한 소변이 잘 나오게 하고 담을 삭인다.

주의 기혈(氣血)이 허(虛)한 환자는 복용하면 안된다

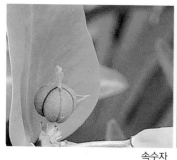 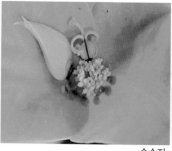 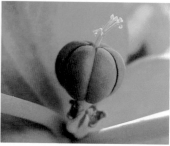

속수자　　　　　　　　속수자　　　　　　　　속수자

· 질병에 따라 먹는 방법 ·

암으로 인한 복수 제거에 말린 약재는 1회에 2~4g씩 1일 6~12g내에 200cc의 물로 달이거나 말린 가루를 대추살로 반죽해 엄지손가락만한 환을 지어 하루 두번 2알씩 뜨거운 물에 먹는다.

수기, 부종, 창만, 담음, 천식, 해수, 학질, 골수염에 생약명으로 "택칠"이라고 한다.
하루 4~12그램을 물로 달이거나 졸여서 고제를 만들거나 환을 짓거나 가루내어 복용한다.

나물로 먹기 봄철에 연한 줄기와 잎은 나물로 먹을 수 있다.

주의 줄기와 잎에 독성분이 함유되어 있고 맵고 쓰므로 데쳐서 충분히 우려낸 후에 먹는다.

속수자

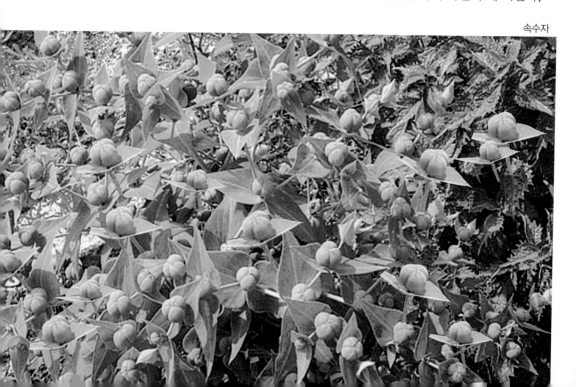

학명이 Euphorbia helioscopia L. 이다.

속명 euphorbia는 그리스어의 '좋은 식물' 이라는 말에서 나왔으며 기원전 1세기경 모리타니 왕국의 juba 왕의 시(詩) 'euphorbus' 를 기리기 위해 붙였다고 한다.

종명은 '태양' 을 뜻하는 그리스어 helio와 라틴어 '빗자루 모양의' 뜻인 'scopia' 를 합해 만든 말이다.

등대풀은 유독성 식물이지만, 한방에서는 전초를 이뇨제, 통경제, 당뇨병의 약재로 쓴다.

한방에서 풍습. 건선. 이뇨. 부종. 치통. 부인혈맥. 임질. 당뇨 등의 약재로 쓰인다.

등대풀은 행수, 소담, 살충, 기생충구제, 신경성 피부염에 해독 작용을 한다.

또한 몸이 붓거나 복수가 찼을 때 이뇨작용을 강하게 한다.

낭독 대극과에 속하며, 낭독이란 이름은 독이 많은 식물이라는 뜻이다.

잎은 긴 타원 피침형이며, 밑의 잎은 어긋나고 윗부분의 잎은 5매씩 돌려난다.

꽃은 5~6월에 원줄기 끝에 산형으로 총포엽이 3매씩 달리며, 황색으로 핀다.

열매는 편구형 모양의 삭과이다.

속수자 대극과에 속한 두해살이풀로 천금자라고도 한다.

높이는 1m이고, 밑의 잎은 어긋나며 윗 잎은 십자 모양으로 마주난다.

꽃은 6~7월에 가지 끝에 황색을 띤 자주색으로 핀다.

꽃이 달리는 마디의 잎은 꽃턱잎이며 꽃처럼 보이는 것은 꽃이삭이다.

열매는 7~8월에 1cm의 삭과가 둥글게 달린다.

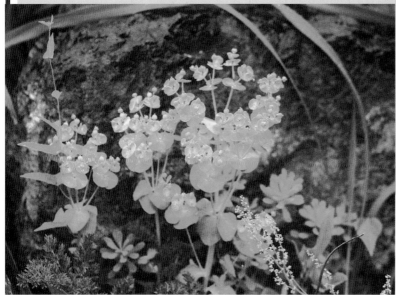

흰대국   낭독

떡 쑥

Gnaphalium affine D.Don 서국초│鼠麴草│

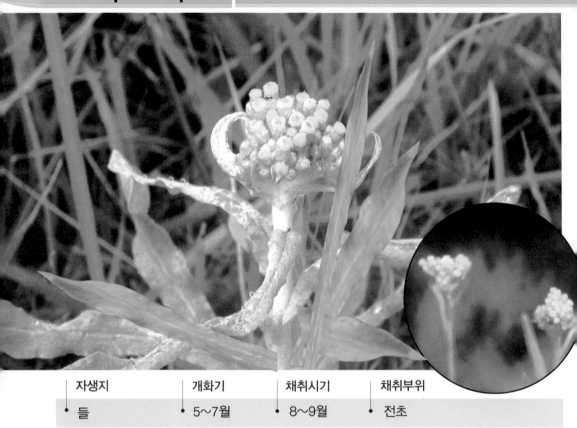

자생지	개화기	채취시기	채취부위
• 들	• 5~7월	• 8~9월	• 전초

특징

• 성질은 평이하고 맛은 달다. 해열, 거담, 진해, 거풍작용을 한다.

• 생 김 새 •

국화과 두해살이풀로 색깔이 쑥과 흡사하나, 쑥보다 일찍 새싹이 돋고 형태와 모양이 다르다.
속명은 그리스어 '한뭉치의 양털'에서 나온 말이고, 전체가 하얀 털로 덮여 흰 빛이 돈다.
떡쑥은 어린 싹을 쑥처럼 떡을 만드는데 이용했기 때문에 '떡쑥'이란 이름이 생겼다.
부처님 귀처럼 늘어진 모습에서 '불이초, 금불초'라 부르고, 생약명은 '서국초'라고 한다.
높이가 15~40cm이고, 줄기는 뭉쳐 나와 밑동에서 갈라져 곧게 선다.
근생엽은 꽃이필 때 쓰러지며, 경생엽은 호생하고 주걱 모양이다.
꽃은 5~7월에 피고 원줄기 끝의 산방화서에 달린다. 관모는 길이가 2.5mm 정도로 황백색이다.
줄기 끝에 피는 꽃은 관상화만 피는데 황색 두화가 모여 달린다.
꽃잎은 없고 암술과 수술만이 대롱꼴로 뭉쳐 하나의 꽃을 이룬다.
열매는 수과로 8~9월에 달린다. 중심부의 관상화는 양성을 가지고 주변부의 관상화는 암꽃이며
모두가 열매를 맺는다.

· 효 능 ·

채취 방법 꽃이 필 때에 채취하여 햇볕에 말리며 쓰기에 앞서 잘게 썬다. 생품을 쓰기도 한다.

해열, 거담작용 떡쑥의 적용질환은 감기, 기침, 천식, 기관지염, 근육과 뼈의 통증, 습진 등이다.

· 질병에 따라 먹는 방법 ·

감기, 천식에 보토우말린 약재를 1회에 4~8g씩 200cc의 물로 반이 될 정도로 달여 복용한다.

기침과 편도선염으로 목이 부으면 15~20g을 2컵의 물에 넣고 약한 불로 반이 될 때까지 달여 이것을 하루 양으로 하여 식전 또는 식후에 나눠 마신다.

백선에 생전초를 고춧가루와 같이 쪄서 구어, 가루 내어 참기름으로 개어 환부에 수차례 바른다.

근육, 뼈의 통증에 달여서 복용하거나 짓찧어서 아픈 부위에 붙인다.

● **나물, 떡, 튀김 식용법**
어린 순을 나물로 해서 먹거나, 꽃이 필 때 꽃을 포함한 모든 부분을 채취한다.
데쳐 찬물로 우려내어 쓴맛을 제거한다. 데치는 물에 재를 타면 쓴 맛과 떫은 것이 빠진다.
찬물에 충분히 헹구어 물기를 짜내고 잘게 썰고 절구로 잘 찧어둔다.
쌀가루를 미지근한 물로 개어서 쪄서 떡쑥과 잘 섞어 적당한 크기로 뭉친다.
꽃을 포함하여 전초를 잘라 씻어 반죽을 해서 튀김을 해 먹기도 한다.

구름떡쑥

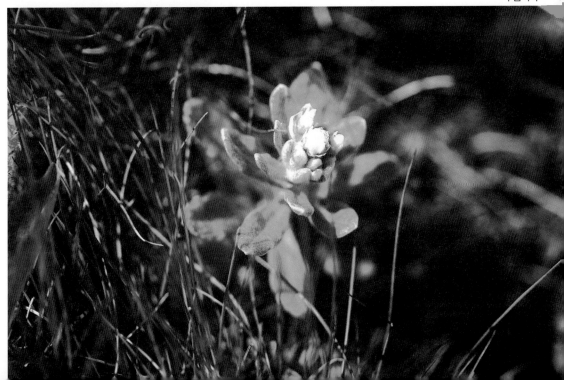

떡쑥은 19세기 초까지 꽃다대라 불리웠다 한다.

꽃과 다대의 합성어로 다대는 꽃받침을 뜻하며 헤진 옷에 깃대어 입는 헝겊조각을 말한다.

금떡쑥 들에서 자라는데 일년초이고 윗부분에서 가지가 벌어지고 근생엽은 꽃이 필 때 없어지며 중앙부의 잎은 다닥다닥 호생한다. 꽃은 8~10월에 핀다.

풀솜나물 양지에서 자라는 다년초로 높이 10~20cm이고 꽃은 5~7월에 핀다.

전체가 흰털로 덮여있고 근생엽은 꽃이 필 때도 남아 있고 잎 모양은 거꾸러진 피침형이다.

들떡쑥 건조한 풀밭에서 자라는 다년초로서 간혹 가지가 갈라지며 회백색 털로 덮여있다.

잎이 밀생하며, 근생엽은 2~4개로 표면에 압축된 털이 밀생한다.

꽃은 2가화 또는 잡성화인데 암꽃 두화는 꽃이 핀 다음 꽃대가 길어진다.

구름떡쑥 국화과의 여러해살이풀로 높은 구름이 많은 산에 분포하기에 구름을 붙였다.

키는 5~20cm에 잎은 길이 1~2cm, 폭 3~7mm로 밑부분의 잎은 꽃이 필 때 없어진다.

꽃은 8~9월에 연한 노란색으로 줄기 끝에서 1개 또는 여러 개의 꽃이 피고, 10월에 긴 타원형 열매가 열린다.

백두산떡쑥 여러해살이풀로 백두산 건조한 지역에 자란다. 두상꽃차례가 고양이의 발을 닮았다하여 고양이발이라고도 한다.

높이는 10~25cm에 흰색의 부드러운 털이 달리고, 줄기 밑부분에 자라는 잎은 크며 줄기를 따라 올라갈수록 작아지고 그 수도 줄어든다.

꽃은 6월에 백색으로 핀다.

구름떡쑥

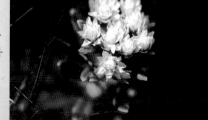

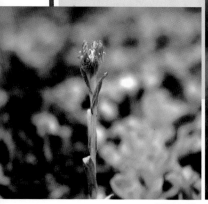
백두산떡쑥

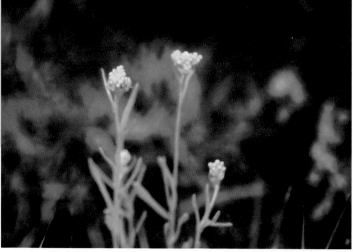
떡쑥

봉의꼬리

Pteris multifida Poir 봉미초

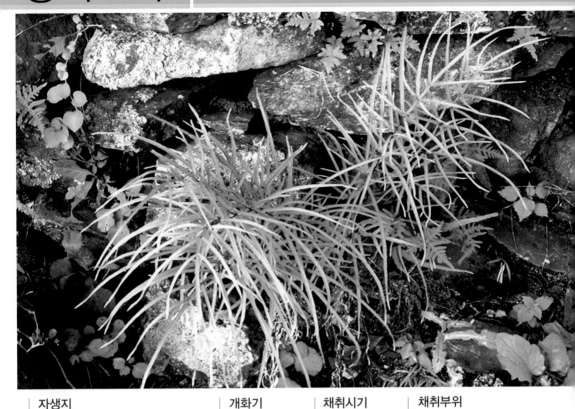

자생지	개화기	채취시기	채취부위
남부			포자

특징

성질은 차고 맛은 맵다. 억균, 소염, 지혈, 지통작용을 한다.

· 생 김 새 ·

고사리과의 늘 푸른 여러해살이식물이다.

봉의꼬리(한자어로 봉미초)는 열대, 우리나라 섬 및 남도지역의 바위틈에서 자란다.

속명은 그리스어의 날개란 뜻에서 나왔으며 식물의 잎 형태가 날개 깃 모양처럼 생겼기에 붙었으며 종명은 '많이 갈라진' 이라는 뜻이다. '계각초(鷄脚草)' 라고도 부른다.

근경은 옆으로 뻗고, 잎줄기 밑에 검은 갈색의 잔뿌리가 많이 뻗는다.

잎은 길이가 20~60㎝ 정도 자라고 얇고 가죽질이다. 잎의 색은 진녹색이며 긴 타원형이다. 깃 모양의 잎은 6쌍이 마주나는데 선형으로 아랫깃은 2~3개로 갈라진다.

잎은 가장자리에 날카로운 톱니가 있으며, 잎자루는 가늘고 강하고 세모진다.

열매는 포자로 실엽에 붙는다. 포자낭군은 뒤로 약간 말린 듯한 우편(羽片)이나 열편 가장자리에 길게 연결되어 붙어 있다.

· 효 능 ·

억균작용 봉미초에는 전초에 탄닌이 함유되어 있고 억균시험을 해온 결과 황색 포도구균, 대장균, 적이질균, 결핵균에 대해 한결같이 억제 작용이 있었다.

청열, 해독작용 용뇌향(Dryobalanopsomatica Gaertn.f.)수지를 증류한 후 냉각해서 얻은 결정(結晶)을 용뇌가루(빙편)라 하고, 의식각성, 경련을 진정시키고 청열, 해독한다.

· 질병에 따라 먹는 방법 ·

황달형 간염의 초기에 금은화, 인진, 차전자, 통초 등을 가미해 사용한다.

어린 아이 이하선염에 산두근, 감초와 함께 차로 만들어 마시고 봉미초를 짓찧어 청대와 용뇌가루의 분말을 넣어 이하선 부위에 3일간 바르면 소염, 퇴종, 화농을 방지할 수 있다.

어린 아이 편도선염에 목구멍이 붓고 음식을 삼킬 때 아프면서 열이 나면 길경, 감초, 담두시와 함께 끓여 복용시킨다.

각종 창양, 종독에 금은화, 연교, 천화분을 끓여 복용한다. 아울러 봉미초와 포공영을 함께 짓찧어 주위에 바른다. 이때 상처부위 주위에만 바르고 상처부위에는 직접 발라서는 안 된다.

부인 유선염 초기에 화농이 아직 안 되어 벌겋고 아프면 포공영, 청대, 용뇌와 함께 짓찧어 기름에 혼합하여 상처 주위에 바르면 염증, 통증, 화농을 억제한다.

주의 이미 곪았다면 주위에만 바르며, 절대로 안에 직접 발라서는 안 된다.

성인 세균성 이질에 황련, 목향, 대황을 끓여 복용하면 좋은 효과가 난다.

주의 어린 아이 급성 세균성 이질에는 병세가 급격하기 악화될 수 있어 사용해선 안 된다.

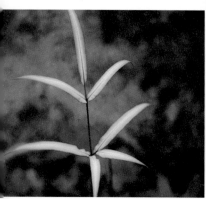

봉의꼬리

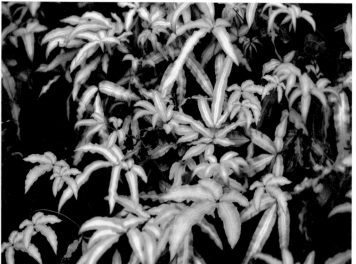

알록큰봉의꼬리

열대를 중심으로 300여종이 있고, 우리나라엔 봉의꼬리 속의 봉의꼬리 종류가 있다.
한. 중. 일.타이완 및 인도차이나 등지에 분포하며 숲속 또는 길가의 절벽이나 돌담에서 볼
수 있으며 영명은 Spider brake라 불리고 햇빛에서 잎이 타므로 반음지에서 잘 자란다.
영양엽과 생식엽이 있는데 영양엽이 작고 가장자리에 톱니가 있다. 포자낭군은 뒤로 말린
우편(羽片)의 가장자리에 달린다. 약리작용은 항암작용, 항염작용, 항균작용이 있다

알록큰봉의꼬리(Pteris cretica) 아열대성 다년생식물로 제주도, 중국남부에 자생하며,
덩굴성식물로 옆으로 퍼진다. 학명을 이름처럼 "프테리스" 라고 많이 부른다.
영명은 Cretan Brake, Cretan Fern, Ribbon Fern 등으로 불리운다.
형태적 특징은 길이 45cm정도 자라고, 3~5개 정도의 긴 깃꼴날개모습으로 중앙에는
흰색 줄무늬를 가진 채 갈라진 모습을 한다.

큰봉의꼬리 상록성 여러해살이풀로 산기슭 양지에서 자란다.
땅속 줄기는 옆으로 짧게 뻗고, 잎은 모여나기애 갈색 비늘
조각은 피침형이며 광택이 난다.
잎자루는 길이 15~25cm이고, 잎은 포자엽과 영양엽이 있다. 포자엽은 길이 50cm,
폭 3cm의 긴 타원형이고 영양엽은 난상 삼각형이다.
포자는 7~9월에 만들어지며 포자낭군은 뒤로 말린 안쪽 가장자리를 따라 달린다.

큰봉의꼬리

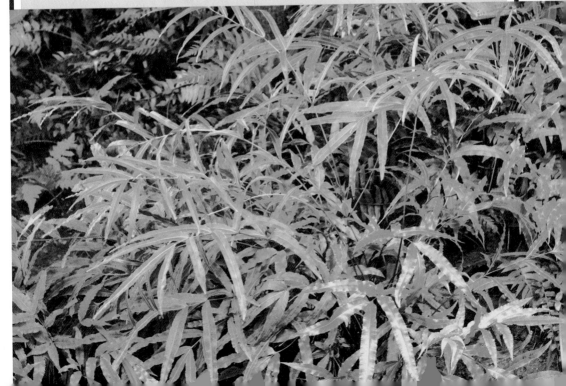

산 포 도

Ampelopsis brevipeduneulata Trautv.
산포도|山葡萄|, 개머루

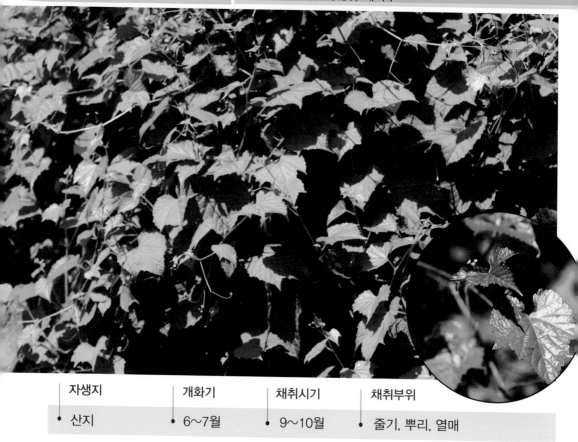

자생지	개화기	채취시기	채취부위
산지	6~7월	9~10월	줄기, 뿌리, 열매

특징

성질은 평하고 맛은 달다. 소염, 지통작용을 한다.

• 생 김 새 •

산포도는 포도과로 전국 어디에나 자라는데 그다지 흔한 편은 아니다.

산고등, 개머루, 까마귀머루, 뱀포도 등으로 불리는 덩굴성 식물이다.

그늘진 숲속이나 바위틈에 자란다.

잎과 줄기는 포도나무와 닮았고 열매도 포도를 닮았으나 맛이 없어 먹지는 않는다.

산포도는 잎이 어긋나며 둥글고 손바닥 모양이다. 가장자리가 3~5갈래로 얕게 갈라지고 끝이 뾰족하고 갈래에 둔한 모양의 톱니가 있고 뒷면 맥에만 잔털이 있다.

덩굴손은 마주나며 두 갈래지고 갈라진다.

꽃은 6~7월에 양성으로 피며 녹색이다.

열매의 크기가 일정하지 않고 열매의 색깔도 익으면서 파랗던 것이 하얗게 변했다가 빨갛게 되고 마지막에 검푸르게 변한다.

· 효 능 ·

채취 방법 가을철에 잎이 지고 난 뒤에 뿌리를 채취하여 씻어 그늘에서 말려 약으로 쓴다

간기능 회복 및 개선 간의 탁한 피를 맑게 하여 간의 기능을 본래대로 회복시킨다.

산포도 줄기와 뿌리 간염, 간경화, 부종, 복수 차는 데, 신장염, 방광염에 효과가 크다.

산포도 열매 염증을 없애고 아픔을 멎게 하는 효과가 크다.

> ● **수액 받는 법**
>
> 덩굴에서 가장 굵은 줄기를 골라 땅에서 20cm쯤 위쪽을 비스듬하게 자른다.
>
> 잘린 줄기 끝에 빈 병을 꽂고 공기가 새지 않도록 테이프로 봉하여 2~3일 둔다.
>
> 한 그루에서 2~3ℓ 의 수액을 받을 수 있다. 수액은 4~8월까지 받을 수 있다.

· 질병에 따라 먹는 방법 ·

가회톱

간염, 간경화에 복수가 차고 소변이 어렵거나 탁할 때, 개머루 수액을 하루에 2ℓ 씩 마시면 효과가 빠르다.

신광염, 방광염에 잘게 썬 것 50~60g을 물 2ℓ 에 넣고 물이 반쯤 되게 달여 수시로 마신다.

갑자기 배가 아플 때 덜 익은 열매를 따서 짓찧어 밀가루, 양조식초와 함께 떡처럼 개어서 아픈 부위에 붙이면 2시간쯤 뒤에 통증이 사라진다.

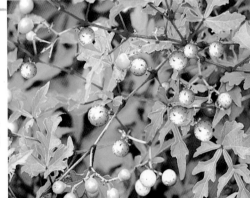

새머루

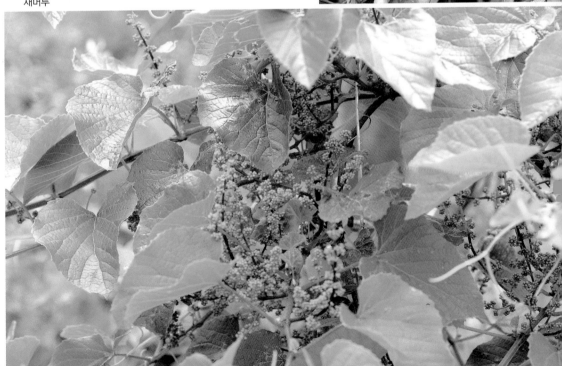

포도과 개머루속은 전세계에 약 20종이 분포하고 있다.

우리나라에는 개머루, 털개머루, 자주개머루, 가회톱(백렴, 가위톱)이 자라고 있다.

식용 가능한 왕머루, 새머루, 까마귀머루와 식용 불가능한 개머루, 털개머루 등이 있다.

머루(Vitis coignetiae) 포도과 낙엽 활엽 덩굴나무이다.

꽃은 5-6월에 황록색의 오판화가 잎과 마주나와 원추화서로 작은 송이를 많이 이루며 핀다. 꽃자루 밑 부분에서 덩굴손이 발달한다.

열매는 9-10월에 지름 8mm 정도의 둥근 장과가 흑자색으로 익는다.

잎의 뒷면에 적갈색 털이 촘촘히 나는 점이 유사종인 왕머루와 다르고,

적갈색 털이 촘촘히 나지만 곧 떨어지는 것은 섬머루다.

새머루 전국 낮은산에 흔하 자란다. 머루를 닮았으나 머루보다 못하다하여 새머루라고

붙였다. 줄기는 붉은 빛이 돌고 잎이 결각하지 않는 유일한 머루다.

수꽃양성화 암수딴그루로 암나무는 암수한꽃, 수나무는 암술이 없는 수꽃을 피운다.

왕머루 수꽃양성화 딴그루이며 머루에 비해 잎 뒷면에 거미줄같은 갈색털이 거의 없다.

전국의 산지에서 자생한다. 잎끝이 얕게 결각한다. 왕머루는 울릉도와 남부지역에서 산다.

까마귀머루 충남 이남에서 자생하며 잎모양의 변이가 많고 잎 뒷면에 갈색털이 밀생한다.

꽃잎이 합착하지 않고 옆으로 펼쳐져서 피며 열매가 짙은 보라색으로 익는다.

가회톱 잎이 톱처럼 갈라져 가위톱이라며 한방명은 백렴이다.

중국, 몽골, 황해 이북지역에서 자란다. 영명으론 japanese ampelopsis root이다.

줄기 2m이상으로 잎은 장상으로 갈라지고 다시 3개로 갈라진다.

꽃은 7월에 노란색으로 취산꽃차례는 잎과 마주나기하며, 열매는 6mm정도이다.

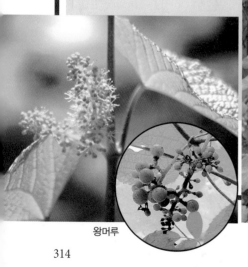
왕머루

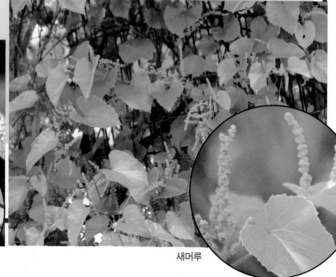
새머루

향나무

Juniperus chinensis L. 회백엽 | 檜柏葉 |

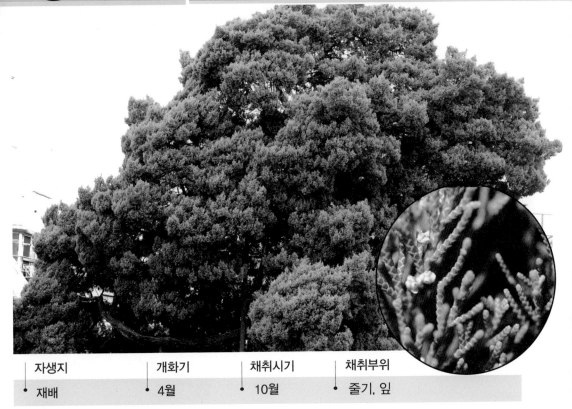

자생지	개화기	채취시기	채취부위
재배	4월	10월	줄기, 잎

특징

성질은 따뜻하고 맛은 맵다. 거풍, 활혈, 해독, 소종작용을 한다.

· 생 김 새 ·

향나무는 측백나무과에 속하며 상록 침엽수 교목으로 전국에서 자란다.

속명은 라틴어의 '어리다'와 '생산'의 합성어로 태아를 낙태시킬 수 있다는데서 나왔다.

동양에서는 계곡물과 바닷물이 만나는 지점에 매향의식을 통해 미륵에게 공양하고,

매향은 세월을 거쳐 으뜸으로 여기는 침향이 되었다.

어린 가지는 녹색, 3년생 가지는 암갈색이 되고, 15년 지나면 줄기에서 껍질이 조각조각 벗겨진다.

어린 가지는 침엽이, 7~8년 가지는 작은 잎들이 비늘처럼 달리는데 이를 인편엽이라 한다.

잎차례는 4~6줄로 배열되고 표면은 불규칙적인 3줄의 흰선이 있으며 뒷면은 녹색을 띤다.

4월쯤 되면 작은 꽃들이 1cm되는 꽃자루에 달린다.

암수한그루이거나 딴그루로 수꽃은 타원형이고 길이는 3mm로서 비늘잎은 14개이고 안쪽에
4~6개의 꽃밥이 있다. 암꽃은 구형이고 지름이 1.5mm로서 밖에 4개의 황녹색 비늘조각이
있으며 안쪽에 2쌍의 실편이 있다.

열매는 육질로 된 구형이며 흑자색이고 꽃이 핀 다음해 10월에 익으며, 6개의 종자가 있다.

채취 방법 약용으로는 어린 가지와 잎을 사용한다. 채취는 어느 때나 가능하며 햇볕에 말려 쓰거나 생것을 쓰기도 한다.

거풍, 산한작용 운동계, 순환계 질병에 효용이 좋다. 풍한이 원인이 되어 일어나는 감기에 해열작용을 한다.

종자 변비를 풀어 주고 빈혈에도 효과가 있다.

· **질병에 따라 먹는 방법** ·

감기, 고혈압, 곽란, 관절염에 신선한 가지와 잎을 15~20g을 달여 복용한다

풍습 제거 풍습성 관절염과 류머티즘으로 인한 관절통을 치료한다.

신선한 향나무 작은 가지 또는 잎을 달여 그 액으로 씻는다.

담마진(두드러기)에 향나무잎을 거친 종이에 싸서 태워 연기를 전신에 쐬인다.

황선균, 철색선균 억제작용 향나무 잎을 말려 부순 가루에 물을 넣고 1시간 끓여 얻은 증류액을 바른다.

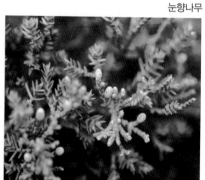
눈향나무

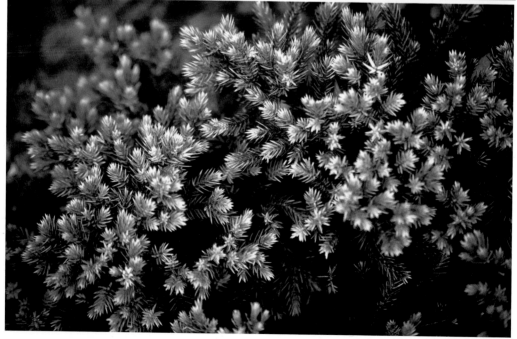
블루스타향나무

향나무는 양지바른 배수가 좋은 기름진 토양뿐 아니라 음지나 메마른 토양에서 잘 자란다.

번식은 주로 3월, 6월에 어린 가지에서 삽수를 얻어 황토나 냇가 모래에 삽목한다.

동서양을 막론하고 제사와 종교 의식에서는 향을 피워 인간이 신과 소통하였다.

백성들은 향나무를 땅속에 오랜 세월 묻어두면 침향(沈香)으로 변한다고 믿었다.

눌지왕 때 중국에서 향 문화 전래이후 백성들은 부처에게 침향으로 최고의 공양을 하였다.

향나무 잎은 바늘잎과 비늘잎 두 가지다.

바늘잎은 바늘처럼 끝이 뾰족한 잎이고, 비늘잎은 비늘처럼 납작한 잎들이 포개져 달리는 것으로 향나무를 포함해 측백나무과에서 볼 수 있다.

향나무는 처음에 바늘잎을 냈다가 7~8년이 지나 그 자리에 비늘잎으로 바꾼다.

어린 가지에서는 바늘잎, 7년 이상 묵은 가지에서는 비늘잎이 달린다.

눈향나무 원줄기가 누워 자라는데 설악산 같은 고산지대의 바위틈에서 자란다.

높이 70cm에 잎은 길이 3~5mm의 인엽이다. 꽃은 단성화로 자웅동주이며 수꽃은 광난형, 암꽃은 구형이다. 열매는 구과로 편구형이며 종자는 난형으로 실편당 1~3개가 들어 있다.

블루스타향나무 좀눈향나무에 비해 포복성은 약하고 잎은 특이한 회청색이다.

가이즈카향나무 일본에서 들어온 원예종으로 가지가 뒤틀리면서 원뿔형 수형을 이룬다. 처음부터 바늘잎은 없고 비늘잎만 달리도록 개량된 것이다.

둥근향나무 줄기가 아래부터 많이 갈라져 전체적으로 둥글게 되어 회양목처럼 정원에 많이 심는다.

향나무

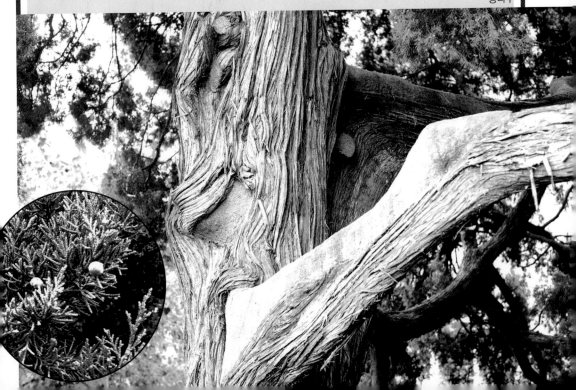

개 나 리

Forsythia koreana Nakai. 개나리, 연교 |連翹|

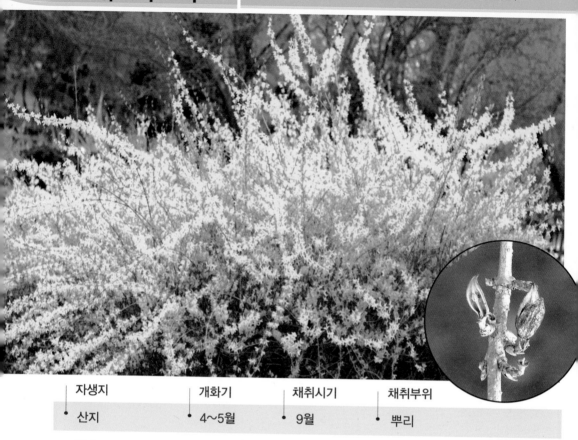

자생지	개화기	채취시기	채취부위
산지	4~5월	9월	뿌리

특징

성질은 서늘하고 맛은 쓰다. 해독, 소염, 배농작용을 한다.

· 생 김 새 ·

개나리는 물푸레나무과에 속하는 낙엽이 지는 관목이다.

개나리의 특징은 이화주성, 즉 꽃에 장주화(長柱花)와 단주화(短柱花) 두 가지가 있다.

장주화는 암술대 길이가 길고 수술은 짧고, 단주화는 암술대 길이가 짧고, 수술이 길다.

두 꽃들은 서로 수술과 암술의 위치가 같아, 벌이 꽃가루받이를 할 때 꽃가루가 상대방 암술머리에 묻어 열매를 맺게 된다. 자신의 암술머리에 자신의 꽃가루가 묻지 않고, 다른 꽃의 화분만을 받도록 함으로써, 유전적으로 다양한 자손을 남기고자 하는 전략이다.

줄기는 속이 비어 있거나 사다리 모양이고, 잎은 마주나며, 긴 알 모양(長卵形)이다.

길이는 5~6cm, 잎자루는 잎몸의 약1/5, 꽃은 잎겨드랑이에 1~3개씩 달린다.

꽃은 직경이 1.5~2.5cm의 통꽃으로, 꽃통은 원통형이고 네 개의 열편(裂片)은 수평으로 퍼진다. 꽃받침은 4개가 꽃통의 중간이상까지 감싼다.

2개의 수술은 꽃통의 밑부분에 붙어 있고, 암술은 방이 2개이다.

· 효 능 ·

소종, 해열, 거습작용 개나리 열매를 말린 것을 연교라 하며 포르시톨(forsythol), 스테로이드, 사포닌이 함유되어 있다. 연교는 발열증상 초기에 고열, 번조, 구갈의 치료에 쓰인다. 특히 고열을 내리는 효과가 있어 상용 해열제로 사용되며 상반신의 염증에 좋다.

연교 과피 올레아놀산이 함유되어 있어 강심, 이뇨, 향균작용이 있다. 방광의 습열을 제거한다.

· 질병에 따라 먹는 방법 ·

발열성 병증에 금은화, 황련, 황금을 배합하면 효능이 좋다.

중추신경계의 감염에 연교에 연자심, 황련, 치자를 배합한다.

기관지염, 편두염, 후두염에 연교 80g을 진하게 끓여 하루에 몇 회씩 3일간 복용한다.

외과 창양에 화농 여부에 상관없이 배농을 촉진한다.

단미로는 40~80g을 내복 또는 세욕에 사용하고 복방의 경우에는 금은화, 생지황, 황금, 토복령 등과 배합해 쓴다.

비뇨기계 질환에 각 부위의 염증, 결석에 연교 80g을 단용하거나 모근, 차조기를 가미한다.

요도 결석에 연교 80g, 석위 80g을 끓여 5일간 복용한다.

단백뇨에 녹용, 육종용, 오골지, 산약, 백출 등 신장 기능을 돕는 약물과 사용하며 연교는 12~20g을 쓴다.

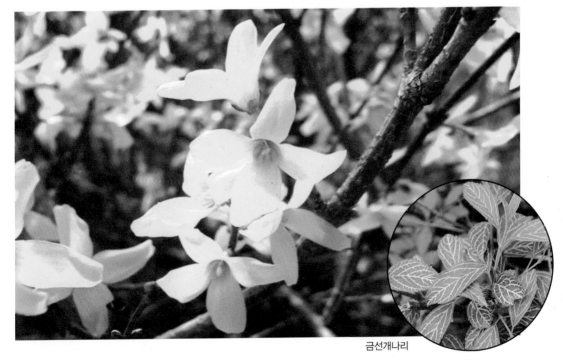

금선개나리

우리나라 고유수종 4000천여종 중에서 드물게 학명에 'koreana' 가 들어 있다.
개나리는 남쪽지방은 3월 하순에 피며 성장속도가 빠르며 추위나 공해에도 잘 견딘다.
물푸레나무과로 키가 3~4 미터까지 자라고 줄기가1~2미터까지 길게 자라서 휘어진다.
개나리는 대부분이 단주화이고 장주화는 흔하지 않다. 잎은 긴 가지를 따라 마주보기한다.
개나리는 열매를 많이 맺지 못한다.

금선개나리 낙엽관목으로 한국 원산이나 세계특허를 얻지 못해 빼앗긴 우리의 산개나리
변종이다. 특이하게 잎에 금선의 줄무늬가 선명하게 있다.
꽃보다 잎에 무늬가 있어 관상용으로 가치가 훌륭하다. 꽃은 장주화와 단주화가
암수딴그루로 잎보다 먼저 핀다. 노란색 화관은 짧은 통모양이고 길게 4갈래로 갈라진다.

산개나리 낙엽 활엽 관목으로 우리나라 특산식물의 하나로 북한산, 관악산, 수원
화산에서 자란다는 것이 밝혀졌다. 꽃은 4월에 연한 노란색으로 잎겨드랑이에 1개씩 달고
꽃받침통은 길이 2mm로 녹색이다.

의성개나리 방울개나리라고도 하며 약용 재배하므로 약개나리라고도 한다.
예부터 의성 지방에서는 중국 원산인 의성개나리를 재배하여 열매를 약재로 제공하였다.
꽃이 개나리보다 작으나, 열매는 개나리보다 잘 맺는다.
약으로 쓸때는 탕, 환제, 산제로 하며, 외상에는 짓찧어 붙인다.

영춘화 개나리꽃과 같은 물푸레과이고 원산지는 중국인데 재배종으로 우리나라에 들어와
퍼지기 시작했다. 봄을 환영하는 꽃이라고 해서 영춘화라고 하며, 개나리보다 1~2주 먼저
개화한다. 개나리와 차이점은 줄기가 개나리보다 가늘고 녹색이고, 또한 꽃이 여섯 개로
갈라진다.

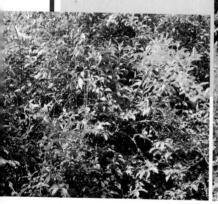

의성개나리

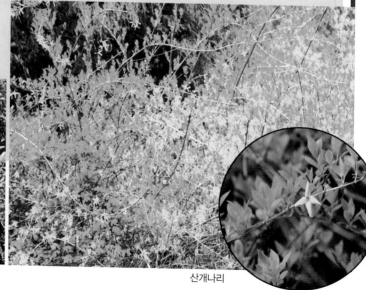

산개나리

노루발풀

Pyrola japonica Klenze ex 녹제초|鹿蹄草|
Pyrola rotundifolia L.

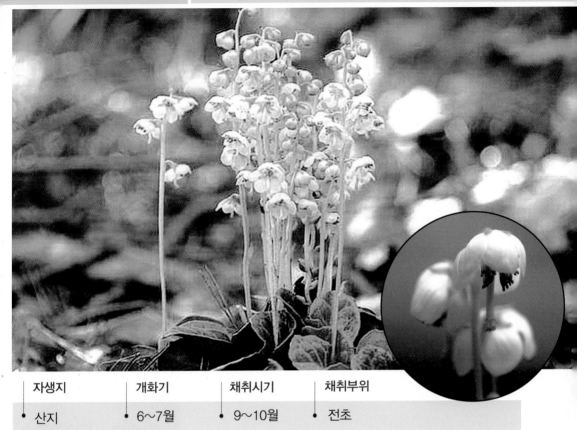

자생지	개화기	채취시기	채취부위
산지	6~7월	9~10월	전초

특징

성질은 평하고 맛은 달고 쓰다. 해열, 해독, 진통, 소염작용을 한다.

· 생 김 새 ·

산지의 햇빛이 잘 안 드는 숲 속에 자생하는 노루발풀과의 늘 푸른 여러해살이풀이다.

생약명으로 녹제초(鹿蹄草), 녹수초(鹿壽草)로 불리며 겨울철에 늘 푸르다 하여 '동록(冬綠)',
겨울철에 사슴이 뜯는다 하여 '사슴풀' 이라고도 불린다.

털뿌리가 발달하지 않고 곰팡이균와 공생하여 영양을 얻는 균근식물이므로 옮겨심기가 어렵다.

잎은 둥글고 두꺼우며, 앞면은 짙은 초록색으로 윤기가 있고, 뒷면은 자줏빛을 띤다.

6~7월에는 꽃줄기가 약 20cm로 자라며, 매화와 비슷한 모양의 흰 또는 붉은 꽃이 핀다.

암술이 길게 나와 끝이 위로 젖혀져 있다. 열매는 삭과로 익고, 다 익으면 5갈래로 나뉜다.

꽃이 필 때 뿌리부분을 잘라내고 땅 윗부분에 나온 것만 햇볕에 말린 것을 '녹제초' 라 한다.

『본초강목』에 '녹제초란 잎의 형태' 라고 하여, 잎 모양이 노루 발자국과 비슷하다고
풀이하였다. 우리나라 경우는 자생지가 노루의 서식지와 비슷해서 이름이 붙여졌다고 추정한다.

· 효 능 ·

채취 방법 꽃이 필 때 풀 전체를 채취하여 그늘에 말려 약용한다.

녹제초는 페놀 유도체인 쿠에르세틴을 함유한다. 전초에 아르부틴계 배당체, 정유가 들어 있다.

방부 성분해독, 소염작용 이습, 강장, 진통, 진정, 지혈약으로써 피나는 상처에, 뱀물린 데, 벌레물린 데, 개에게 물린 데도 전초를 짓찧어 붙인다.

민간에서는 신경통과 류머티즘, 근육 관절통 등에 달여 마시고, 가래를 없애는 데도 쓴다.

· 질병에 따라 먹는 방법 ·

구내염, 편도선염, 잇몸 부종, 입 속이나 목이 부었을 때 감기로 인한 가래에 녹제초를 1일 10g을 달여서 하루에 몇 번씩 양치질하면 좋다.

땀띠, 풀독, 옻, 습진, 가려움증에 녹제초 달인 액을 차게 식혀서 환부에 반복 냉습포한다.

폐병, 늑막염에 노루발풀 말린 잎 하루분 6~15g을 물 0.5ℓ 에 넣고 달여 3회로 나누어 복용하면 효과가 있다. 말린 잎을 달인 즙은 각기에도 뛰어난 효과가 있다.

류머티즘, 보신에 매회 전초 6~8g을 달여 하루에 2~3회씩 일주일 정도 복용한다.

분홍노루발

뱀에 물리거나 칼에 베이거나 독충에 쏘이면 전초 6~8g을 1회분 기준으로 달여 4~5회 복용하며 그 물로 환부를 자주 씻어준다. 상처 부위에 잎을 찧어나 씹어서 즙을 바르면 통증이 없어진다. 짜낸 즙에 소금을 약간 넣고 바르기도 한다.

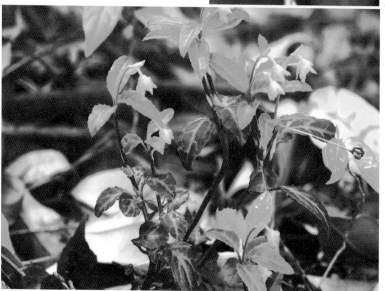

습담(濕痰), 습비(濕痺)에 전초 4~8g을 1회분 기준으로 달여 하루에 2~3회씩 2~3일 복용한다. 주침해서도 복용한다.

요도염에 전초 6~8g을 1회분 기준으로 달여 하루에 2~3회씩 일주일 정도 복용한다.

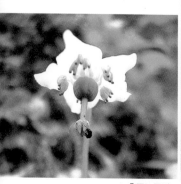

홀꽃노루발

매화노루발

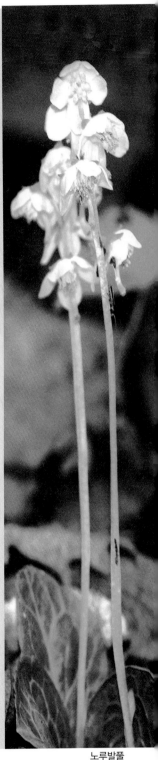

전국의 산기슭나무 밑이나 그늘에서 흔히 볼 수 있다.

소나무 숲에서 자랄 수 있는 몇 안 되는 종류 중의 하나다.

유럽, 아시아, 북아메리카에 10여종이 분포하고 우리나라에는 6종이
자생한다.

뿌리줄기가 옆으로 뻗으면서 새순이 나온다.

잎 모양이 좋아 소형 화분용으로도 좋다.

겨울에도 초록색 잎이 달려 있고 그늘진 곳에서도 잘 자라므로 나무 밑에
심으면 좋다.

아스피린의 원료인 살리신산이 들어있어 상처소독에 좋다.

항균, 지혈, 진통 등의 약리작용으로 염증성 질환 예방과 치료에
유용하게 쓰인다. 중국에서는 옛날에 생리조절이나 피임(避妊)약으로
쓰였다고 한다.

매화노루발(Chimaphila japonica) 상록 다년초로 높이는 5~10cm로
중부 이북지방에서 자란다. 잎은 2~3cm 어긋나기에 짙은 녹색의 넓은
피침형이며 두껍고 가죽질이다. 꽃은 백색으로 5~6월에 피며, 지름 1cm
로 길이5~8cm의 꽃대 끝에 1~2개의 꽃이 밑을 향해 달린다. 열매는
5mm의 삭과로 편구형이며 대가 없는 암술머리에 붙어 있다.

분홍노루발 여러해살이풀로 뿌리줄기가 옆으로 뻗으며 잎은 뿌리에서
3~5개가 모여난다. 6~7월에 15~25cm인 꽃줄기 끝에 7~15개의
분홍색 꽃이 총상꽃차례로 달리며 열매는 5개로 갈라진다. 열매는
삭과로 8mm이며 5갈래로 갈라진다.

홀꽃노루발(Moneses uniflora) 노루발과의 상록 다년초로 백두산
산지에서 자란다.

높이는 10cm정도이며, 잎은 밑동에서 2~5장이 뭉쳐 나고 길이1~2cm
에 가장자리에 잔 톱니가 있다.

7월에 5~10cm의 가는 줄기 끝에 1개가 밑으로 흰꽃이 달리며 향기가
좋다. 꽃받침은 5갈래로 갈라지고 꽃잎은 5장 이다.

열매는 삭과이며 위를 향한다.

노루발풀

멀구슬나무

Melia azedarach L. toosendan S, et Z.
고련자|苦練子|, 금영자|金鈴子|, 고련피, 천련자, 천련피

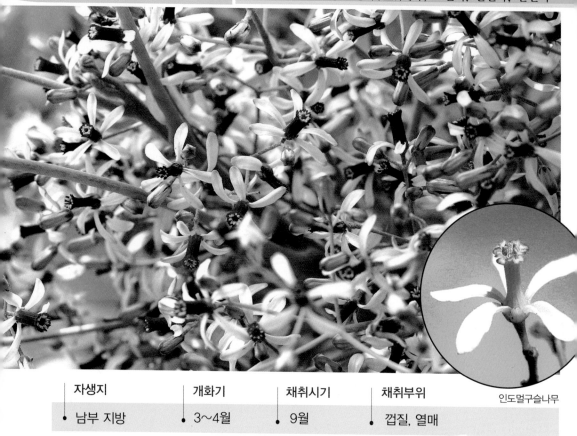

인도멀구슬나무

자생지	개화기	채취시기	채취부위
남부 지방	3~4월	9월	껍질, 열매

특징

성질은 차고 맛은 시고 쓰다. 소염, 항균, 살충작용을 한다.

· 생 김 새 ·

남쪽 지방에 자생하는 낙엽교목으로 전남에서 '구주목' 이라 부르며 제주에서는 '몽쿠실낭' 이라 부른다. 중국에서는 예전부터 사천성의 것이 좋다하여 '천련자' 라 부른다.

나무의 높이는 10~20m 정도 이다.

긴 잎은 어긋나며 날개깃처럼 갈라져있는 겹잎으로 잔잎 가장자리에는 톱니가 있다.

3~4월에 꽃이 피며 홍자색이다. 열매는 탄환 같으며 생으로는 푸르며 익으면 노란색이 된다.

열매는 지름이 10~15mm이며 바깥면은 황갈색이고 광택이 나고 주름이 나 있다.

가로로 자르면 실 안에 4~5개의 씨가 구슬 모양으로 노랗게 익는다.

열매로 염주를 만들어 쓰므로 'Holly tree' 라 하였다.

나무가 굳고 단단하여 가볍다. 느티나무나 오동나무의 대용재로서 쓰였다.

인도에서는 멀구슬나무의 가지를 칫솔로 쓰고 있는데 치석을 없애는 효과가 있다고 한다.

·효 능·

채취 방법 익은 열매를 물에 씻어 볕에 말려 약용으로 한다.

항균작용 금영자의 약성은 쓰고 차서, 기분적취로 인한 위통, 복부 창통에 쓰인다.

피부습진에 지부자, 사상자를 진하게 달여 환부를 씻거나 가루를 만들어 기름에 섞어 바른다.

강한 구충, 살충효과 고련자는 회충, 거머리, 지렁이에 대한 살충작용이 뛰어나다. 고련피 효능은 고련자와 비슷하나, 고련자는 통증 치료가 우수하며 고련피는 살충 효능이 강하다.

고련피는 약간의 독성때문에 위에 자극을 주므로 과용하면 위 점막에 부종이 발생한다.

· 질병에 따라 먹는 방법 ·

구충에 유효 약효는 뿌리껍질이 좋으며 8~20g을 쓴다.

금영자에 회충을 없애는 투센타닌(Toosendanin) 성분이 있지만 효력은 껍질보다 약하다.

간장 통증이 오래가면 금영자 8g에 진피, 시호, 후박을 더해 사용한다. 따뜻한 약성을 가진 약물을 더해 간을 보호한다.

피부 버즘에 8월경에 뿌리를 잘라 햇볕에 말린 후 껍질을 벗겨 술로 삶아 그 술로 옴이 오른데 바르거나, 수피나 가지를 태워 재를 만들어 돼지기름에 개어 흰 버즘에 바르면 잘 낫는다.

만성 위통에 변비가 있으며 위 부위를 누르면 저항감이 있다. 이때는 ‘금영자산’을 주방으로 사용한다.

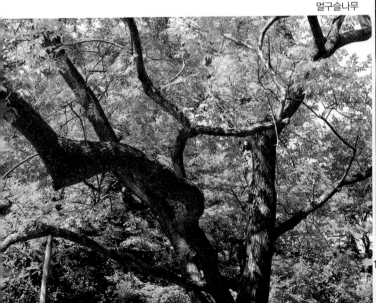

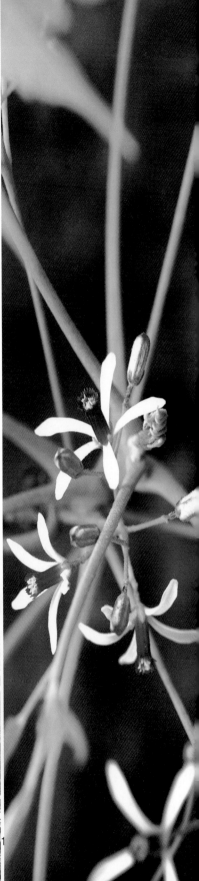

인도멀구슬나무

멀구슬나무의 학명은 melia azadirachta이고 인도멀구슬나무는 azadirachta indica이다.
중국에선 멀구슬나무 어린 잎을 요리해 먹고, 인도에선 인도멀구슬나무 잎을 샐러드나
차로 이용한다. 오래전 국내에서 연구한 멀구슬나무 자료에 의하면 멀구슬나무의 꽃, 잎은
인도멀구슬과 달리 유독해서 절대 먹어선 안된다.

인도멀구슬나무는 30m정도 자라며 인간에게 많은 도움을 주는 것으로 유명하여,
인도에서는 이 나무를 '마을 약국, 하느님이 주신 선물' 이라고 부른다. 유엔에서는 이
나무가 여러모로 쓰임새가 많아 '21세기 구원의 나무' 라고 명명하였다.

인도에서는 이 나무의 잎과 꽃으로 음료를 만들어 마시는 오랜 풍습이 있다.
또한 이 나무 가지나 껍질은 향균성이 강하기에 씹거나 가지를 부드럽게 하여 이를 닦기도
한다. 잎의 즙은 피부병에 바르기도 하고, 차로 만들어 강장제로도 활용한다. 인도멀구슬나무

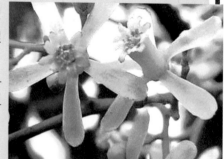

인도멀구슬나무잎 추출물은 향균성, 항바이러스성,
향진균성 작용을 하는 천연 활성 성분으로 소염 및
살균작용을 한다.

추출물을 에센셜 오일 형태로 만들어 피부 컨디션을
좋게 하는 화장품 및 비듬치료용 헤어스킨을
만드는데 원료로 활용한다.

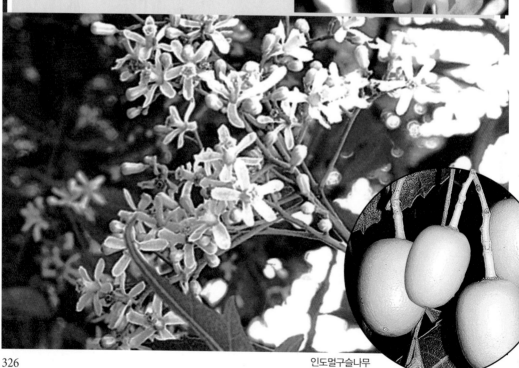

인도멀구슬나무

제12장
기타 질병에 먹는 산야초

● ○ ○ ■ ■ □

가래나무는 우리 땅에서 군락을 이루며 스스로 자라는 우리 나무이다.
조상의 무덤가엔 가래나무를 심어 이를 잘 가꾸는 것이 효도라고 하였다.
가래나무는 한자로 '추목(楸木)' 이라고 부르며 열매는 '추자' 라고 한다.
그래서 선조의 무덤이 있는 곳을 '추하' 라고 하며 성묘하는 일을 '추행' 이라 한다.
호두를 '핵도' 라고 부르는 것과 구별하여 '산핵도' 라고도 한다.

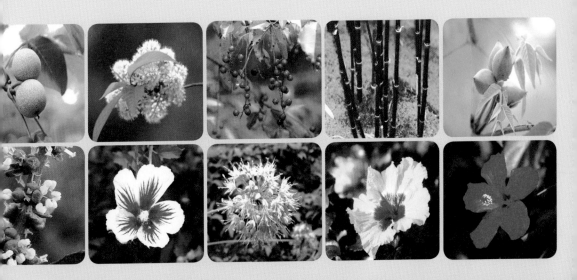

가래나무

Juglans mandshurica Max. 추자|楸子|, 추목

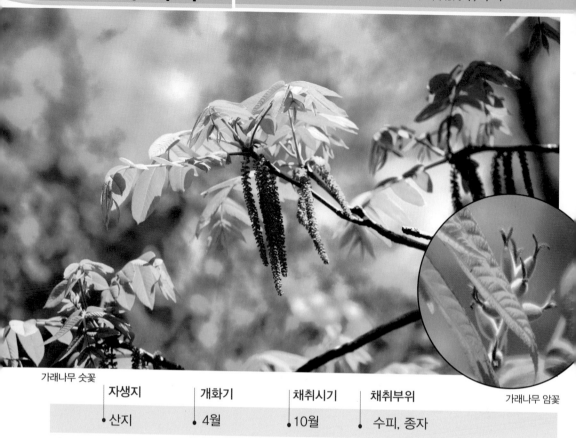

가래나무 숫꽃

가래나무 암꽃

자생지	개화기	채취시기	채취부위
산지	4월	10월	수피, 종자

특징

맛은 달고 성질은 차다. 소종, 해수, 지통작용을 한다.

· 생 김 새 ·

가래나무과 가래나무속으로 중부 이북의 추운 지방에서 자라며 낙엽 넓은 잎의 큰키나무이다.
높이가 20m정도로 자라며, 암수한나무이며, 잎은 잎자루 1개에 작은 잎이 홀수로 달린다.
호두나무잎과 비슷하나 잔잎이 7장 이상이며 가장자리가 톱니처럼 되어 있다는 점이 다르다.
처음에는 털이 있으나 차차 없어진다. 호두나무 잎이 상대적으로 더 둥글고 숫자도 훨씬 적다.
잎은 여러 장이 깃털 모양으로 달리는 우상복엽이다. 두개씩 마주 달리는 호두나무 열매와는
달리 여러 개가 길게 모여 달린다.
암꽃은 가지 끝에 4~10송이로 위로 빨갛게 피고, 수꽃은 잎겨드랑이에 기다랗게 주렁 달린다.
가을에 핵과로 열리며 열매 껍질을 벗기면 우글쭈글한 단단한 난형의 종자가 들어 있다.
가래나무의 목재는 재질이 치밀하고 뒤틀리지 않아 건축내장재, 기계재, 조각재로 많이 쓰인다.
추위에 잘 견디고, 번식은 가을에 종자를 노천에 매장하였다가 봄에 파종한다.

· 효 능 ·

채취 방법 뿌리껍질 말린 것을 '추목피(楸木皮)'라 한다. 봄과 가을에 뿌리와 줄기껍질을 벗겨 햇볕에 말려 약재로 쓴다. 줄기껍질 보다는 뿌리껍질의 약성이 더 강하다.

약성이 폐경(肺經)과 간경(肝經), 대장경에 귀경(歸經)한다. 열매는 식용과 약용한다.

청열, 해독, 명목작용 주글론, 탄닌 성분, 정유, 단백질, 비타민 C 등이 풍부 하게 들어 있다. 이들 성분이 주로 청열(淸熱)과 해독(解毒), 지리(止痢), 명목(明目) 등의 효능을 발휘한다.

> 가래나무의 효능에 대한 옛 의서(醫書)의 설명을 보면 "구토와 헛구역질이 나는 것을 멈추게 하고, 몸속과 피부의 세균을 죽인다.
> 특히 악창(惡瘡)과 종기, 옹종(擁腫), 치질 등에 고약을 만들어 붙이면 피고름이 잘 빠지고 새살이 살아나면서 힘줄과 뼈가 튼튼해진다."고 했다.

· 질병에 따라 먹는 방법 ·

하리(下痢), 백대하(白帶下), 적목(赤目)에 뿌리껍질을 달여 마시면 치료하는 작용을 한다.

광견병, 단독, 고기먹고 체한 데, 복통, 해수, 종기에 민간약으로 쓴다.

내부 어열에 상한병으로 어열이 생기고 신체가 누렇게 뜨면 껍질을 쓰는데 해표작용을 돕고 황색을 무색으로 변화시킨다.

무좀에 잎을 달여마시고, 짓찧어 바른다.

기름 활용 종자 기름을 짜서 신선로(요리)에 쓰고, 이조목기를 윤을 내고 길들이는데도 한몫한다.

식용 나물 어린잎과 꽃대는 봄에 나물로 먹는다.

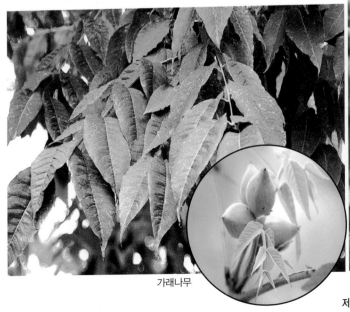
가래나무

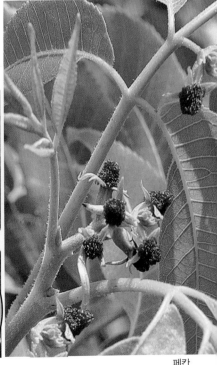
페칸

가래나무과 식물은 북반구 온대에 6속 50종이 자생하고, 낙엽교목으로 암수한그루다.
우리 땅에서 군락을 이루며 조상 무덤가엔 가래나무를 가꾸는 것이 효도이다.
가래나무는 한자로 '추목(楸木)' 이라고 부르며 열매는 '추자' 라고 한다. 호두를 '
핵도' 라고 부르는 것과 구별하여 '산핵도' 라고 한다. 그래서 선조의 무덤이 있는 곳을
'추하' 라고 하며 성묘하는 일을 '추행' 이라 한다.

가래는 껍질이 호도보다 더 단단하여 깨어지지 않아 불가에서 갈아서 염주, 단주를 만든다.
향낭, 조각이나 상감 재료로 썼는데 열매가 복숭아 같아 복숭아의 주술적인 것을 본 땄다.
시골에선 '가래탕' 이라 하여 덜 익은 열매를 두들겨, 강에 풀어 물고기가 중독 되어
물에 뜨면 잡곤 했다.

페칸(피칸, 미국호도) 가래나무과의 낙엽 교목으로 학명은 Carya pecan이다.
극내한성 품종으로 개량하여 전국에 재배 가능하다. 페칸은 '돌로 깨야하는 견과류' 를
의미하고, 미국에서 '버터나무, 생명의 나무' 로도 불리며 가장 영양가 높은 과일이다.
높이는 50m에 잎은 길고 가장자리에 톱니가 있다. 꽃은 5월에 피고, 열매는 타원형에
단단하고 매끄럽다. 종자는 지방이 많으며 날것으로 먹거나 소금에 절여 먹는다.

호도나무(호두나무) 가래나무과 낙엽 교목으로 아시아가 원산지이다.
호도(胡挑)는 복숭아 닮은 나무란 뜻이며, 높이는 20m까지 자란다.
꽃은 암수한그루에 4~5월에 단성화가 핀다. 수꽃 이삭은 잎겨드랑이에 5~12cm 길이로
늘어지며, 암꽃 이삭은 1~3개가 어린 가지 끝에 이삭 모양으로 달린다. 암꽃 착생은 겨울
눈에 발아해 새가지 끝에 2개가 착생한다. 열매는 동맥경화 예방, 정력증강에 좋다.

호도나무

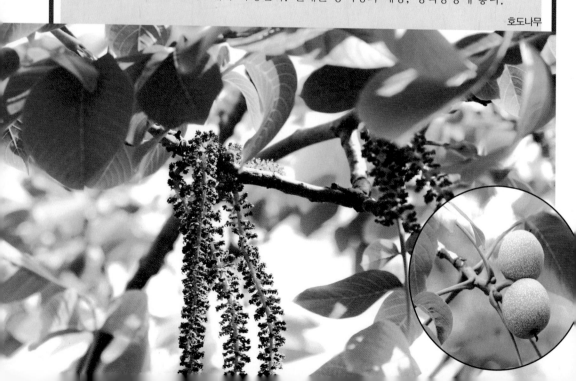

곡 아

Oryza sativa L. |穀芽|

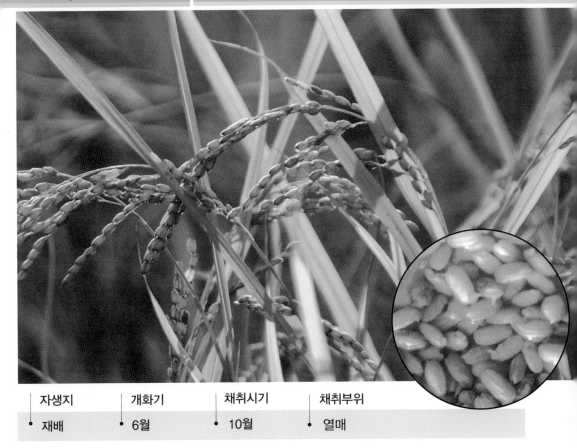

자생지	개화기	채취시기	채취부위
재배	6월	10월	열매

특징

맛은 달고 성질은 평하다. 지사, 건위, 자양강장 작용을 한다.

· 생 김 새 ·

벼과에 속한 일년생풀인 벼 *Oryza sativa L.*의 익은 겉껍질을 벗기고 씨눈을 발아시켜 햇볕에
말린 것이 곡아(穀芽)이다.

나락으로 싹을 틔워 움싹을 뜻하는 얼(蘗)을 사용하여 얼미(蘗米)라고도 한다.

열대 지역, 아메리카, 인도, 인도네시아 등지에서 20여 종이 야생한다.

우리나라에서는 오래전부터 재배하여 왔다.

키는 1~2m로 포기를 형성하고 줄기는 직립하고 매끈매끈하다.

잎몸은 길이가 30cm이고, 폭이 3~5mm이다.

곡아는 맛이 달고 약성이 평하며 곡식의 적체를 잘 소화시키나 맥아나 산사보다는 완만하다.

벼를 발아시키지 않은 갱미(粳米, 멥쌀)는 맛이 달고 약성이 평하며,

비, 위, 폐경에 들어가 오장을 화평하게 한다.

갱미(粳米, 벼종자)는 임상 자양, 건위, 지갈, 지사약으로서 상용된다. 죽을 만들어 먹거나, 소량을 방제에 배합해 쓴다. 또 갱미를 다른 영양제에 넣어서 식이요법으로 쓴다.

소화흡수 기능 증강 곡아는 식욕 증진력이 맥아보다 약간 약하나 곡류 소화는 뛰어나다. 보통 이 두 약은 함께 사용된다. 곡아에는 전분, 단백질 및 전분 분해 효소가 함유되어 있어 전분질 식물의 적체로 일어나는 질환에 좋다.

열성 질병의 영양제 고열로 인한 위장의 소화력 감퇴를 방지한다. 백호탕(白虎湯)은 열성 질병에 나타나는 고열, 갈증, 다한 증상을 치료하는데, 여기에 갱미가 포함되어 있다.

· 질병에 따라 먹는 방법 ·

소화불량에 당질 식품을 과다 섭취하여 소화력이 손상되고 배가 부르면 주로 곡아를 사용한다. 단미로는 곡아 40g을 짙게 끓여 하루에 2번 복용한다.

급성 위염 및 소화기계 질환에 이때는 곡아, 맥아에 내복자, 신곡 등을 가미해 쓴다.

심한 설사에 복창, 복명, 식욕 감퇴 등에는 곡아 40g에 곽향, 신곡, 후박, 석류피를 가미해 쓴다.

만성 장염이 장기화되면 대변에 소화되지 않은 물질이 혼합되고, 복창장명 할 때는 곡아 40g에 편두 40g, 당삼 20g, 백출 40g을 가미한 것을 가루 내어 하루에 3번씩 매일 4g을 복용한다.

만성 기관지염에 항시 마른기침을 하거나 끈적거리는 누런 담이 많다면 갱미 120g에 옥죽 12g, 잔대 12g, 행인 12g을 가미해 죽을 만들어 먹으면 기관지를 윤활하게 하게 한다.

더위로 구갈이 심하면 갱미와 동과 죽을 만들어 얼음 설탕을 가미해 복용하면 좋다.

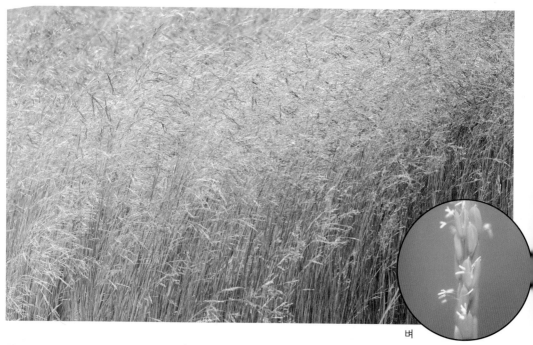

벼

곡아는 벼의 성숙한 열매를 가공하여 싹내어 말린 것을 말하며, 소화불량, 구취(입냄새), 하복부팽만감, 식욕부진, 설사, 소화촉진, 각기병 등에 좋다.

나락을 물에 6-7번 담궈서 스며들게 하고 배수용기에 방치하여 매일 물을 한 번 뿌리고 덮어서 양호하게 습기를 보존하고 발아후 취해서 햇볕에 말린 것을 '곡아(穀芽)' 라 한다.

곡아제법(穀芽製法)은 성숙하고 알찬 벼를 물에 1-2일 담갔다가 배수(排水)가 잘되는 용기에 담고 젖은 헌겁이나 멍석을 씌우고 매일 물을 2-3회 끼얹어 습도를 유지하여 줌. 싹이 나서 1cm 정도 되면 꺼내어 볕에 말린다

초곡아(炒穀芽) 곡아(穀芽)를 초제(炒製)용기에 넣고 약한 불로 진한 황색이 될 때까지 볶아 알이 터지고 향기가 나면 바람에 말린다.

초곡아(焦穀芽) 곡아를 초제(炒製) 용기에 넣고 중간 불로 계속 볶아서 표면이 눌어 노릇노릇해지고(焦黃色) 종피가 대부분 갈라지며 초향기(焦香氣)가 풍길때 꺼내어 식힌다

겨풀 벼과 겨풀속의 여러해살이풀로 제주도를 포함한 전국에서 자란다.

키는 50cm에 잎은 길이 8~15cm, 폭 5~10mm로 부드러우나 가장자리는 껄끄럽다.

꽃은 8~10월에 길이 6mm의 작은 녹색 이삭이 10개 내외로 느슨하게 달린다.

나도겨풀 겨풀속에 여러해살이풀로 전국 물가에서 자란다.

줄기는 곧게 서고 옆으로 뻗으며 가지를 치고 마디에서 수염뿌리가 내린다.

잎은 길이 5~15cm, 폭 3~7mm이다.

꽃은 8~10월에 줄기 끝에서 5~10cm의 원추꽃차례가 나와 몇 개의 가지로 갈라진다.

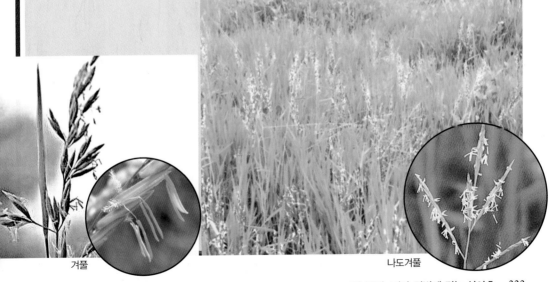

겨풀   나도겨풀

광대수염

Lamium album var. barbatum f.et.s 야지마 | 野芝麻 |

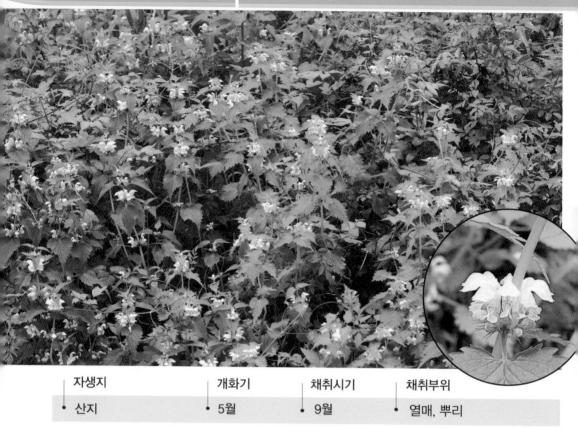

자생지	개화기	채취시기	채취부위
산지	5월	9월	열매, 뿌리

특징
성질은 평하고 맛은 달다. 해열, 소종, 활혈작용을 한다.

• 생김새 •

광대수염은 산지의 약간 그늘진 곳에서 자라는 여러해살이풀이다.

속명은 그리스어로 목구멍을 뜻하는 라이모스(Laimos)에서 나온 말로 화관의 통상부가 목구멍 모양으로 보이기 때문에 붙여졌다는 설도 있고, 사람을 먹이로 삼는 전설에 나오는 괴물 라미아(Lamia)와 광대수염의 화관이 닮았기에 붙여진 이름이라는 말도 있다.

높이가 30~60cm에 원줄기는 연하고 네모지며 털이 약간 있고, 줄기는 별로 가지를 치지 않는다.

잎은 마디마다 2매가 서로 마주자리하며 긴 잎자루를 가진다.

꽃은 5월에 윗부분의 잎겨드랑이에 둥글게 뭉쳐서 담홍색 또는 백색으로 피며 대롱꼴로서 끝이 입술 모양으로 두개로 갈라진다. 윗입술은 투구처럼 생겼고 안쪽에 잔털이 밀생해 있으며 아랫입술은 세 갈래로 갈라져 아래로 쳐진다.

꽃잎을 둘러싸고 있는 뾰족한 포의 끝이 촘촘히 돌려나있어 마치 가짜수염을 단듯하다.

열매는 작은 견과로 3개의 능선이 있고 도란형이다.

• 효능 및 먹는 방법 •

채취 방법 뿌리를 포함한 모든 부분을 약재로 쓴다. 5~6월 꽃필 때에 채취하여 그늘에서 말린다. 전초는 야지마, 뿌리는 야지마근이라 한다. 폐, 심, 경락에 작용한다.

감기, 각혈, 토혈, 혈뇨, 월경불순에 1회 4~6g씩 하루에 12~18g내에 쓰며 물에 달이거나 가루를 빻아 복용한다. 또한 자극완화제 효능이 있어 자궁기능 강장제로 자궁을 강화시킨다.

타박상이나 종기에 생풀로 쓰거나 가루를 기름에 개여 쓰기도 한다.

식용법 국거리, 나물로도 먹고 기름에 튀겨도 먹는다.

어린 순, 부드러운 잎과 줄기를 가볍게 데쳐 찬물로 한 차례 헹군 다음 나물로 무친다.

좀더알기 **광대수염** 새로운 이해 / 유사 식물

광대수염이나 광대나물은 이름도 유사하지만 속명도 같다.

로마의 자연주의 학자 플리니가 쐐기풀에 유사한 식물에 붙인 속명이다.

광대수염은 쐐기풀과 비슷한 외형의 잎을 가지지만 실제 전혀 다르다.

광대수염은 꽃이 광대나물과 닮았고 꽃받침에 난 털이 수염 같다고 붙여진 이름으로 '산광대, 꽃수염풀, 수모야지마' 라고도 한다.

호광대수염 꿀풀과에 속한 여러해살이풀로 함남에 분포하는 우리나라 특산종이다.

높이 50cm에 줄기는 곧추서고 네모진다. 꽃은 7~8월에 꽃부리가 입술 모양인 연한 홍자색 꽃이 줄기 윗부분에 잎겨드랑이에 다닥다닥 달린다. 열매는 분과로 4면형이다.

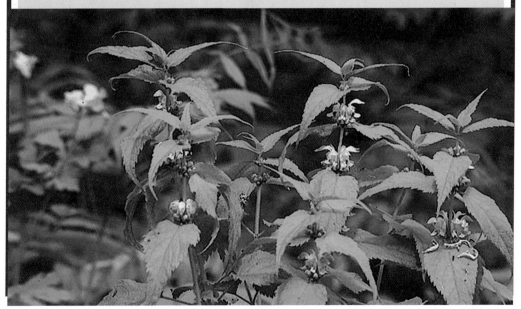

호광대수염

귀룽나무

Prunus padus L. Bird cherry 구룡목|九龍木|

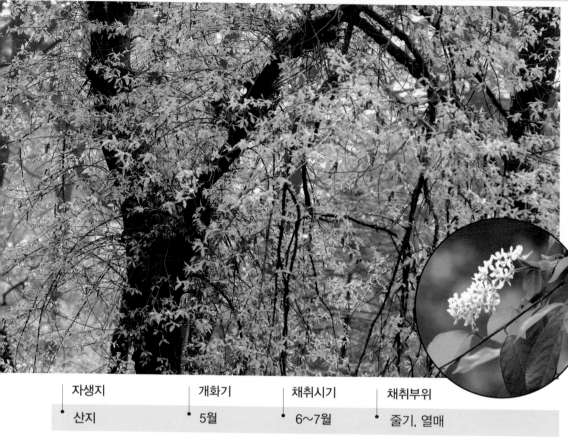

자생지	개화기	채취시기	채취부위
산지	5월	6~7월	줄기, 열매

특징

맛은 달고 성질은 평하다. 강정작용, 기혈순환작용을 한다.

· 생 김 새 ·

귀룽나무는 구룡목(九龍木)이란 한자 이름에서 나왔으며 또는 구름나무라고도 한다.

나무줄기 껍질이 거북의 등 같아 귀룽목(龜龍木)이라 부르다가 귀룽나무가 되었다고도 한다.

귀룽나무는 꽃 핀 모습이 몽글몽글한 구름 같다고 북한에서는 구름나무라 부른다.

산골짜기에서 자라며 높이는 10~15m 정도 된다.

잎은 어긋나고 타원형으로 끝이 뾰족하며 가장자리에 잔 톱니가 불규칙하게 있다.

잎 표면에는 털이 없고 뒷면에 털이 있다. 잎자루의 길이는 1~1.5cm로 털이 없고 꿀샘이 있다.

5월에 새 가지 끝에서 지름 1~1.5cm의 흰색 꽃이 총상화서로 핀다.

꽃차례는 길이 10~15cm로 털이 없고 밑부분에 잎이 있으며 작은 꽃자루에도 털이 없다.

꽃잎과 꽃받침잎은 각각 5개씩이고 꽃받침에는 털이 없다.

열매는 핵과로 둥글고 6~7월에 처음에는 붉은색이었다가 점차 윤기가 도는 검은색으로 변한다.

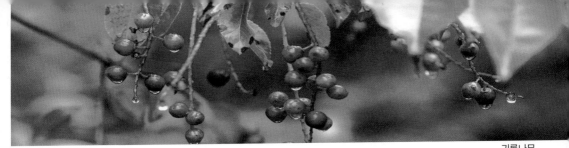

귀룽나무

· 효 능 ·

기침약으로 사용 귀룽나무에는 프루나신(prunasin)이라는 성분이 있어 기침약으로 쓰인다.

체했을 때 치료제로 사용하며, 생즙은 피부 헌데를 아물게 한다.

나무 가지 작은 가지를 말린 것을 '구룡목(九龍木)'이라 하여 민간약으로 이용된다.

열매 가을철에 까맣게 익은 열매를 따서 35℃ 이상의 증류주에 3개월 넘게 담가 두면 물이 우러나오는데, 이것을 조금씩 마시면 정력이 좋아지고 요통이나 대퇴부 근육이 마비되고 당기는데, 중풍 등에 큰 효험이 있다.

잎, 열매, 가지 주요 효능은 비위를 좋게 하고 설사를 멎게 하는 것이다.

· 질병에 따라 먹는 방법 ·

간 질환 치료 잔가지나 껍질, 잔뿌리를 하루에 40g씩 달여 먹거나 술에 6개월 넘게 담가 두었다가 조금씩 마시면 각종 간 질환을 치료하고 기혈의 순환을 좋게 한다.

파리 퇴치 어린 가지를 꺾거나 껍질을 벗기면 거의 악취에 가까운 냄새가 난다. 파리가 이 냄새를 싫어하여 옛 사람들은 파리를 쫓는 데도 이용하였다고 한다.

식용법 봄철 어린 잎은 데쳐 쓴맛을 우려내 나물로 먹고 양념을 발라 찌거나, 튀김, 부각으로 먹는다. 약간 매콤하며 특이한 향이 있다.

개벚지나무

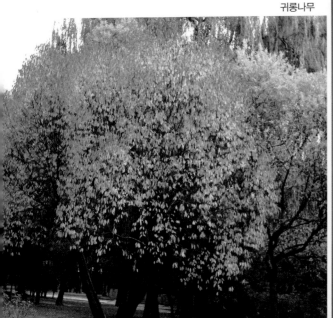

귀룽나무

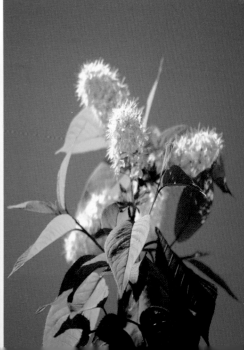

귀룽나무는 우리나라, 중국, 일본 홋카이도, 시베리아, 몽골에 자생한다.

추위에 강하고 그늘과 습기를 좋아해 전국 산골짜기에서 주로 볼 수 있다.

귀룽나무꽃은 향기도 좋고 꿀이 많아 항상 벌들이 모인다. 밀원 식물로 좋은 나무다.

익은 열매를 그늘에서 며칠 말렸다가 술을 담가 서늘한 곳에 보관해두었다가 3개월 뒤에 열매를 건져내고 다시 3개월을 숙성시키면 향이 좋은 귀룽나무 열매 술이 된다는 것이다.

일본에서 일본귀룽나무(Padus grayana)의 어린 꽃봉오리나 열매를 대까지 채취해 소금물에 절인 뒤 먹는데, 독특한 향과 풍미가 있다고 한다.

개벚지나무 낙엽활엽교목으로 중부지방 골짜기에서 흔히 자란다. 윤택이 나는 황갈색 수피는 매력적이다. 내한성이 강하고 둥근 수관에 햇볕을 좋아한다. 높이는 15m에 꽃은 5월에 6~10개의 작은 꽃이 산형상 총상화서로 달리고 열매는 8월에 검게 익는다.

세로티나벚나무(미국귀룽나무) 세로티나벚나무, 벚나무, 귀룽나무 모두 Prunus 속이다. 잎은 귀룽나무에 비해 버터를 바른 것처럼 윤기가 난다. 꽃은 5월에 새로 난 가지 끝에서 총상꽃차례로 꽃대에 40개 정도가 달려 기다란 원뿔 모양의 꽃송이를 이룬다.

각 꽃은 흰 꽃잎, 꽃받침 5개, 임술 1개, 수술 20여개로 구성된다. 변재가 황백색이고 심재는 적갈색으로 대부분을 차지한다.

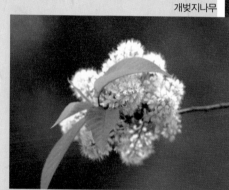

개벚지나무

세로티나벚나무

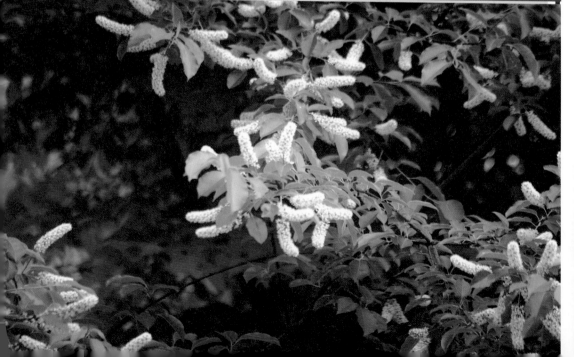

대나무

phyllostachys bambusoides s. et Z. 왕대
phyllostachys pubescens Mazel 죽순대

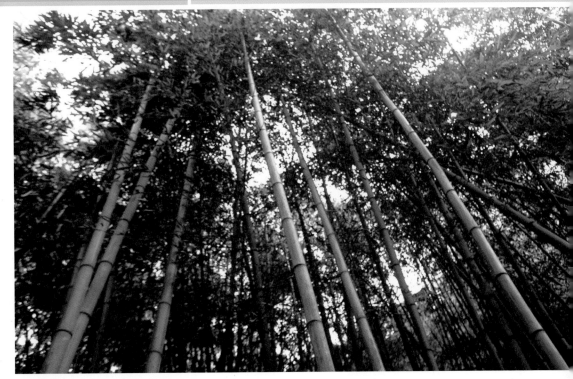

자생지	개화기	채취시기	채취부위
산지			잎, 줄기

특징

성질은 담담하며 맛은 조금 달고 독성은 전혀 없다. 풍습제거, 신경통치료작용을 한다.

· 생 김 새 ·

벼과 대나무아과에 속하며 열대, 온대지방에 분포하고 '대, 죽(竹)' 으로도 부른다

굵은 뿌리줄기에서 가지가 무리져 나와 속이 빈 나무 모양의 탄소질 줄기로 자란다.

길이는 10~40m에 납작하고 길쭉한 잎이 가지나 줄기에서 나온다.

가지는 2~3개씩 갈라지고, 잎은 3~7개씩 달리며 잎의 길이는 10~20cm 폭 1~2cm이다.

대나무꽃 모양은 대나무가 속한 벼과 식물들과 비슷하나 피고 지는 습성은 매우 특이하나.

잎눈이 꽃눈으로 변해 꽃이 필때 잎이 나오지 않고, 꽃눈에서 벼이삭 모양의 꽃이 6~7월에 핀다.

꽃피는 주기는 3~120년으로 비축한 영양분의 90% 이상을 소모하여 회복에 10년 이상 걸리고,

꽃이 피고 난 대나무는 누렇게 말라 죽은 후 땅 밑 뿌리로부터 새로운 대나무가 자라기 시작한다.

그래서 대나무의 꽃을 '죽음을 부르는 꽃' 이라고 한다.

대나무는 꽃잎은 없고 벼나 옥수수처럼 수술과 암술만 있다. 열매는 영과로 가을에 익는다.

· 효 능 ·

채취 방법 1~2년생은 약하므로 3~4년생의 대로 10월~이듬해2월 까지가 벌채 적기이다.

죽엽 치열, 이수, 청심제로 사용된다.

치열과 토혈에 왕대나 솜대의 줄기 내부에 있는 막상피는 '죽여' 라 하며 치열, 토혈에 좋다.

고혈압에 왕대나 솜대에서 뽑아낸 대기름은 '죽력' 이라 하고 고협압, 만병통치약으로 쓰인다.

죽력 만들기

대나무의 진액을 '죽력' 이라 하는데 대나무에 물이 오를 때 추출한다. 담죽과 고죽을 한 자 정도 잘라 시루 위에 놓고 중간을 지진다. 대 속에서 수분이 나와 그 물이 양편으로 흐르게 된다.

· 질병에 따라 먹는 방법 ·

대나무 술 담그기

생죽순 600g과 35도 이상 소주 1.8ℓ 를 넣고 한달 숙성한다.
식전 식후에 한 잔씩 장복하면 풍습을 제거하고 신경통 치료나 중풍 예방에도 효과가 있다.

대나무 죽 만들기

신선한 죽엽(마른 것은 15~30g) 또는 담죽엽 30~40g을 깨끗이 씻어 생석고 45~60g와 설탕 약간을 함께 달인 후 국물을 짜낸다.
짜낸 약즙에 쌀 50g을 넣고 묽은 죽을 쑨다.

오죽

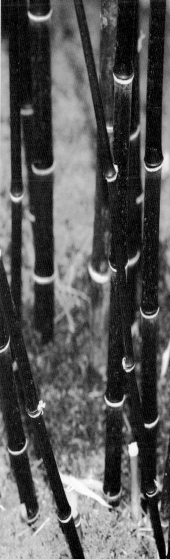

왕대

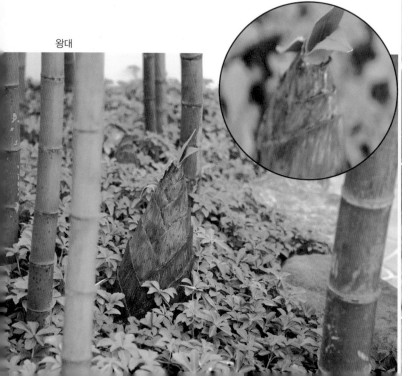

지구상에 120속 1,250종이 있다. 한국은 54종으로 왕대, 죽순대, 솜대가 주류를 이룬다.
대나무류는 조릿대는 5년, 왕대 및 솜대는 60년을 주기로 꽃을 피운후 모죽은 마른다.
왕대 및 솜대는 건축자재, 이대는 낚싯대, 부채를, 갓대 및 조릿대로는 조리를 만든다.

왕대(참대, 늦죽이) 중국이 원산지라고 하지만 확실하지않고, 충청 산지의 600미터 이하에서
자란다. 죽순이 약간 쓴맛을 가진다고 해 고죽(苦竹)이라도 하고, 당죽(唐竹)이라고도 한다.
한국에서 가장 크게 자라 높이가 20m미터에 이르나 추운지방은 3m정도만 자란다.

죽순대(맹종죽) 중국이 원산지이며, 1898년 일본에서 건너와 부산시 대신동에 이식되었다.
죽순대는 죽순을 먹는 대라고 하여 붙여진 이름으로 식용죽(食用竹)이라고도 하고,
일본에서 와서 일본대라고도 하고, 중국의 양자강 남쪽에서 난다고 해서 강남죽이라고도
한다. 중국에서는 모죽(毛竹) 또는 남죽(楠竹)이라고도 한다. 높이는 10~12m정도 자란다.

솜대 높이가 10미터까지 자라는 것으로 흰 얼룩무늬가 있는데, 이것이 솜처럼 보여
솜대라고 부른다. 솜대는 한명으로 담죽(淡竹) 또는 분죽(粉竹)이라고 하며, 죽순의 맛이
좋아 감죽(甘竹)이라고도 한다. 번식력이 강하고 왕대에 비해
줄기가 가늘고 잎이 작다.

오죽(烏竹) 중국 원산지로 흑죽(黑竹), 자죽(紫竹)이라 한다
솜대의 일종에 줄기의 색깔이 검은 오죽이 있다.

구갑죽 벼과 상록교목으로 원산지는 중국이다.
귀갑죽이라고도 하며 마디가 마치 거북이 등처럼 구부러져
구갑죽이라 불린다. 높이는 7m정도이고 꽃은 7~8월에 핀다.

솜대

구갑죽

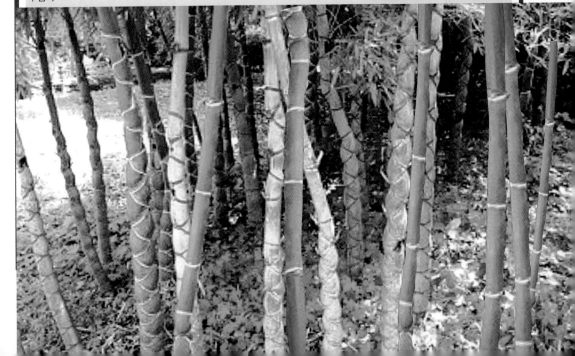

명아주

Chenopodium album var. centrorubrum Makino. 여 | 黎 |

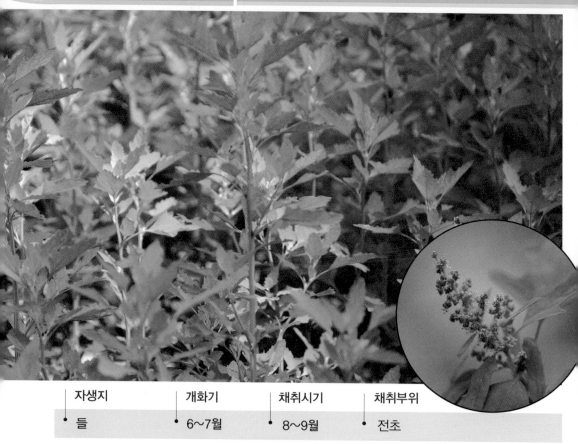

자생지	개화기	채취시기	채취부위
들	6~7월	8~9월	전초

특징

성질은 따뜻하고 맛은 쓰거나 맵다. 산풍, 행혈, 이뇨, 소종, 명목작용을 한다.

• 생 김 새 •

명아주는 전국 밭이나 인가 주변에서 흔하게 무리지어 자라는 명아주과의 한해살이풀이다.

속명은 '거위'와 '작은 발'의 합성어로 잎 모양이 거위 물갈퀴와 닮아서 붙여진 이름이다.

종소명은 백색의 뜻이다. 변종명은 '중심부가 붉은' 뜻으로 잎 중심부가 홍자색을 띠고 있다.

붉은색 꽃 모양이 연지를 찍은 것 같기도 하고, 학의 정수리 같아 연지채, 학정초라고도 부른다.

줄기는 높이가 1~2cm이르며 굵고 곧게 서며 가지를 친다.

잎은 호생하고 부드러우며 잎자루가 길고 삼각상 난형이다.

가장자리에 물결 모양의 둔한 톱니가 있다. 어린잎은 자홍색이나 생장하면 짙은 녹색으로 변한다.

꽃은 6~7월에 가지 끝에서 이삭 모양이 되고 원추화서를 형성하며 작은 꽃이 많이 달린다.

꽃받침이 5개로 깊게 갈라지고 꽃잎은 없고 5개의 수술과 2개의 암술대가 있다.

열매는 포과이고 꽃받침에 싸인다. 종자는 흑색이고 광택이 난다.

· 효 능 ·

잎과 줄기 영양가 높은 약초로 생즙은 맛과 향을 즐긴다. 쓴맛이나 냄새가 없고 부드럽고
삶으면 시금치 같은데 비타민A, B2, C 등이 많이 들어있어 시금치보다 영양이 더욱 풍부하다.
열매 가루로 만들어 먹거나 사료로 이용한다. 식물에는 사포닌(saponin)이 많이 함유되어 있어
많은 양을 한꺼번에 섭취하였을 경우 몸에 해롭다.
고혈압, 동맥경화 치료제 콜레스테롤 억제작용을 한다. 과체중자에게도 좋다.

· 질병에 따라 먹는 방법 ·

천식에 여름에 명아주를 뿌리째 말린 다음 물을 붓고 달여 마시면 증상이 많이 가라앉는다.
중풍 환자는 뿌리째 하루 20g씩 달인 다음 끼니 사이에 나누어 마시면 약이 된다.
티눈, 사마귀를 없애려면 명아주 고약을 만들어 붙이면 효과가 좋고
기미, 주근깨를 없애 미용팩으로도 이용한다
명아주 줄기를 태워 낸 잿가루에 쑥을 태워 낸 잿가루를 똑같이 섞은 뒤 물을 붓고 계속 졸인다.
약물이 솥에 눌어붙지 않도록 나무주걱으로 젓다가 조청 같은 고약이 되면 환부에 바른다.
여름철 독충에 물려 벌겋게 부어오르고 쓰리면 익히지 않은 명아주의 생잎을 그대로 짓찧어
즙을 낸 다음 벌레 물린 자리에 발라 두면 해독이 되고 상처도 가라앉는다.
식용법 어린잎은 반짝이는 하얀 가루를 씻어 대충 제거후, 여러 가지 방법으로 조리한다.
소금을 한 줌 넣은 끓는 물에 살짝 데쳐 찬물에 헹구어 깨, 간장, 혹은 꿀로 무치면 맛있다.
또는 살짝 데친 것을 다시마국, 간장으로 조린다. 유부 등과 같이 조리면 한층 맛있다.

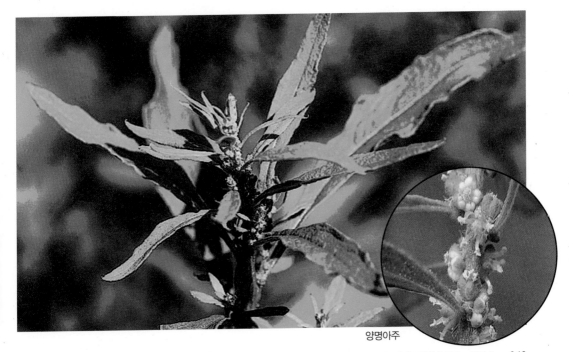

양명아주

흰명아주 명아주와 형태가 무척 닮았으나 상대적으로 흔하지 않다.

흰명아주는 잎 가운데의 어린잎이 적색을 띠지 않는다. 명아주가 대륙적 기후를,

흰명아주는 해양성기후를 좋아한다. 일시적인 수분스트레스에 의한 한발(旱魃)에서

명아주가 흰명아주보다 더욱 잘 적응하기 때문이다.

장구한 세월을 훌쩍 뛰어 넘어 적응력을 갖춘다는 것은 계통 보존에 큰 원동력이다..

좀명아주 명아주를 아주 작게 축소해 놓은 듯 하다. 명아주의 서식환경보다 더욱 열악한

곳에서 자주 관찰된다. 명아주는 모래자갈땅처럼 물이 잘 빠지는 곳에서 자라지만,

좀명아주는 물이 잘 빠지지 않는 흙 땅에서 주로 관찰된다. 늘 건조한 토지 환경을 가진

도시지역에서는 좀명아주가 흔하고, 농촌 명아주가 흔하다.

양명아주 학명이 Chenopodium ambrosioides L으로 '아메리카 웜씨드' 라고도 부른다.

잎은 어긋나기로 장타원상 피침형이고, 크기가 다른 톱니가 있다.

그리고 잎에 짧은 엽병이 있고 뒷면엔 담황색 선점이 있고 맥위에 다세포털이 있다.

독특한 냄새나고, 가지를 많이 치며, 위쪽에 성긴 털이 있다.

개화시기는 9~11월 이며 꽃색깔은 흰색 계통이다.

식용으로 안쓰고 약용한다.

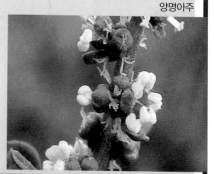

양명아주

미국형개 제주도에 귀화한 양명아주의 변종이다.

열대 아메리카가 원산지로 전 세계에 재배한다.

잎은 어긋나고 긴 타원형이며 여름에 입술 모양의

연한 홍색 꽃이 수상(穗狀) 화서로 핀다.

전초(全草)를 기생충 구제에 쓴다.

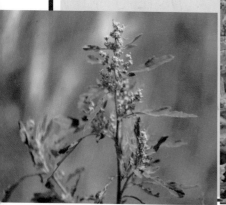

좀명아주

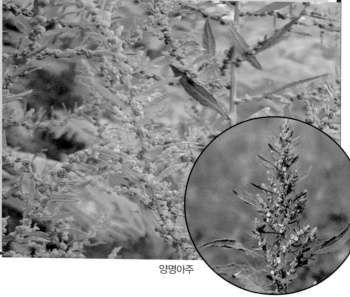

양명아주

무 궁 화

Hibicus syriacus L.

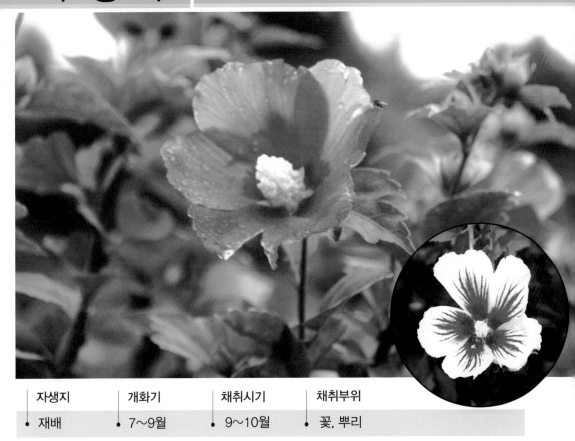

자생지	개화기	채취시기	채취부위
재배	7~9월	9~10월	꽃, 뿌리

특징

성질은 차고 맛은 쓰고 달다. 혈액순환, 간질치료제로 사용 된다..

· 생 김 새 ·

중국에서도 군자의 기상을 지닌 꽃이라 하여 예찬했고, 서양에서도 '샤론의 장미'라 하여 완벽한 아름다움을 지닌 꽃으로 여겼다. 무궁화는 우리나라를 상징하는 나라꽃으로 한자로 목근(木槿), 근화(槿花) 등으로 부르며, 무궁무진한 약성을 지닌 약초이다.

꽃은 7~10월에 순백색, 분홍색, 홍색 등 다양하며 복색으로도 핀다. 또한 홑꽃부터 겹꽃, 반겹꽃 등 변이도 다양하다. 꽃 하나의 수명은 짧지만 꽃대가 계속 나와 서너날 동안 꽃이 계속 핀다.

『동의보감』에 "무궁화는 약성은 순하고 독이 없으며 장풍과 사혈을 멎게 하고 설사한 후 갈증이 심할 때 달여 마시면 효과가 있으며 잠을 잘 자게 한다. 꽃은 약성이 차고 독이 없으며 적이질, 백이질을 고치고 장풍, 사혈에 볶아서 먹거나 또는 차로 달여서 마신다."고 한다.

『본초강목』에 "무궁화는 부인 적대하증, 백대하증에 종기 통증을 멎게 하고, 옴 치료에도 쓴다. 달인 물로 눈을 씻으면 눈이 맑아진다. 건조한 것을 윤하게 하고 혈액순환을 돕는다."고 했다.

· 효 능 ·

채취 방법 4~6월경에 줄기 또는 뿌리껍질을 벗겨 햇볕에 말려 잘게 썰어 쓴다.

무궁화 껍질, 잎, 꽃 머리의 버짐, 무좀, 치질, 탈항, 가래, 구토, 두통에
무궁화 껍질이나 잎, 또는 꽃을 달여서 먹거나 말려서 가루 내어 바른다.

· 질병에 따라 먹는 방법 ·

간질에 무궁화 뿌리는 간질에 특효로 뿌리를 캐서 그늘에서 말린다.
하루에 한 냥(37.5g)씩 달여서 세 번에 나누어 마신다. 반드시 흰 꽃을 약으로 써야 한다.
6개월 마시면 간질이 치료되고 고질적인 위장병도 낫는다.

어린 아이 백일기침에 무궁화 흰 꽃을 모아서 달여 마신다. 2~3주일 안에 치료된다.
어른들의 오랜 천식에도 흰 꽃을 진하게 달여 마시면 효과가 있다.
무좀에는 뿌리를 달인 물로 자주 씻거나 30분쯤씩 발을 담근다.

배뇨 이상에 무궁화 꽃을 차로 마시면 소변이 잘 나오고 부은 것을 내리며 독을 푼다.
흰 무궁화 꽃을 그늘에서 말려 뜨거운 물로 우리면 은은한 분홍빛이 아름답고 구수하다.

만성 두통에 잘 낫지 않는 두통도 무궁화차를 오래 마시면 치료된다.

무궁화 꽃차 만들기

꽃을 따서 수술의 꽃가루를 제거하여 반 그늘에서 약 10~15일 말려 냉장 보관한다.
다관에 꽃 한 송이를 넣고 80~90℃의 물을 부어 1~2분간 우려내어 마신다.
또는 꽃가루를 제거한 무궁화 꽃을 같은 양의 꿀이나 설탕에 재워
7일간 상온에 둔 뒤 15일 정도 냉장 보관한다.
재워 놓은 꽃 한 송이를 다관에 넣고 90℃ 물을 부어 1~2분간 우려내어 마신다.

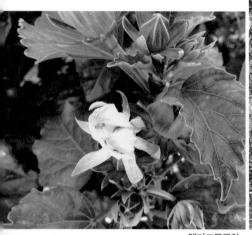

덴마크무궁화

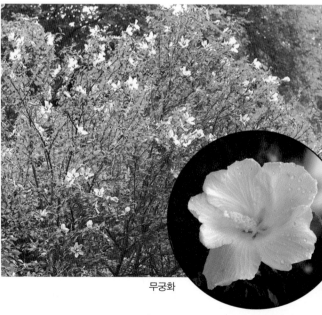

무궁화

중국 최고의 산해경에는 "북방에 있는 군자의 나라는 사람들이 사양하기를 좋아하고 겸허하며, 그 땅에는 근화(槿花)가 많아 아침에 피어 저녁에 진다"고 적혀 있다.

한국의 기록으로는 신라를 근화향, 즉 무궁화의 고장이라는 표현을 했다.

무궁화는 아침부터 저녁까지 여름 내내 끈질기게 꽃을 피우며 역사의 면면을 타고 내려왔다.

중국은 군자의 기상을 나타내는 꽃으로 칭송하고 서양은 샤론의 장미라고 부르며 예찬한다.

히비스커스(하와이무궁화) 우리나라 무궁화와 닮아 '하와이무궁화'라고도 한다.

히비스커스 티는 고대 파라오가 즐기던 차로, 이집트와 수단에서는 결혼을 축하할 때 나눠 마실 만큼 소중하다. 특히 이집트는 세계 최초로 찻집을 연 나라이자 차를 즐겨온 나라다.

여전히 히비스커스는 허브티의 원조 중 하나로 따뜻하게 우려 건강차로 즐겨 마신다.

황근 학명은 Hibiscushamabo S. et Z.이고, 제주도와 일본에 분포한다.

제주 까만 현무암에 피어있는 노란 꽃이 시선을 끈다.

하와이무궁화

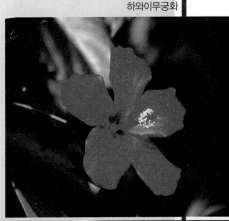

노란무궁화라고도 부르며 우리나라 꽃인 무궁화를 닮았다.

꽃은 7~8월에 피고 가지 끝의 잎겨드랑이에 지름 5cm 의 노란색 꽃이 피는데 가운데는 짙은 자주색이다. 열매는 삭과로 8~9월에 익으며 노란빛을 띤 갈색 잔털이 있다.

덴마크무궁화 하와이무궁화를 개량한 변종이다.

꽃은 붉은색, 노랑색, 흰색, 핑크색 등으로 7~10월에 다양하게 크게 핀다. 비타민C, 안토시아닌, 미네랄이 풍부해 꽃가루를 말려 물에 타 먹는다.

하와이무궁화

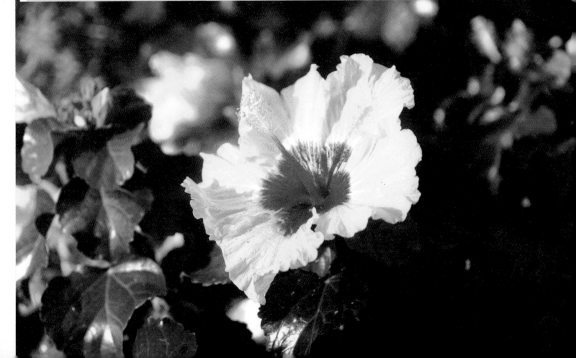

산 달 래

Allium macrostemon 돌달래 *Allium monanthum* 염부추
Allium bakeri Regel. 염교 *Allium grayi Regel.* 산달래. 해백

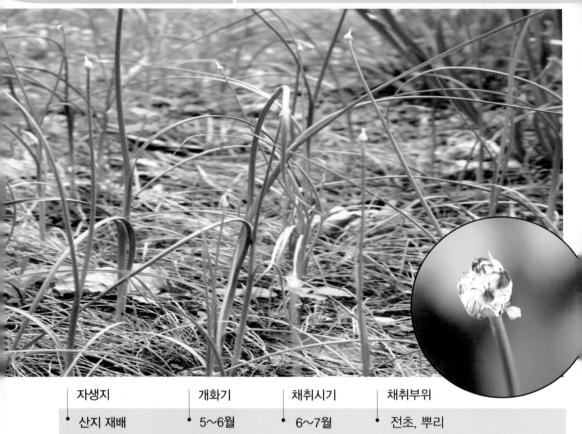

자생지	개화기	채취시기	채취부위
산지 재배	5~6월	6~7월	전초, 뿌리

특징
맛은 맵고 성질은 따뜻하다. 기혈소통, 해독, 해열작용을 한다.

• 생 김 새 •

산달래는 전국의 산, 들에서 자라는 백합과의 다년생풀이다.

종명대로 그리스어의 '크다' 라는 뜻과 수술의 합성어로서 '긴 수술' 이란 꽃이다.

산달래의 비늘줄기는 '해백' 이라 칭한다.

높이는 50~80cm에 잎은 선형이며 길이 20~30cm에 겨울에서 봄까지 줄기 밑에서 자란다.

비늘줄기는 둥글고 지름이 1.5cm내외이고 2~4개의 잎이 있다.

꽃은 5~6월에 피는데 꽃대가 40~60cm이고 끝에 산형화서가 붙으며, 담홍자색을 띠는 동그랗고

작은 꽃을 피운다. 꽃잎은 6개이고 백색 또는 연한 홍색을 띤다.

꽃차례에서 꽃 일부가 주아로 변한다. 그래서 번식 방법이 종자, 비늘줄기, 주아로 번식한다.

신선한 파 향내가 나는 비늘줄기 껍질을 벗기고 날로 먹으면 목의 통증과 식욕부진에 좋다.

또한 약주로 만들어 마시면 편안하게 수면을 취할수 있게 한다.

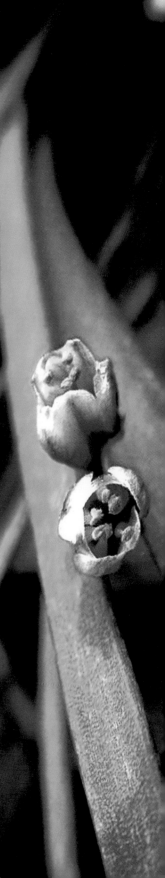

· 효 능 ·

채취 방법 4월중에 채취한다. 산달래 비늘 줄기인 해백은 통리를
원활하게 하며 중초를 따뜻하게 하는 약물로 흉비를 열게 한다.
건위제, 신경 안정제 달래에는 무기질과 비타민이 많이 들어 있으며
특히 칼슘과 비타민C가 풍부한 알칼리성 식품이다. 불면증, 장염,
위염에 효험이 있다. 즙을 내거나 말려 달여 마시기도 한다.
자궁출혈, 월경불순에 좋고 빈혈을 없애고 동맥경화를 예방한다.
심혈관질환 예방 협심흉이 일어날 때 달래를 복용하면 좋다.
뿌리줄기를 갈아 붙이면 타박상, 화상, 벌레 물린 곳에 효과 있다.

· 질병에 따라 먹는 방법 ·

가슴통증에 흉통, 천식, 해수의 흉비의 증후에 과루인을 같이 쓴다.
기체 혈어로 인한 흉비에 속하면 단삼, 천궁, 홍화 등을 넣어 쓴다.
호흡 곤란에 흉부의 혈액순환이 잘 안 되어 호흡이 곤란해지며 흉부에
압박감과 찌르는 듯한 흉통이 있으면 달래를 달여 마신다.
벌레 물림에 독벌이나 모기에게 물렸다면 줄기와 뿌리를 짓찧어 물린
곳에 붙이면 해독이 된다.
타박상이나 종기에 달래의 줄기를 태워 붙이거나 짓찧은 달래를
밀가루에 반죽한 뒤 붙인다.
산달래 소금 절임 달래 4kg을 소금 300g을 푼 물에 담가 밀봉하여
시원하고 어두운 곳에 보관한다. 3주 지나 신맛이 조금 나면 먹는다.
산달래 초간장 절임 달래 4kg, 간장 식초를 1:2의 비율로 꿀을
적당량을 넣고 담가 2주 지나 먹는다. 오래 담가 두고 먹어도 좋다.

달래

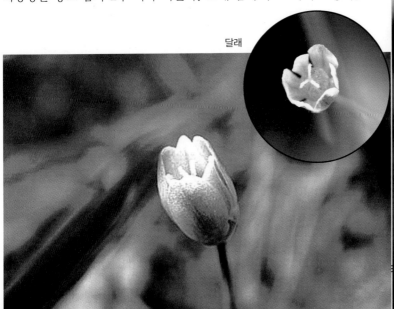

달래

백합과 여러해살이풀 달래의 비늘줄기를 '소산(해백)' 이라 한다.

한방에서는 마늘을 대산, 달래는 소산이라 부른다.

산달래 비늘줄기는 해백이라 칭한다. 맛은 맵고 약성은 따뜻하다.

모든 달래류(類)는 우리 몸을 따뜻하게 소통시켜주며 식용이나 약용으로 널리 쓰인다.

소산은 토사곽란을 치료하고 종기나 피부염에 외용한다. 관상동맥장애, 협심증, 심근경색
등으로 가슴이 답답하고 흉통이 심할 때 사용한다.

달래 백합과의 다년생초본으로 산, 들에서 자란다.

키는 5~12cm에 인경은 5~10mm의 난형이고 겉껍질이 두껍고 수염뿌리가 있다.

잎은 길이 10~20cm, 폭 3~8mm의 선형이고 9~13개의 맥이 있다.

꽃은 4~5월에 줄기 끝에 1~2개가 약간 붉은빛 도는 흰색으로 핀다. 달래는 땅속의
비늘줄기와 잎을 식용한다. 예부터 달래는 들에서 나는 약재라 하여 봄에 궁에 바쳤다.

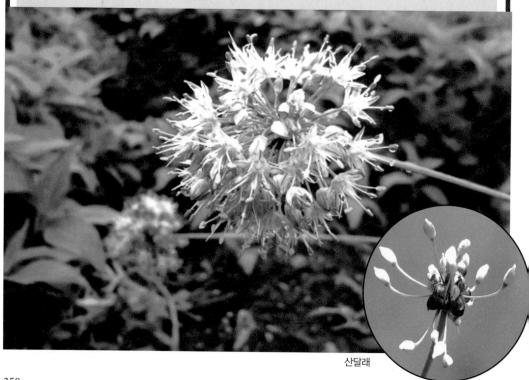

산달래

울 금

Curcuma longa C.
Curcuma aromatica Salisb.

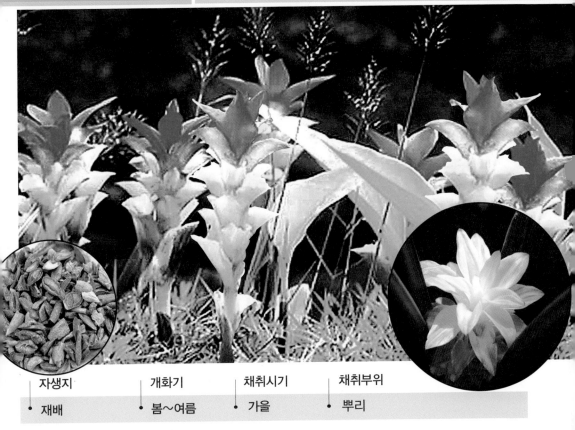

자생지	개화기	채취시기	채취부위
• 재배	• 봄~여름	• 가을	• 뿌리

특징

• 맛은 맵고 성질은 서늘하다. 기혈소통, 화담작용을 한다.

• 생 김 새 •

울금은 생강과의 여러해살이풀로 원산지는 인도, 중국, 오키나와 등인데, 인도를 중심으로 한 열대 및 아열대지방에서 많이 재배되고 있다. 근경을 '울금' 또는 '천옥금' 이라 한다.

뿌리줄기는 덩어리 모양으로 가로로 자른 면은 황색을 띠며, 향이 있다.

뿌리줄기는 고깔 모양이거나 가지 친 둥근 기둥 모양이고 꺾은 면은 감색이다.

잎은 길이 30~90cm, 폭 10~20cm로 4~5개가 모여 나며, 잎 끝은 뾰족하고 기부는 삼각형이다.

꽃은 6~8월에 피며 수상화서로 길이는 약 30cm이고, 화관은 황색이며 길이 2 5cm 정도이다.

울금은 기원전 600년경 〈앗시리아 식물지〉에 착색성의 물질로 기재되어 있다.

인도, 동남아, 중국에서는 옛날부터 견, 면의 염색과 식품의 착색에 이용하였다.

염료로 사용할 경우 홍색 염색을 위한 것으로 치자 대신 사용하기도 한다.

인도 카레에는 반드시 향신료와 함께 울금을 배합한다. 일본에서는 단무지의 착색에 울금 색소를 이용한다. 또한 차나 분말로 복용하거나 화장품의 원료로 쓴다

· 효 능 ·

뿌리 한방에서는 뿌리줄기를 '강황', 덩이뿌리를 '울금'이라고 한다.

간 기능 강화 쿠르쿠민이란 성분이 간을 강화시켜 울금을 상식하면 간장이 건강해진다.
그 외에 이뇨, 이담효과와 간장의 해독기능을 촉진시키는 작용도 있다고 알려져 있다.

기혈작용 특히 강황을 건위약, 통경약으로 사용해왔고, 코피, 혈뇨, 토혈에 쓴다.

통기 · 화어작용 기분(氣分)이 막혀 혈어가 같이 일어나는 질병에 통기, 화어, 지통작용을 한다.

화담 · 지경작용 신경과의 기능성 질환 및 정신증상에 대해서도 치료효과가 있다. 위통이
있으면서 양쪽 옆구리가 결리고 통증이 있으면 이기지통(理氣止痛) 약외에 소화, 어혈을 겸하는
약으로 치료해야 하는데 울금에 현호색, 금령자, 지실, 백작약, 향부자를 더해 쓴다.

담기능 회복, 황달치료 황달성 간염을 치료한다.

· 질병에 따라 먹는 방법 ·

혈어가 생겨 심흉부 교통(絞痛) 발작에 통증 부위가 일정하고 수족이 차고 얼굴이 파래지면
자단삼, 천궁, 적작약, 도인, 아출, 울금을 사용한다.

월경 이상에 월경이 늦어지고 경혈의 양이 적어지고 배설이 시원치 않고 혈색이 자갈색이고
하복이 창통하고 자궁이 하수할 때는 울금에 천궁, 백작약, 향부자, 현호색, 금령자, 홍화,
오령지, 익모초 등을 가미해 쓴다.

월경통에 울금에 도인, 백작약, 당귀를 배합한다. 이때 울금은 식초에 법제를 한다. 간, 비의
종대에는 자단삼, 모려, 단향, 침향, 향부자를 배합해 사용한다.

황달에 인진 40g, 울금 12g, 치자 12g은 퇴황시킬 수 있다.

정신병이나 전간증에 청몽석, 남성, 주사, 자석을 배합하면 화담, 안신, 지경의 효과가 증강된다.
어린 아이의 고열, 경궐로 담연이 옹색하면 울금 8g, 창포 8g을 저아조 2g, 후조 1g, 웅담 2g
의 전제를 관복(灌服)시킨다.

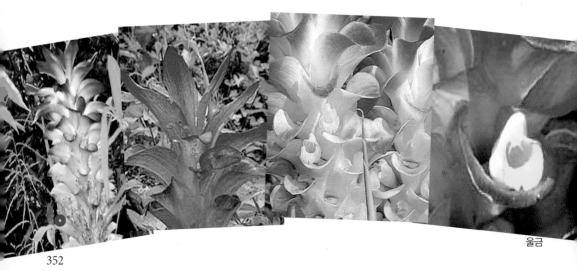

울금

강황은 생강과에 속하는 여러해살이풀로, 남아시아 토종 식물이다.

식물 '강황'은 인도를 비롯한 열대·아열대 지역에서 주로 재배되며, 남아시아와 동남아시아의 숲 지대에서는 야생으로도 많이 자란다. 우리나라에는 오래전 생강과의 식물 '쿠르쿠마 롱가(Curcuma longa)'라는 식물을 들여와 식용·약용 등에 사용됐다. 강황은 인도에서 수 천 년 전부터 처음에는 염료로 썼고, 후에 인도, 네팔, 스리랑카에서 전통 의술에서 약으로도 쓰게 되었고, 향신료로도 쓰게 되었다.

향신료로 쓸 때는 강황의 뿌리줄기(근경, 根莖) 부분을 쓴다. 뿌리줄기를 물에 넣어 몇 십 분간 끓이고 말린 후, 가루를 내서 쓴다. 가루의 색은 노란 색을 띤 주황색에 가깝다. 염료로도 쓰이나 착색이 잘 되지 않고 쉽게 바래기 때문에 염료로 좋은 편은 아니다.

동속근연식물들과 명칭, 기원 관계가 복잡하다보니 강황과 울금의 차이점이 궁금해진다. 대한민국약전, 한의학을 비롯해 각종 교과서에서 강황과 울금은 다르게 취급해 왔으나, 같은 것이라는 주장 또한 만만치 않으며, 실제 임상에서도 같은 효과를 보기도 한다.

본초학 교과서에서는 강황(Curcuma longa)은 뿌리줄기(근경), 울금(Curcuma aromatica)은 덩이뿌리(괴근)이라고 규정하였다.

대한약전에도 강황은 뿌리줄기(근경), 울금은 온울금(Curcuma wenyujin), 강황(Curcuma longa), 광서아출(Curcuma kwangsiensis)의 덩이뿌리(괴근, 塊根)이다.

강황(Curcuma longa)도 울금으로 쓰이는 경우가 있는데, 이 때 강황은 뿌리줄기(근경), 울금은 덩이뿌리(괴근)로 사용 부위가 달라서 강황은 둥글고 울금은 뾰족한 성상이다. 한의서에 강황은 성질이 뜨겁고 울금은 성질이 차며 강황이 울금보다 약효가 세다고 수록되어 있다.

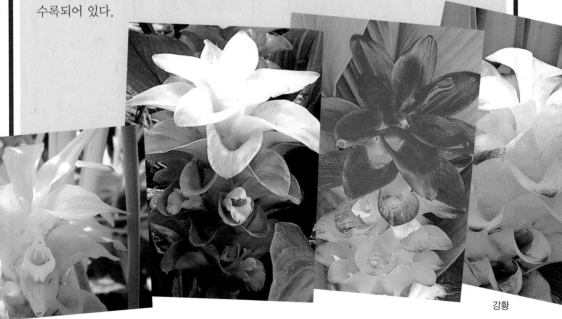

강황

자귀나무

Albizzia julibrissim Durazz. 합환수 | 合歡樹 |

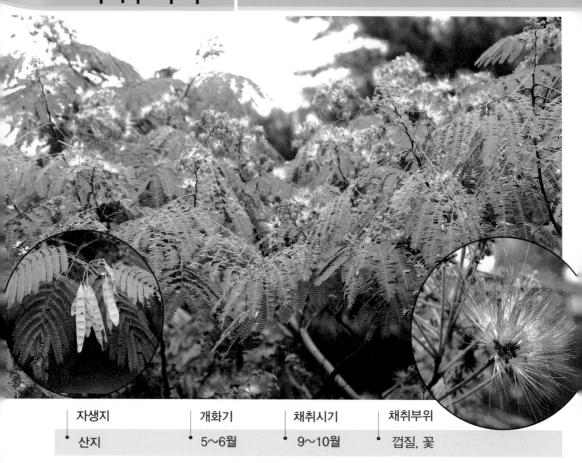

자생지	개화기	채취시기	채취부위
산지	5~6월	9~10월	껍질, 꽃

특징
맛은 달고, 성질은 평이하다. 이뇨, 지통, 항암작용을 한다.

· 생 김 새 ·

콩과의 낙엽지는 소교목으로 아시아 및 중동지역이 원산이며, 황해이남에서 자생한다.

자귀나무는 소가 좋아해서 '소쌀나무' 라 하며 서양에서는 '비단나무' 라고도 한다.

붉은 실타래를 풀은 듯한 꽃과 두 잎이 맞붙어 밤을 보내므로 '합환목(合歡木), 야합수(夜合樹)' 로도 불리며, 집에 심으면 가정이 화목해진다는 속설이 있어 정원이나 길가에 심는다.

높이가 3~9m에 가지가 드문드문 나와 엉성하게 퍼지며 줄기가 옆으로 누운 듯하게 자란다.

잎은 서로 어긋나며 낫같이 생겼고 원줄기를 향해 굽어 있다. 자귀나무는 밤이 되면 잎 꼭지에 달린 물주머니의 온도차에 따라 오므라들어 잎이 수축되며 잠자는 모양을 한다.

6~7월에 어린가지의 끝에서 5cm 정도의 꽃자루가 자라서 15~20개의 꽃이 산형으로 달린다.

꽃 모양은 명주실로 만든 술 같으며 길이가 3~4cm 정도 된다. 위는 붉은색이고 아래는 흰색이다.

10월이 되면 콩깍지 모양의 열매가 10~13cm 정도로 크게 열린다. 종자가 5~6개 들어 있다.

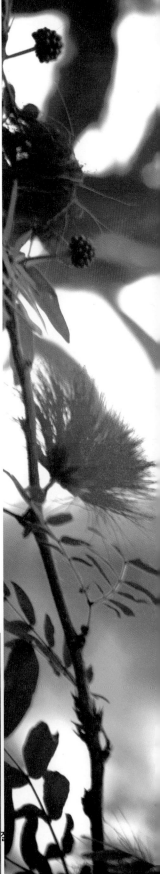

· 효 능 ·

칼리안드라 테르게미나

채취 방법 자귀나무 껍질을 '합환피'라 하여 약으로 쓴다. 여름,
가을에 나무껍질을 길이 30㎝, 두께 1~2㎝로 벗겨서 말려 쓴다.

합환피 생기를 일으키고 안정과 수면을 도우므로 불면증과 우울증에
좋다. 하루에 20~30g을 끓여 하루에 몇 번 나눠 복용하면 좋다. 합환피는
소변을 원활하게 하고 통증을 가라앉히는 작용을 한다. 또한 종기, 무좀,
타박상, 골절 등에서도 효과가 크다.

자귀나무 꽃 꽃잎을 말려 쓰는데 꽃은 기관지염, 천식, 불면증에 좋다.
신경이 예민할 때 물 800g에 말린 꽃잎 20g을 넣고 살짝 달여 마신다.
술로 담글 때는 꽃잎 분량의 3배의 소주를 붓고 6개월 숙성시켜 마신다.

· 질병에 따라 먹는 방법 ·

종기, 무좀에 합환피를 가루 내어 바르고, 무좀에는 합환피를 넣고 끓인
물로 자주 씻어준다.

타박상에 합환피와 겨자씨를 4:1로 합쳐 가루 내어 자기 전에 따뜻한
술에 8g을 타서 마신다.

가슴이 답답할 때 합환화 6g, 백작약 6g, 백자인 6g을 500cc의 물로
끓여 물의 양이 반으로 줄여 따뜻하게 마시면 정신을 맑게 한다.

골절에 자귀나무 잎을 태워 고약을 만든다. 이때 태운 재에 들기름이나
참기름을 섞어 고약을 만들어 붙이면 통증도 없이 신통하게 잘 낫는다.

자귀나무 꽃차 마시기

알칼로이드를 함유한 항암성 식물이다. 꽃을 깨끗이 손질하여 그늘에서
3일, 그후 햇빛에 단시간 말려 밀폐용기에 보관한다.
 꽃 5~6송이를 찻잔에 담고 끓는 물을 부어 1~2분간 우려내어 마신다.

칼리안드라 테르게미나

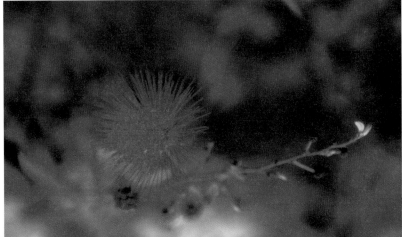

왕자귀나무 학명은 magnolia coco으로 일본 대만을 비롯한 '목포특산' 으로 '희귀 및 멸종위기 식물' 로 분류 되었다.

왕자귀나무는 자귀나무에 비하여, 키가 크고 소엽이 아카시나무 잎의 1/2정도로 크며 밤에도 잎이 접혀지지 않는 것이 일반적이다.

자귀나무 보다 더 큰 노란 빛을 띠는 흰색의 꽃이 피기 때문에 흰자귀나무라고도 한다.

간혹 보이는 분홍색 꽃은 자귀나무와의 교잡종으로 볼 수 있다.

왕자귀나무는 학술적 측면과 약용자원으로서 보존가치가 높지만 병충해에 약해 보호대책이 필요하다.

칼리안드라 테르게미나 콩과 칼리안드라속의 상록 활엽 소관목이다.

속명 '칼리안드라' 는 '아름다운 수술' 이란 뜻이다.

잎은 길이 8cm, 폭 4cm로 나비 모양 내지는 말발굽 모양으로 특이하다.

비대칭의 잎의 잎이 2개가 마주나기하고 그 아래에 1개의 작은 잎이 있다.

잎 앞면은 두텁고 광택이 있으며 털은 없고 뒷면은 다소 분백색을 띤다.

높이는 1~3m로 자라며 꽃은 일년 내내 핀다.

왕자귀나무

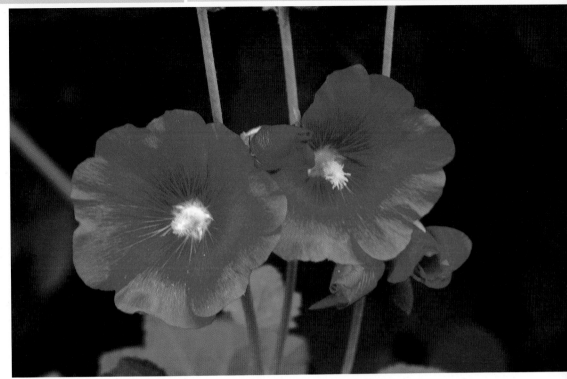

자생지	개화기	채취시기	채취부위
재배	6~8월	9월	뿌리, 꽃

특징

맛은 달고 성질은 차다. 여성질환 치료제, 통변작용을 한다.

· 생 김 새 ·

아욱과에 딸린 여러해살이풀로 중국이 원산지며 꽃이 아름다워 정원에 흔히 심는다.

한방에서는 '황촉규, 촉규화, 규화' 라고도 한다.

또한 '오규, 촌홍, 호규, 일문홍' 으로도 부른다.

또 울타리를 넘어 자란다고 하여 '일장초' 라고도 한다.

기는 2m기 넘게 지라고 잎은 넓은 심장꼴로 6~7갈래로 깊게 갈라진다.

꽃은 6월경 잎 겨드랑이에서 짧은 자루가 있는 꽃이 피기 시작하여 전체가 긴 총상꽃차례로 된다.

무궁화를 닮은 크고 납작한 꽃이 붉은빛, 흰빛, 분홍빛, 자줏빛으로 피어 나며,

주로 흰 꽃을 약으로 쓴다.

꽃받침은 5개로 갈라지며 꽃잎은 5개가 나선상으로 붙는다. 작은 포는 7~8개이다.

열매는 편평한 원형을 심피가 수레바퀴처럼 돌려놓으며 9월에 익는다.

· 효 능 ·

채취 방법 당류성분이 함유되어 있다. 가을철에 채취해 햇볕에 말려 쓴다.

꽃, 잎, 뿌리 열을 내리고 장과 위를 이롭게 하며 심기 부족을 다스린다.

뿌리와 줄기 소변을 원활하게 하며 탁한 피를 흩어 버리는 효능이 있다고 하였다.

싹 접시꽃 싹을 짓찧어 불에 덴 상처에 붙이면 잘 낫는다.

씨앗 접시꽃 씨앗은 임질과 낙태하게 하는 데 효과가 있으며 주종과 모든 옹, 종기, 창을 치료한다.

뿌리 냉증, 대하, 자궁출혈 등 갖가지 부인질병에 효력이 크나, 몸이 찬 여성들에게는 좋지 않다.
붉은꽃이 피는 것은 적대하를 다스리고, 흰꽃이 피는 것은 백대하를 다스린다.

『본초강목』에 "접시꽃이 무궁화와 비슷한데 붉은색과 하얀색 꽃을 약으로 쓴다.
아울러 대하증과 눈이 깔깔한 증상을 다스리고 대장과 소장의 기능이 잘 발휘되도록 작용하며
해산이 쉽게 이루어지도록 돕는다."고 하였다.

『본초습유』에 "접시꽃의 싹을 삶아 먹으면 결석, 발열, 열독, 설사를 고칠 수 있다.
접시꽃 싹은 나물로 먹을 수 있다. 봄철에 어린순을 데쳐서 무쳐 먹거나 튀겨 먹거나 국을 끓여
먹는다. 맛이 달고 성질은 약간 차다. 오래 먹으면 좋지 않으며, 개고기와 함께 먹으면 몸에 병이
생기고, 돼지고기와 함께 먹으면 얼굴색이 나빠진다."고 하였다.

· 질병에 따라 먹는 방법 ·

부인 대하로 배가 아프면 접시꽃 35~40g을 그늘에 말려 가루 내어 빈속에 하루에 5~10g씩
3번 먹는다. 또한 하루에 20g씩 차로 끓여 여러 번 나누어 마신다. 이때 반드시 흰 꽃을 쓴다.

임질에 접시꽃 뿌리를 깨끗이 씻어 짓찧어서 물에 달여 마시면 잘 낫는다.

소변에 피가 섞여 나오면 접시꽃 줄기를 말려 가루 내어 술과 함께 한 숟갈씩 하루 세 번
먹는다. 간단한 방법이지만 상당히 효과가 좋다.

급성 임질에 접시꽃 뿌리 5~10g, 질경이 씨 5g을 물로 달여서 날마다 마시면 효과가 좋다.

종기로 통증이 심하면 뿌리의 검은 껍질을 벗기고 짓쪄서 붙이면, 통증이 없어지면서 잘 낫는다.

대소변이 잘 안 나오면 접시꽃 씨를 가루 내어 진하게 달여서 마시면 된다.

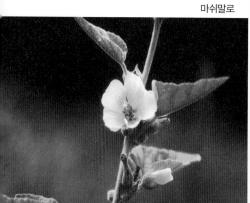

마쉬말로

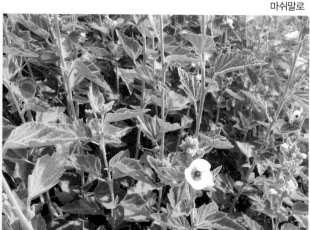

마쉬말로

접시꽃을 우리나라에서는 가을에 종자를 받아서 정원에 조경용으로 심고 있다.

당나라 시대부터 꽃잎을 따서 말려 부인들이 백대하로 인하여 하복부가 차고 아프며,

얼굴색이 누렇고 몸이 마르고 수척해지는 증상에 투여하면 좋은 치료효과를 얻는다.

또한, 대소변을 보지 못하고 복부가 창만되어 호흡불통인 사람에게 투여한다.

이밖에 얼굴의 주근깨와 술을 많이 먹어서 생긴 코끝의 빨간 증상에도 활용된다.

뿌리는 동물실험에서는 점막 염증의 보호와 완화자극작용을 함이 증명되었다.

약효는 소변을 잘못 보는 증상에 쓰고 자궁출혈과 토혈에 응용된다.

이밖에 맹장염이나 부인의 백대하에 응용되고 있다

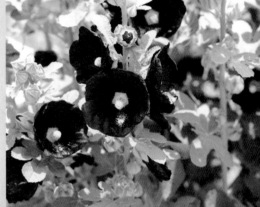

자주접시꽃

마쉬말로 아욱과의 다년생풀로 뿌리 뻗음이 좋고
내한성이 강하며 양지에서 자란다.

키는 1~1.8m내외로 잎은 어긋나기하고,

오각 모양에 심장형이며 3~5갈래로 갈라진다.

꽃은 7~9월에 다양한 색깔로 핀다.

귀중한 허브 약초로 통증에 특효가 있다.

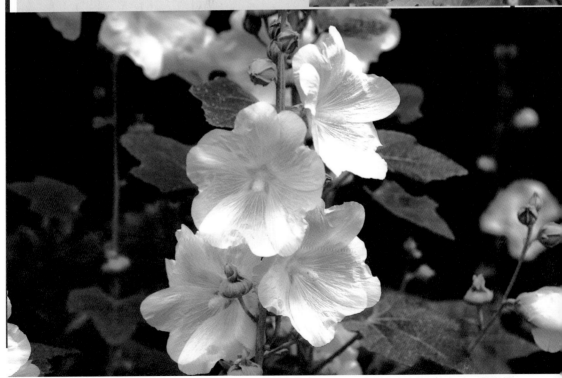

흰접시꽃

참고 문헌

『신농본초경』, 하북과학 기술 출판사 (2000)

『신논본초경소』, 중국중의약 출판사 (2000)

『향약집성방』, 과학 백과사전 출판사 편, 일월서각 (1993)

『약초의 성분과 이용』, 과학 백과사전 출판사 편, 일월서각 (1991)

『중약대사전』, 상해 과학 기술 출판사 (2000)

『신씨본초학』, 신길구 저 수문사 (1988)

『항암본초』, 김수철 역주, 바람과 물결 (1992)

『한약자원식물학』, 장상문 공저, 학문출판(주) (1999)

『본초비요』, 서부일 공 편저, 일중사 (1999)

『본초삼가합주』, 신장환 공편역, 일중사 (2000)

『한약포제와 응용』, 이정원 공편저, 영림사 (1991)

『장부변증론치』, 김완희 공편, 성보사 (1998)

『원색천연약물대사전』, 김재길 저, 남산당 (1992)

『도설 한방의약대사전』, 진존인 저, 도서출판 송악 (1982)

『대한 식물도감』, 이창복 저, 향문사 (2014)

『원색 한국식물도감』, 이영노 저, 교학사 (2002)

『동의학 사전』, 과학백과사전 종합출판사, 까치출판사 (1997)

『본초강목(정화본)』, 과학출판사 (1998)

『한국의 나무』, 김진석, 김태영 저, 돌베개 (2011)

『한국의 귀화식물』, 박수현 저, 일조각 (2009)

『한국 양치 식물도감』, 한국양치식물 연구회 저, 지오북 (2005)

『임상본초학』, 박만철 외, 중의문학출판사 (2015)

『약초 및 한약재 법제임상대전』, 안덕균 저, 학술편수관 (2016)

『한국본초도감』, 안덕균 저, 교학사 (2003)

『임상한약대도감』, 안덕균 저, 현암사 (2013)

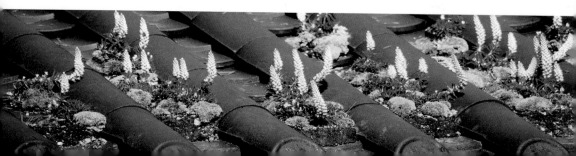